EMTN

Equipe Multiprofissional de Terapia Nutricional: cuidado integrado e abordagens terapêuticas

EMTN
Equipe Multiprofissional de Terapia Nutricional: cuidado integrado e abordagens terapêuticas

Ricardo Tadeu Prete
Daiane Santos de Oliveira
Daniel Magnoni

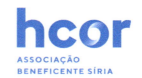

2025

EMTN – Equipe Multiprofissional de Terapia Nutricional: cuidado integrado e abordagens terapêuticas

Editores: Ricardo Tadeu Prete, Daiane Santos de Oliveira e Daniel Magnoni

---

Arte da capa, projeto gráfico, diagramação e produção editorial:
Futura *(rogerio@futuraeditoracao.com)*

Revisão: Isabel Góes

© 2025 Editora dos Editores

Todos os direitos reservados. Nenhuma parte deste livro poderá ser reproduzida, sejam quais forem os meios empregados, sem a permissão, por escrito, das editoras. Aos infratores aplicam-se sanções previstas nos artigos 102, 104, 106 e 107 da Lei nº 9.610, de 19 de fevereiro de 1998.

ISBN: 978-65-6103-061-8

Editora dos Editores
São Paulo: Rua Marquês de Itu, 408 – sala 104 – Centro.
             (11) 2538-3117
Rio de Janeiro: Rua Visconde de Pirajá, 547 – sala 1.121 – Ipanema
             www.editoradoseditores.com.br

Impresso no Brasil
Printed in Brazil
1ª impressão – 2025

Este livro foi criteriosamente selecionado e aprovado por um Editor científico da área em que se inclui. A Editora dos Editores assume o compromisso de delegar a decisão da publicação de seus livros a professores e formadores de opinião com notório saber em suas respectivas áreas de atuação profissional e acadêmica, sem a interferência de seus controladores e gestores, cujo objetivo é lhe entregar o melhor conteúdo para sua formação e atualização profissional. Desejamos-lhe uma boa leitura!

Dados Internacionais de Catalogação na Publicação (CIP)
(Câmara Brasileira do Livro, SP, Brasil)

EMTN: equipe multiprofissional de terapia nutricional: cuidado integrado e abordagens terapêuticas/[organizadores Ricardo Tadeu Prete, Daiane Santos de Oliveira, Daniel Magnoni]. – São Paulo: Editora dos Editores, 2025.

Vários autores.
Bibliografia.
ISBN 978-65-6103-061-8

1. Multidisciplinaridade 2. Nutrição – Aspectos da saúde 3. Terapia nutricional I. Prete, Ricardo Tadeu. II. Oliveira, Daiane Santos de. III. Magnoni, Daniel.

24-239208   CDD-615.854

Índices para catálogo sistemático:

1. Terapia nutricional 615.854
Aline Graziele Benitez - Bibliotecária - CRB-1/3129

DEDICATÓRIA

A Deus, meus amigos e minha família.
Ricardo T. Prete

Dedico este trabalho à minha família, pelo apoio
incondicional e incentivo em todos os momentos.
Daiane Santos de Oliveira

Dedico essa obra, fruto de um projeto entrelaçado
por muitas mãos, aos pacientes e colegas de profissão.
Daniel Magnoni

AGRADECIMENTOS

Ao Dr. Daniel Magnoni e à Nutricionista Daiane Oliveira, pela parceria e por aceitarem o desafio de editar uma obra tão complexa e com tantas pessoas envolvidas.

A todos os colegas do Hcor que aceitaram participar da escrita dos capítulos.

A todos os colegas de outras instituições que gentilmente aceitaram participar da história da nossa instituição.

Às gestoras Ana Lúcia Capucho Abrahão e Siomara Yamaguti pelo incentivo e apoio para a construção dessa obra.

Ricardo T. Prete

Agradeço aos meus coorganizadores, Ricardo e Dr. Daniel, pela parceria e comprometimento em cada etapa do processo. E a todos os autores da equipe multiprofissional que contribuíram com suas experiências e saberes, enriquecendo ainda mais este trabalho.

Agradeço também aos meus colegas nutricionistas, cuja expertise e dedicação foram fundamentais para a construção desta obra, minha gestora Juliana por acreditar e me impulsionar, e ao Hcor, instituição que me deu a oportunidade e o suporte necessário para participar da organização deste projeto, que busca servir de referência para equipes de terapia nutricional em todo o país.

Daiane Santos de Oliveira

Agradeço à minha família e amigos toda compreensão e apoio ao trabalho de nutrir e educar pelos caminhos da minha vida.

Daniel Magnoni

PREFÁCIO

Equipe multidisciplinar protagonista do cuidado.

É com grande honra e satisfação que realizo o prefácio desta obra, parabenizo a equipe da EMTN e meus colegas Enfermeiro Ricardo, Dr. Daniel Magnoni e Nutricionista Daiane pela iniciativa em compartilhar com nosso meio o conhecimento construído e aplicado diariamente, felicito o grupo que aceitou e se dedicou ao desafio de integrar a prática de grande importância da terapia nutricional ao cuidado integrado.

A formação integrada da Equipe multidisciplinar atua no Hcor desde 2009, quando iniciamos a discussão do cuidado integrado centrado no paciente, que tinha o objetivo de que todas as equipes trabalhassem em sincronia para atender ao paciente em todas as suas necessidades. Este time de profissionais, nas suas diversas especialidades, tiveram a responsabilidade de reconhecer a interdependência das equipes tendo como objetivo comum atender as demandas e expectativas do paciente e família, realizando um trabalho de caráter cooperativo, humanizado e individualizado com o propósito de alcançar os melhores desfechos.

No decorrer dos anos, identificamos importantes oportunidades de melhorias nos nossos processos assistenciais. Compreendemos que a atuação das especialidades é de extrema relevância para que a sincronia do cuidado se concretize e que seja entregue ao paciente e sua família um atendimento de qualidade e segurança.

Nosso modelo assistencial foi aprimorado no cuidado Centrado no Humano, e constatamos que para o paciente ter um desfecho favorável é necessário inserir neste modelo a família e o profissional, possibilitando trazer sustentabilidade ao sistema e valor ao cuidado prestado.

Logo contamos um pedacinho da trajetória da equipe multidisciplinar como protagonista do cuidado, afinal já se vão 14 anos buscando aprimorar nossos processos e entregar sempre a melhor experiência para o paciente, pois nosso propósito é "Cuidar de pessoas e Fortalecer a saúde."

Desejo que aproveitem o conteúdo deste livro que certamente trará cada vez mais a clareza dos processos e dos cuidados prestados no seu diário, aprofundando o seu conhecimento e aplicando em sua prática assistencial.

Ana Lúcia C. Lorena Abrahão
Superintendente Assistencial do Hospital do Coração.

MENSAGEM ESPECIAL

EMTN – desafios nas diversas realidades assistenciais.

A atuação em equipe multiprofissional na terapia nutricional foi uma das pioneiras na área da saúde, em nosso meio, denominada de Equipe Multiprofissional de Terapia Nutricional (EMTN). Idealizada em meados do final da década de 1980, este grupo de trabalho foi desenvolvido inicialmente nos Estados Unidos da América, sendo um dos precursores para outras especialidades em todo o mundo.

O objetivo inicial era incentivar o rastreio da desnutrição hospitalar e intervenções de cuidados nutricionais pelos profissionais da área multiprofissional, desde a via oral, como pela enteral ou parenteral.

Com o passar dos anos, diversos estudos mostraram resultados favoráveis à implantação desta equipe em um serviço especializado, como a indicação precoce da nutrição enteral (NE) e uso adequado da nutrição parenteral (NP); redução nas taxas de complicações, como infecção de corrente sanguínea; manejo correto dos dispositivos e acessórios para administração; adoção de novas tecnologias como a ultrassonografia na visualização da sonda enteral, dentre outros. Além disso, considerando a seriedade e severidade deste contexto, no Brasil, o Ministério da Saúde e órgãos de classe profissionais estabeleceram legislações para a atuação na EMTN e as boas práticas de prescrição, preparo e administração da NE e NP.

Embora com muitos avanços, ainda existem desafios para as EMTNs, seja na sua implantação, manutenção e reconhecimento deste importante trabalho. Muitos profissionais ainda não reconhecem a TN como uma terapia, valem-se do conceito de alimento, mesmo diante da gravidade dos pacientes no ambiente hospitalar (principalmente nas UTIs adulto e pediátrico). Muitas EMTNs, até o momento, não são compostas por especialistas, tampouco conseguiram comprovar a eficácia da terapia aliada ao custo-benefício.

Estes percalços servem para mostrar que, apesar de tudo, estamos no caminho certo. É necessário atuar de forma organizada, pois uma EMTN só é eficaz tendo uma comunicação coerente, num ambiente harmonioso, responsável e de respeito.

Os desafios sempre estarão presentes, pois além do envelhecimento populacional novas patologias são diagnosticadas, exigindo rapidez e agilidade no diagnóstico e na conduta terapêutica e a existência de uma EMTN, com certeza ajudará a minimizar estes enfrentamentos.

É necessário, desta forma, que os profissionais das EMTNs antevenham com as melhores práticas e utilizem-se de ferramentas que possam otimizar a oferta nutricional, segura e livre de riscos e eventos adversos.

Enf. Dra. Claudia Satiko Takemura Matsuba

Conselheira do Conselho Regional de Enfermagem de São Paulo – COREN/SP

APRESENTAÇÃO

Por que editar este livro?

O propósito de editar o livro ***EMTN – Equipe Multiprofissional em Terapia Nutricional: cuidado integrado e abordagens terapêuticas***, nos trouxe uma grande motivação profissional, na medida em que poderíamos preencher uma lacuna no universo editorial em nutrição no Brasil.

A EMTN do Hospital do Coração (Hcor), foi a primeira equipe efetivamente formada dentro dos parâmetros legais da legislação no Brasil (24/08/1998), promoveu desde então, por meio de aulas, eventos e livros um processo de irradiação dos conhecimentos e, de forma inequívoca, pautou dentro de muitas instituições a efetiva necessidade de formar equipes e dedicar profissionais especialmente direcionados à assistência, educação, nutrição e cuidados aos pacientes em terapia nutricional.

A intersecção entre cuidados e abordagem terapêutica é realizada de forma muito contundente na evolução da terapia nutricional. As apresentações textuais desse livro, relevantes e atuais, associam as bases teóricas aos cuidados, desde a beira do leito até seguimentos e orientações pós-altas, podendo ser uma das ferramentas didáticas mais efetivas em todo o processo de aprendizagem.

Por fim, esse livro completa um ciclo de educação e bases conceituais, e inicia um novo, integrando todas as interfaces na saúde e terapia nutricional.

Daniel Magnoni
Coordenador Clínico da Equipe Multiprofissional em Terapia Nutricional do
Hospital do Coração.

ORGANIZADORES

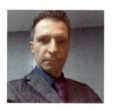

Ricardo Tadeu Prete

Enfermeiro Coordenador Técnico-Administrativo da Equipe Multiprofissional em Terapia Nutricional (EMTN) da Associação Beneficente Síria – Hcor/SP. Membro do Comitê de Ética em Pesquisa do Hcor. Mestre em Ciências da Saúde pela Universidade de São Paulo (USP). Especialista em Terapia Nutricional pela Sociedade Brasileira de Nutrição Enteral e Parenteral (BRASPEN). Membro do Comitê Educacional da BRASPEN. Pós-graduado em Terapia Intensiva pelas Faculdades Metropolitanas Unidas (FMU).

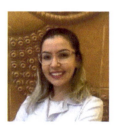

Daiane Santos de Oliveira

Nutricionista Graduada pelo Centro Universitário São Camilo. Pós-graduada em Nutrição Humana Aplicada e Terapia Nutricional pela Instituição Insira Educacional. Especialista em Nutrição Enteral e Parenteral pela BRASPEN. Nutricionista Sênior da EMTN da Associação Beneficente Síria – Hcor/SP. Tutora de Nutrição do programa de Residência Multiprofissional em Atenção Cardiovascular da Associação Beneficente Síria – Hcor/SP.

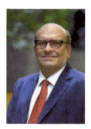

Daniel Magnoni

Médico. Coordenador clínico da EMTN do Hcor. Graduado em Ciências Médicas pela Universidade Estadual de Campinas (1982). Mestre em Medicina (Cardiologia) pela Universidade Federal de São Paulo (1997). Mestrado profissional em Marketing pela ESPM. Residência em Cardiologia pelo Hospital do Coração. Especialização em Nutrologia, Clínica Médica e Nutrição Parenteral e Enteral – AMB/CFM. Chefe do Setor de Nutrologia do Instituto Dante Pazzanese de Cardiologia (IDPC-SP). Chefe do Setor de Nutrologia do Hcor, CEO – Oraculum: Inteligência em Nutrição e Saúde. Presidente do Instituto de Metabolismo e Nutrição – Imen.

COLABORADORES

Adriana Fátima Dutra

Bacharel em enfermagem pela Faculdade Santa Marcelina (FASM). Pós-graduada em Cardiologia pela Universidade Federal de São Paulo (UNIFESP). Especialista em Enfermagem Gerontológica pela Universidade Federal de São Paulo (UNIFESP). Enfermeira especialista responsável pelo Programa Idoso Bem Cuidado, na Associação Beneficente Síria – Hcor/SP.

Alziane Ribeiro Barbosa

Enfermeira graduada pela Universidade Uninove – SP. Pós-graduada em Cardiologia pelo Centro Universitário FMU. Especialista em estomaterapia pelo Centro Universitário São Camilo. Especialista em estomaterapia na Clínica Convacare.

Ana Lúcia C. Lorena Abrahão

Superintendente Assistencial da Associação Beneficente Síria – Hcor/SP. Graduada em Enfermagem pela Universidade de Vassouras. Enfermagem e Obstetrícia Especialização em Enfermagem em Neonatologia pelo Centro Universitário São Camilo. MBA Executivo em Saúde pela Fundação Getúlio Vargas (FGV). Especialista em Melhoria – Institute for Healthcare Improvement (IHI). MBA Liderança, Gestão de Equipe e Produtividade – PUCRS.

Andressa Beatriz Lessa Santos Pereira

Nutricionista Residente em Atenção Cardiovascular na Associação Beneficente Síria – Hcor/SP. Graduação em Nutrição pelo Centro Universitário Tiradentes (UNIT).

Angela Cristina Bárbaro

Graduação em Nutrição pela Universidade Metodista de São Paulo. Pós-graduada em Oncologia Multidisciplinar pelo Instituto Albert Einstein. Especialista em Gestão de Pessoas pelo SENAC.

Beatriz Feitosa Leonardo

Graduanda em Nutrição pela Universidade Cruzeiro do Sul. Estagiária profissionalizante do protocolo de jejum da Associação Beneficente Síria – Hcor/SP.

Bianca Matheus de Lima

Nutricionista graduada pela Faculdade de Saúde Pública de São Paulo. Pós-graduada em Nutrição Clínica e Hospitalar pelo GANEP Educação. Especialista em Saúde da Criança e do Adolescente pelo programa de Residência Multiprofissional da Universidade Federal de São Paulo. Aprimoranda em Terapia Nutricional Multiprofissional pela Faculdade de Medicina de Ribeirão Preto da Universidade de São Paulo. Nutricionista da Associação Beneficente Síria – Hcor/SP.

Bianca Vasconcellos da Conceição

Nutricionista Clínica responsável pela unidade de internação da Oncologia da Associação Beneficente Síria – Hcor/SP. Pós-graduada em Oncologia Multiprofissional pelo Instituto de Ensino Albert Einstein. Pós-graduada em Nutrição Clínica e Hospitalar pelo GANEP. Graduada em Nutrição pelo Centro Universitário São Camilo. Técnica em Nutrição e Dietética pela ETEC Júlio de Mesquita.

Carla Otranto Papais Postatni

Nutricionista graduada pela Universidade Federal de São Paulo – UNIFESP. Aprimoramento em geriatria e gerontologia – IAMSPE. Pós-graduação em Terapia Nutricional no paciente crítico – GANEP. Nutricionista Clínica da UTI da Associação Beneficente Síria – Hcor/SP.

Carolina Ferraioli Porro

Nutricionista Clínica, responsável pelo ambulatório de quimioterapia e radioterapia da Associação Beneficente Síria – Hcor/SP. Pós-graduanda em Nutrição Oncológica pelo Centro Integrado de Nutrição Especialista em Nutrição Oncológica, pelo A.C. Camargo Cancer Center. Graduada em Nutrição pela Faculdade de Medicina do ABC.

Claudia Satiko Takemura Matsuba

Conselheira no Coren/SP. Vice-presidente do Comitê de Enfermagem da Sociedade Brasileira de Nutrição Parenteral e Enteral (BRASPEN). Doutora em Ciências da Saúde pela Escola de Enfermagem da Universidade de São Paulo. Mestre em Enfermagem pela Universidade Federal de São Paulo (UNIFESP). MBA Executivo em Saúde pela Fundação Getulio Vargas. Pós-graduada em Enfermagem em Unidade de Terapia Intensiva pela UNIFESP. Especialista em Nutrição Parenteral e Enteral pela BRASPEN. Estágio de aprimoramento técnico na UTI neonatal e pediátrico do Ibaraki Children's Hospital – Japão.

Cláudia Bezerra de Almeida

Especialista em Nutrologia Pediátrica pela UNIFESP com Título de Especialista em Pediatria pela SBP e Área de Atuação em Nutrologia Pediátrica pela ABRAN/SBP. Mestre em Ensino em Ciências da Saúde e Doutorado em Pediatria e Ciências aplicadas à Pediatria pela UNIFESP. Nutróloga da Disciplina de Nutrologia do Departamento de Pediatria da UNIFESP/EPM, da EMTN do Hospital São Paulo, da equipe de Nutrologia Pediátrica da Associação Beneficente Síria – Hcor/SP. Coordenadora Clínica da EMTN do Hospital Municipal Infantil Menino Jesus. Membro do Comitê da Criança e do Adolescente da BRASPEN e do Departamento Científico de Suporte Nutricional da SPSP.

Daniela França Gomes

Nutróloga da Disciplina de Nutrologia do Departamento de Pediatria da UNIFESP/EPM. Mestre em Ciências da Nutrição pela UNIFESP. Especialista em Nutrologia pela ABRAN e em Nutrição Enteral e Parenteral pela BRASPEN/SBNPE. Coordenadora Clínica da EMTN do Hospital São Paulo e da EMTN do setor de Pediatria da Associação Beneficente Síria – Hcor/SP. Secretária do Comitê da Criança e do Adolescente da BRASPEN e secretária do Departamento Científico de Suporte Nutricional da SPSP/SBP. Estagiária do Protocolo de Jejum da Associação Beneficente Síria – Hcor/SP.

Evelyn Aparecida do Nascimento

Enfermeira navegadora da Oncologia na Associação Beneficente Síria – Hcor/SP. Curso "Navegação em serviços de câncer de mama no Brasil". Programa acadêmico desenvolvido pela Universidad del Paciente y la Familia (UPF) e certificado pela Escola TecSalud de Medicina e Ciências da Saúde da Universidade de Monterrey, com o apoio da Novartis e curso teórico navegação de paciente realizado pelo A.C. Camargo Cancer Center. Capacitação em Pesquisa Clínica pela INVITARE. Residência Multiprofissional em Oncologia pela UNIFESP. Membro da Academy of Oncology Nurse & patient navigators (AONN).

Fernanda Caroline de Oliveira Arruda

Nutricionista pela Universidade Estadual Paulista "Júlio de Mesquita Filho" – UNESP. Especializada em terapia nutricional no paciente crítico pela Universidade São Francisco – USF. Mestra em ciência da saúde na área de farmacologia também pela USF.

Gabriele Thais Salgado Pereira

Nutricionista pelo Centro Universitário das Faculdades Metropolitas. Residente em Atenção Cardiovascular Associação Beneficente Síria – Hcor/SP. Pós-graduação em Nutrição Clínica: Epidemiologia, Avaliação e Intervenção na PUCRS.

Hee Jeung Hong

Título de Especialista em Nutrologia ABRAN/AMB. Título de Especialista em Terapia Nutricional Enteral e Parenteral BRASPEN/AMB. Médica Nutróloga Hospital Rede D'Or São Luiz e Hospital São Camilo. MSc em Gerontologia. Docente de Pós-graduação em Nutrologia, Geriatria e Gerontologia. Pós-graduanda MBA Gestão em Saúde pela FGV.

Jennifer Karen Oliveira Santos

Nutricionista pela Universidade Nove de Julho. Residente em Atenção Cardiovascular na Associação Beneficente Síria – Hcor/SP. Pós-graduação em Nutrição Clínica pelo Centro Universitário São Camilo.

José Ribamar do Nascimento Junior

Fonoaudiólogo. Diretor do Instituto de Gerenciamento em Fonoaudiologia e Deglutição – IGD/SP. Mestre em Ciências – Oncologia pela Fundação Antônio Prudente A.C. Camargo Cancer Center. Presidente do Departamento de Fonoaudiologia AMIB 2022/23. Formação em gestão LEAN SEIS SIGMA YELLOW BELT. MBA em Gestão da Qualidade e Segurança do Paciente pelo Instituto D'Or de ensino. Pós-graduação em Liderança e Inovação pela FGV.

Juliana Guedes Simões Gomes

Graduação em Nutrição pelo Centro Universitário São Camilo. Especialista em Vigilância Sanitária dos Alimentos pela USP/FSP. MBA em Gestão de Serviços de Saúde pela FGV. Gerente de Nutrição na Associação Beneficente Síria – Hcor/SP.

Júlia Brito Vasques

Farmacêutica graduada pela Universidade Presbiteriana Mackenzie. Pós-graduada em Farmácia Clínica pelo Instituto Albert Einstein. Pós-graduada em Residência Multiprofissional no Programa de Cardiologia pela Universidade Federal de São Paulo (UNIFESP). MBA em Gestão em Saúde pela Universidade de São Paulo (USP). Coordenadora Farmacêutica Clínica na Associação Beneficente Síria – Hcor/SP.

Júlia Pinheiro Krey

Nutricionista formada pela Universidade Presbiteriana Mackenzie. Aprimoramento em nutrição em saúde cardiovascular pelo Instituto Dante Pazzanese de Cardiologia. Pós-graduada em Nutrição Esportiva em Wellness pelo Centro Universitário São Camilo. Nutricionista clínica pleno da Associação Beneficente Síria – Hcor/SP.

Kessy Lima Ruas

Especialista em Fisioterapia Cardiorrespiratória pelo Instituto do Coração do Hospital das Clínicas da Faculdade de Medicina da USP – InCor HCFMUSP. Fisioterapeuta da UTI adulto da Associação Beneficente Síria – Hcor/SP.

Laiza Cruz Khalil

Especialista em Fisioterapia Cardiorrespiratória pelo Instituto Dante Pazzanese de Cardiologia – IDPC. MBA em Gestão de Saúde – Centro Universitário São Camilo. Fisioterapeuta da UTI adulto da Associação Beneficente Síria – Hcor/SP.

Larissa Silva Dall'Aqua

Nutricionista graduada pela Universidade Estadual Paulista "Júlio de Mesquita Filho" – UNESP. Especialista em Saúde do Adulto e do Idoso pela Faculdade de Medicina de Botucatu – FMB/UNESP. Nutricionista Clínica Associação Beneficente Síria – Hcor/SP.

Letícia Maurício Garcia Japiassú

Médica do Instituto de Metabolismo e Nutrição – IMeN. Membro da Equipe de Terapia Nutricional (EMTN) da Associação Beneficente Síria – Hcor/SP. Médica Hospital Municipal Vila Santa Catarina – SBIBAE. Especialização em Clínica Médica, Endocrinologia e Nutrologia.

Luzia NorikoTakahashi Taniguchi

Especialista em Fisioterapia Cardiorrespiratória pela Universidade Cidade de São Paulo – UNICID. Especialista em Fisiologia do Exercício pela Universidade Federal de São Paulo – UNIFESP. Título em Fisioterapia em Terapia Intensiva Adulto pela Associação Brasileira em Fisioterapia Respiratória, Cardiovascular e Terapia Intensiva – ASSOBRAFIR.

Mariana Leite da Silva

Nutricionista Clínica. Especialista em Terapia Nutricional Enteral e Parenteral pela BRASPEN. Pós-graduada em Nutrição Clínica Parenteral e Enteral pelo GANEP. Pós-graduanda em Gestão de Alimentação e Nutrição pela FAVENI.

Marise Yago Rodrigues Sahade Moretti

Médica Pediatra pela Irmandade da Santa Casa de Misericórdia de São Paulo. Especialista em Nutrologia Pediátrica pela Universidade Federal de São Paulo, com Título de Especialista em Pediatria pela SBP e Área de Atuação em Nutrologia Pediátrica pela ABRAN/SBP. Nutróloga e Coordenadora Clínica da EMTN do Instituto de Oncologia Pediátrica (IOP/GRAACC/UNIFESP). Nutróloga da equipe de Nutrologia Pediátrica da Associação Beneficente Síria – Hcor/SP. Membro do Comitê da Criança e do Adolescente da BRASPEN.

Mayara dos Santos

Nutricionista graduada pela Universidade Nove de Julho. Pós-graduada em Nutrição Hospitalar pelo Instituto Israelita de Ensino e Pesquisa Albert Einstein. Nutricionista Clínica da Associação Beneficente Síria – Hcor/SP.

Natane Aparecida Vieira de Souza

Nutricionista Especialista da Associação Beneficente Síria – Hcor/SP. Mestre em Ciências da Saúde pela UNIFESP. Especialista em Nutrição Enteral e Parenteral pela BRASPEN.

Rômulo Heitor Melo de Sá

Fonoaudiólogo. Supervisor técnico-científico do Instituto de Gerenciamento em Fonoaudiologia e Deglutição – IGD/SP. Pós-graduado em oncologia pela Fundação Antônio Prudente A.C. Cancer Center. Especialista em Disfagia pelo Conselho Federal de Fonoaudiologia.

Siomara Tavares Fernandes Yamaguti

Enfermeira. Especialista em Enfermagem em Cuidados Intensivos pela Universidade de São Paulo (USP). Especialista em Enfermagem em Cardiologia pela Universidade Federal de São Paulo (UNIFESP). Especialista em Enfermagem na Formação de Docentes para o ensino Profissional em Enfermagem pela Faculdade de Educação São Luís. Especialista em Ciência da Melhoria pelo Institute for Healthcare Improvement. MBA Executivo em Administração: Gestão de Saúde pela Fundação Getulio Vargas. Mestre e doutora em Ciências pela USP. Vice-coordenadora e tutora da Residência Multiprofissional do Hcor. Gerente de Práticas e Educação Assistencial e Programas Clínicos da Associação Beneficente Síria – Hcor/SP.

Suely Itsuko Ciosak

Enfermeira, Mestre, Doutora e livre-docente. Professora Associada -3 da Escola de Enfermagem da USP.

Tatiane Machado da Silva

Fonoaudióloga clínica. Graduada em fonoaudiologia pela Universidade Federal do Rio de Janeiro. Pós-graduada em Fonoaudiologia Hospitalar pelo Programa de Residência Multiprofissional HUCFF/UFRJ, com experiência em reabilitação dos distúrbios de comunicação, disfagia, distúrbios vocais, Audiologia (Prótese auditiva, exames audiológicos, Implante coclear).

Solange Antonia Lourenço

Enfermeira Especialista em acessos vasculares da Associação Beneficente Síria – Hcor/SP. Mestre em Ciências da Saúde pela UNIFESP. Graduada em Enfermagem e Obstetrícia com Especialização em Enfermagem Neonatal. Especialização em Cardiologia. Especialização em Acessos Vasculares e Terapia Infusional pelo HIAE.

Lilian de Carla Sant'Anna

Nutricionista graduada pelo Centro Universitário São Camilo. Especialista em Nutrição Humana aplicada à prática clínica pelo Instituto de Metabolismo e Nutrição. Especialista em Terapia Nutricional pela Sociedade Brasileira de Nutrição Enteral e Parenteral. Green Belt pela metodologia Lean Six Sigma.

Thalita da Matta Fagundes

Médica, Nutróloga do Instituto de Metabolismo e Nutrição. Membro da EMTN e nutróloga da Associação Beneficente Síria – Hcor/SP. Coordenadora médica do Instituto Mutare. Graduada em Medicina pela UNIPAC. Especialista em Nutrologia pela Beneficência Portuguesa de São Paulo. Especialista em Nutrologia pela ABRAN.

Thamires Cabral Diniz

Nutricionista Clínica, especializada pelo Programa de Residência Multiprofissional em Saúde no Cuidado ao Paciente Crítico do Hospital das Clínicas da Faculdade de Medicina da Universidade de São Paulo – HCFMUSP e Aprimorada em Transtornos Alimentares pelo Instituto de Psiquiatria do Hospital das Clínicas da Faculdade de Medicina de São Paulo – AMBULIM – HCFMUSP, São Paulo/SP.

Thaís Rodrigues da Cruz

Nutricionista graduada pela Universidade Nove de Julho. Pós-graduada em Nutrição Hospitalar pelo Instituto Israelita de Ensino e Pesquisa Albert Einstein. Nutricionista Clínica da Associação Beneficente Síria – Hcor/SP.

Valeria Cristina Andrade Santos

Nutricionista graduada pela Universidade Nove de Julho. Pós-graduada em Nutrição Hospitalar pelo Instituto Israelita de Ensino e Pesquisa Albert Einstein. Nutricionista clínica da Associação Beneficente Síria – Hcor/SP.

Vitoria da Silva Marinho

Psicóloga Hospitalar e Clínica. Graduada em Psicologia pela Universidade Cruzeiro do Sul. Pós-graduada em Cuidados Paliativos pelo Instituto Catavento e Especialista em Luto e Rompimento de Vínculos pela Rede Nacional de Tanatologia. Atuante na assistência à pacientes renais crônicos e em hemodiálise e psicóloga referência da EMTN na Associação Beneficente Síria – Hcor/SP.

Viviane Fernanda Angelini Duarte

Nutricionista Graduada pela Universidade Nove de Julho. Pós-graduada em Nutrição e Terapia Nutricional (Faculdade Método de São Paulo/Insira). Especializada em Gerontologia (Instituto Paulista de Geriatria e Gerontologia – IPGG). Especializada em Nutrição e Saúde Cardiovascular (Instituto Dante Pazzanese de Cardiologia).

SUMÁRIO

1 Experiência do paciente hospitalizado: qual o papel da Nutrição? 29

Juliana Guedes Simões Gomes

Angela Cristina Bárbaro

2 Dietas enterais e suplementos – como associar aspectos assistenciais, terapêuticos e financeiros na prática...39

Daiane Santos de Oliveira

Bianca Matheus de Lima

3 Legislação em terapia nutricional – Preceitos básicos e o que precisa mudar? 55

Suely Itsuko Ciosak

Claudia Satiko Takemura Matsuba

4 Composição corporal, triagem, avaliação e recomendações nutricionais do paciente adulto hospitalizado 65

Fernanda Caroline de Oliveira Arruda

Júlia Pinheiro Krey

5 Manejo da síndrome de realimentação 91

Letícia Maurício Garcia Japiassú

6 Abreviação de jejum 97

Natane Aparecida Vieira de Souza

Valeria Cristina Andrade Santos

Beatriz Feitosa Leonardo

7 Indicações de terapia nutricional enteral e parenteral 107

Thalita da Matta Fagundes

8 Nutrição enteral, administração e monitoramento..........................113

Alziane Ribeiro Barbosa

Carla Otranto Papais Postatni

Larissa Silva Dall'Aqua

9 Manejo das complicações gastrointestinais da nutrição enteral...........................119

Hee Jeung Hong

10 Terapia nutricional em oncologia: manejo das toxicidades 131

Bianca Vasconcellos da Conceição

Carolina Ferraioli Porro

11 Dispositivos para terapia nutricional enteral 141

Ricardo T. Prete

Evelyn Aparecida do Nascimento

12 Atuação do farmacêutico como integrante da EMTN........................151

Júlia Brito Vasques

13 Dispositivos para terapia nutricional parenteral 157

Solange Antonia Lourenço

14 Atuação do fisioterapeuta na EMTN................................167

Kessy Lima Ruas

Laiza Cruz Khalil

Luzia Noriko Takahashi Taniguchi

15 Atuação do fonoaudiólogo na EMTN 179

José Ribamar do Nascimento Junior

Rômulo Heitor Melo de Sá

16 Atuação da equipe multiprofissional na prevenção da broncoaspiração...............187

Adriana Fátima Dutra

Thamires Cabral Diniz

Tatiane Machado da Silva

17 Reabilitação intra-hospitalar................................197

Andressa Beatriz Lessa Santos Pereira

Gabriele Thais Salgado Pereira

Jennifer Karen Oliveira Santos

18 Desmame da terapia nutricional enteral – como realizar uma transição segura 209

Daiane Santos de Oliveira

Lídia Marie Miyazaki Cardoso

19 Triagem e avaliação nutricional do paciente cardiopediátrico hospitalizado 217

Natane Aparecida Vieira de Souza Carvalho

20 Terapia nutricional em cardiopediatria 229

Daniela França Gomes

Cláudia Bezerra de Almeida

Marise Yago Rodrigues Sahade Moretti

21 Protocolos em Terapia Nutricional 239

Ricardo T. Prete

Mariana Leite da Silva

22 Indicadores de qualidade em Terapia Nutricional 259

Lilian de Carla Sant´Anna

Mayara dos Santos

Thaís Rodrigues da Cruz

23 Planejamento educacional para alta do paciente com Terapia Nutricional –
processos de qualidade em orientações a família e pacientes 271

Daiane Santos de Oliveira

Viviane Fernanda Angelini Duarte

24 Equipamentos para Terapia Nutricional domiciliar 295

Ricardo T. Prete

25 Contribuições da psicologia para pacientes com dispositivos alimentares 297

Vitoria da Silva Marinho

26 Cuidado integrado: a evolução da assistência ao paciente 303

Siomara Tavares Fernandes Yamaguti

Ana Lúcia Capucho Lorena Abrahão

1

EXPERIÊNCIA DO PACIENTE HOSPITALIZADO: QUAL O PAPEL DA NUTRIÇÃO?

Juliana Guedes Simões Gomes
Angela Cristina Bárbaro

INTRODUÇÃO

A principal finalidade de uma instituição de saúde é o cuidado ao paciente, devendo considerar a assistência que oferece como parte de um sistema integrado de serviços, profissionais de saúde e níveis de cuidado, assim compondo a continuidade do cuidado. Definida por prover leitos, alimentação e cuidados de enfermagem constante, circunscrita numa terapia médica, a instituição tem por objetivo recuperar a saúde do paciente.

Dentro do contexto hospitalar, o serviço de nutrição desempenha papel fundamental no cuidado oferecido ao paciente, pois tem como função a produção de bens de consumo e a prestação de serviços, fornecendo assistência nutricional adequada à clientela atendida, responsabilizando-se pelo controle qualitativo e quantitativo em todas as etapas do processo de produção e de atendimento, com atuação e competências bem definidas.

DIETA HOSPITALAR

A dieta hospitalar é importante por garantir ao paciente o aporte de nutrientes, preservando seu estado nutricional, pelo seu papel co-terapêutico em doenças crônicas e agudas. A função terapêutica da alimentação tem evoluído graças ao avanço considerável dos conhecimentos relacionados à dietética e nutrição. Pesquisas nessas áreas proporcionaram novos pontos de vistas acerca da terapia nutricional, evidenciando cada vez mais que a alimentação pode representar um papel relevante no processo de saúde e doença. A formação do gosto alimentar não se baseia, exclusivamente, em seu aspecto nutricional, a comida não é apenas uma substância alimentar, representando também um modo, um estilo e uma maneira de se alimentar. Portanto, alimentar-se é um ato nutricional; comer um ato social ligado a usos e costumes, condutas, protocolos e situações. No ambiente hospitalar o ato de comer pode ser compreendido a partir de outras dimensões, pois a sequência do comer não se restringe ao ato em si, abrangendo desde a recepção da matéria-prima ao garfo. Após a ingestão dos alimentos emergem impressões e lembranças, discursos e comportamentos alimentares. No contexto hospitalar, compreende-se que esta sequência do comer não é transparente. Alguns estudos observaram que os pacientes não ingerem boa parte da alimentação que lhes é oferecida devido à doença, falta de apetite, alterações do paladar, mudança de hábitos, insatisfação com as preparações e com o ambiente hospitalar.

A boa qualidade sensorial é crucial para um alimento ser consumido, já que o ser humano não se alimenta apenas com a intenção de se nutrir. Ele procura alimentos que são do seu agrado, independentemente de seu valor nutritivo, e rejeita outros, chegando a se recusar a experimentar aqueles que fogem do seu padrão alimentar e à sua herança familiar. Portanto, se considerarmos um indivíduo enfermo, acamado ou com necessidades especiais, confinado a um ambiente fora do lar, percebe-se a importância de trabalhar cuidadosamente a sua alimentação. Os alimentos não influem no paciente à vontade de se alimentar apenas por sua composição química, mas devem também ser atrativos.

Diante dessas considerações, as unidades de alimentação e nutrição hospitalares necessitam ter de adotar abordagens diferenciadas para um atendimento humanizado, adaptados às necessidades e expectativas dos pacientes.

O conceito de hospital tem sofrido uma mudança radical nos últimos anos. Aliado às últimas tendências internacionais, o conceito de hotelaria vem sendo incorporado à área hospitalar, distorcendo completamente a antiga ideia de ambiente com cheiro de remédio e comida sem gosto. O investimento em atendimento cresceu significativamente, tornando-se um diferencial de mercado e fazendo com que o usuário se sinta cada vez mais cliente e menos paciente. O trabalho desenvolvido pelas redes hospitalares visa proporcionar ao paciente o mesmo conforto que teria ao se hospedar em um hotel cinco estrelas.

Com a atmosfera competitiva entre os hospitais e o surgimento de instituições com novos conceitos de atendimento, observa-se uma influência positiva em todos os segmentos da organização, que se sentem motivados a buscar melhorias e desafiam os profissionais a oferecer uma assistência nutricional diferenciada, que vai além de proporcionar uma dieta equilibrada.

Um alimento não deve possuir somente qualidades nutricionais (quantidades de glicídios, lipídios, proteínas, vitaminas e minerais); é necessário que ele seja conhecido e/ou aceito pelo indivíduo e pelo grupo social. Destacam-se quatro categorias de

- **Qualidades nutricionais:** o alimento deve ser capaz de oferecer ao organismo, em condições de equilíbrio mais ou menos satisfatórias, os nutrientes energéticos (glicídios e lipídios), os nutrientes energéticos com função plástica (proteínas), os elementos minerais, as vitaminas e a água;
- **Qualidades higiênicas:** o alimento deve estar isento de elementos tóxicos; seu consumo não deve provocar problemas digestivos secundários sob pena de ser rejeitado por condicionamento negativo; a toxicidade alimentar pode ter causa microbiológica e química;
- **Qualidades psicossensoriais:** as características físicas dos produtos alimentares provocam sensações psicofisiológicas nos indivíduos, desde a ingestão até a eliminação. Estas sensações são definidas como exteroceptoras (visuais, olfativas, gustativas, táteis, térmicas e auditivas), proprioceptivas (cenestésica, presença estomacal) e sensações gerais secundárias (efeito eufórico do álcool, sensação tranquilizante de estômago cheio, excitação produzida pelo café, efeito estimulante da carne, etc.);
- **Qualidades simbólicas:** o alimento apresenta um significado para o indivíduo, inserindo-se em um quadro cultural, em uma rede de comunicações, em uma constelação imaginária, em uma visão de mundo. O alimento nutre o ser humano e sua totalidade e ignora o recorte acadêmico que existe entre o corpo e o espírito. O homem é consumidor de símbolos, tanto quanto de nutrientes e esse simbolismo alimentar possui diferentes níveis: o alimento ligado aos pratos regionais; o alimento, as diferentes classes sociais e estilos de vida; alimentos como base da comunicação (rituais sociais); e como símbolo religioso (pão, vinho, etc.).

Diante disso, é fundamental que o Serviço de Nutrição diariamente se preocupe em proporcionar experiências memoráveis aos pacientes durante o período de internação. A experiência do paciente pode ser definida como "A soma de todas as interações moldadas pela cultura da organização, que influenciam a percepção do paciente ao longo do tratamento contínuo". Pode ser entendido como tudo o que acontece com as pessoas e até que ponto suas necessidades são atendidas. Entretanto, poucas instituições têm sido capazes de considerar essas expectativas dos pacientes, uma vez que não o colocam no centro de seu cuidado. Ou se preocupam exclusivamente com sua satisfação, que, apesar de em muitas instituições serem consideradas sinônimos, possuem significados completamente diferentes. A satisfação refere-se **às expectativas** do paciente sobre o serviço de saúde, enquanto a experiência está relacionada à qualidade dos cuidados de saúde. A satisfação mensura a opinião, duas pessoas que recebem exatamente o mesmo tratamento, mas que têm expectativas diferentes, podem atribuir classificações distintas ao serviço prestado. A experiência mensura a frequência com que suas expectativas foram atendidas e a maneira como o usuário percebe os cuidados recebidos.

32 **EMTN** · Equipe Multiprofissional de Terapia Nutricional

A experiência do paciente, quando positiva, fideliza e gera nova procura futura. Nesse contexto, observa-se a necessidade de reavaliar continuamente a experiência do paciente e da família em cada etapa do processo, bem como a valorização da visão dos pacientes e de suas famílias para introduzir melhorias nas operações.

Tabela 1.1. Aspectos mais valorizados pelos pacientes

	Funcional	Relacional
Ser tratado como pessoa, não como número.		✔
Uma equipe que ouve e dedica tempo ao paciente.		✔
Ter tratamento individualizado e sem rotulação.		✔
Receber comunicação de fácil entendimento.		✔
Saber sobre tecnologias recentes e inovações medicamentosas.	✔	
Sentir-se informado, receber notificações e opções.		✔
Ser envolvido no cuidado e poder realizar perguntas.		✔
Saber e compreender seu estado de saúde.	✔	
Ser cuidado por meio de processos eficientes.	✔	
Ser cuidado por profissionais da saúde experientes.		✔
Receber apoio pós-atendimento.		✔
Obter resultados positivos no tratamento.	✔	
Ser tratado com cuidados continuados.		✔
Desenvolver boas relações e atitudes positivas com os profissionais de saúde.		✔
Contar com serviços de suporte (grupos de apoio para pacientes e familiares).		✔

Fonte: adaptado de NHS Institute for Innovation and Improvement. Patient Centricity Consulting, 2013.

Nutrição na Prática – Medindo a Experiência do Paciente

O indivíduo hospitalizado encontra-se fragilizado comparado a outros, com muitas necessidades nutricionais, restrições na dieta e dificuldades para se alimentar. Mesmo assim, não podemos simplesmente cortar e restringir determinados alimentos, pois eles estão totalmente relacionados com sua história de vida. Cada indivíduo tem seus próprios hábitos alimentares e, embora exista um padrão, não podemos mudar o cardápio bruscamente. "Por exemplo: preparar uma salada de frutas pode ser algo com uma simbologia porque remete a sua juventude ou a momentos com os netos, quando ele preparava a receita".

Abaixo, exemplo da diferença entre uma pesquisa que visa avaliar a satisfação dos pacientes e outra que aborda os mesmos aspectos, mas com objetivo de avaliar a experiência do paciente e, disso, realizar importantes mudanças nos processos do Setor de Nutrição.

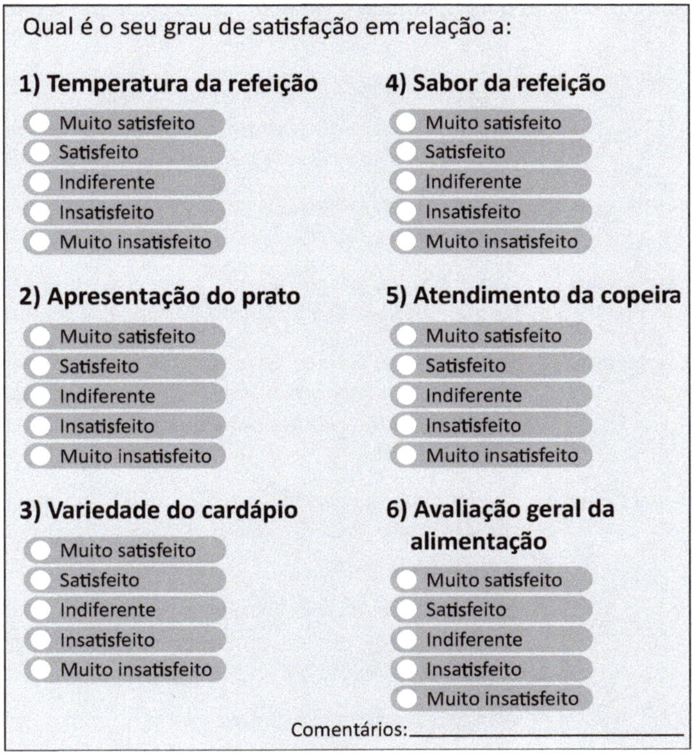

Qual é o seu grau de satisfação em relação a:

1) Temperatura da refeição
- Muito satisfeito
- Satisfeito
- Indiferente
- Insatisfeito
- Muito insatisfeito

2) Apresentação do prato
- Muito satisfeito
- Satisfeito
- Indiferente
- Insatisfeito
- Muito insatisfeito

3) Variedade do cardápio
- Muito satisfeito
- Satisfeito
- Indiferente
- Insatisfeito
- Muito insatisfeito

4) Sabor da refeição
- Muito satisfeito
- Satisfeito
- Indiferente
- Insatisfeito
- Muito insatisfeito

5) Atendimento da copeira
- Muito satisfeito
- Satisfeito
- Indiferente
- Insatisfeito
- Muito insatisfeito

6) Avaliação geral da alimentação
- Muito satisfeito
- Satisfeito
- Indiferente
- Insatisfeito
- Muito insatisfeito

Comentários:________________

Figura 1.1. Pesquisa de satisfação dos pacientes.

Fonte: HCor/2024.

1. Com que frequência sua bandeja veio completa?
❑ Sempre
❑ Quase sempre
❑ Às vezes
❑ Nunca

2. Quando você chamou a equipe de Nutrição (copeira, nutrição), com que frequência recebeu atendimento no momento em que precisava?
❑ Sempre
❑ Quase sempre
❑ Às vezes
❑ Nunca

3. Com que frequência você recebeu suas refeições na temperatura adequada?
❑ Sempre
❑ Quase sempre
❑ Às vezes
❑ Nunca

4. Com que frequência sua refeição chegou no horário correto (café da manhã, almoço, jantar e ceia)?
❑ Sempre
❑ Quase sempre
❑ Às vezes
❑ Nunca

5. Com que frequência a equipe de Nutrição explicou as coisas sobre sua alimentação de maneira que você pudesse entender?
❑ Sempre
❑ Quase sempre
❑ Às vezes
❑ Nunca

Figura 1.2. Pesquisa de experiência dos pacientes referente à alimentação fornecida.

Fonte: HCor/2024.

Quadro 1.1. Exemplo de ações para aprimorar a experiência do paciente nas instituições hospitalares

Dia do desejo	Proporcionar aos pacientes a oportunidade de escolher qualquer tipo de alimento que gostaria de consumir (por exemplo, pizza, feijoada, pastel, sobremesas).
Cardápios diferenciados em datas festivas	Páscoa, Dia das Mães, Dia dos Pais, Natal, Ano Novo, Dia da Mulher, entre outros.
Aniversário de casamento (Bodas)	Pacientes que estejam hospitalizados e não queiram passar sem comemorar essa data, oferecer um cardápio elaborado e brindes.
Cerimônia de casamento	Pacientes que desejam se casar durante o tratamento e estão em fases que impedem a comemoração tradicional, é possível realizar a cerimônia com cardápio especial, doces e brindes, para o casal e familiares.
Churrasco em espaço aberto	Proporcionar ao paciente um churrasco com a família em um espaço aberto do hospital, assistido pela equipe com os cuidados necessários.
Suco antiemético	Para pacientes da oncologia em tratamento quimioterápico, utilizar ingredientes anti-inflamatórios para minimizar efeitos e sintomas aos pacientes
Budinis Bundle	Pacientes com risco de broncoaspiração, utilizar budinis bundle para melhorar a aceitação das dietas batidas ou liquidificadas.

Fonte: HCor

O dia do desejo é uma excelente estratégia para estimular o consumo alimentar do paciente, pois muitas vezes, são desejos que remetem à infância ou a pratos habituais, como culinária oriental, alemã ou típica de algumas regiões do Brasil.

Oferecer cardápios diferenciados em datas festivas também é uma estratégia para proporcionar integração social aos pacientes e seus familiares. Um exemplo bastante aceito é, o Ano Novo, oferecendo aos pacientes um Champagne para o brinde na virada. Comemorar datas pessoais importantes para os pacientes, como casamentos e bodas, tem se tornado cada vez mais frequente. A Nutrição desempenha um papel fundamental nesse contexto, já que toda comemoração envolve um cardápio elaborado de acordo com as preferências do paciente.

As ações desenvolvidas para aumentar a experiência do paciente são iniciadas pelas expectativas relatadas pelos pacientes, seus familiares e elaboradas segundo suas vontades. Conforme pesquisas realizadas pelo King's College London, com o King's Fundation, pacientes afirmam que querem ser "tratados como pessoas, e não como números", por isso, ações como essas fazem bem para eles.

Assim, a mensuração da experiência do paciente fornece elementos objetivos para melhorar os processos, apoiar a tomada de decisão, atender à expectativa dos pacientes e efetivamente gerenciar e monitorar o desempenho dos cuidados de saúde.

EMTN · Equipe Multiprofissional de Terapia Nutricional

Pesquisa de opinião - Nutrição

Estamos buscando sempre melhorar e entregar o melhor cuidado para você. Para isso, gostaríamos de conhecer como está sendo sua experiência com relação a alimentação por meio da pesquisa abaixo.
Suas respostas são totalmente **confidenciais** e serão utilizadas apenas para que possamos continuar aprimorando nosso propósito de cuidar das pessoas e fortalecer a saúde.

1. Qual o número do seu quarto/leito?

Insira sua resposta

2. De 0 a 10, qual seu grau de satisfação com as refeições do Hcor?

0	1	2	3	4	5	6	7	8	9	10

Extremamente insatisfeito   Extremamente satisfeito

3. O que levou você a dar a nota acima?

☐ Temperatura

☐ Apresentação

☐ Variedade

☐ Sabor

☐ Atendimento

☐

4. Ao longo de seu tempo conosco, com que frequência sua bandeja veio completa?

◯ Sempre

◯ Quase sempre

◯ Às vezes

◯ Nunca

5. Quando você chamou alguém da equipe de Nutrição (copeira, nutricionista), com que frequência recebeu atendimento no momento em que precisava?

◯ Sempre

◯ Quase sempre

◯ Às vezes

◯ Nunca

6. Com que frequência você recebeu suas refeições na temperatura adequada?

◯ Sempre

◯ Quase sempre

◯ Às vezes

◯ Nunca

7. Ao longo do seu período conosco, com que frequência suas refeições chegaram no horário correto?

Horários

Café da manhã: 07h30 às 09h30
Almoço: 11h30 às 13h
Lanche: 14h30 às 16h
Jantar: 17h30 às 19h30
Lanche da noite: 20h às 21h

◯ Sempre

◯ Quase sempre

◯ Às vezes

◯ Nunca

8. Com que frequência a equipe de Nutrição forneceu orientações sobre sua alimentação de maneira que você pudesse entender?

◯ Sempre

◯ Quase sempre

◯ Às vezes

◯ Nunca

9. Em que podemos melhorar? Deixe aqui seus comentários e sugestões

Insira sua resposta

Figura 1.3. Exemplo de mensuração da experiência do paciente pelo serviço de nutrição. Exemplo de mensuração da experiência do paciente pelo serviço de nutrição.

Fonte HCor/2024.

CONCLUSÃO

A evolução do Serviço de Nutrição, com as adequações frente às tendências de mercado, contribuiu para o desenvolvimento de um serviço diferenciado para atender às expectativas dos pacientes.

O atendimento ao paciente hospitalizado não se resume a oferecer preparações elaboradas e sofisticadas, baseadas em livros de culinária internacional, mas sim a oferecer um serviço completo e diferenciado, que faça com que o paciente se sinta acolhido. Unir "alimentação saudável" aos demais significados da alimentação é um grande desafio que somente poderá ser alcançado se os profissionais que atuam nesse segmento mudarem sua filosofia de trabalho, conscientizando-se da importância da implantação de um serviço diferenciado, voltado às reais necessidades e expectativas dos pacientes e familiares.

PONTOS-CHAVE

- O serviço de Nutrição desempenha papel fundamental no cuidado oferecido ao paciente.
- As ações desenvolvidas para aumentar a experiência do paciente são iniciadas pelas expectativas relatadas pelos pacientes e seus familiares.
- A mensuração da experiência do paciente, fornece elementos objetivos para melhorar os processos.

REFERÊNCIAS BIBLIOGRÁFICAS

1. Garcia RW. A dieta hospitalar na perspectiva dos sujeitos envolvidos em sua produção e em seu planejamento. Rev Nutr. 2006;19(2):129-44.
2. Demário, RL et al. Comida de hospital: percepções de pacientes em um hospital público com proposta de atendimento humanizado, 2010. Disponível em: http://www.scielosp.org/pdf/csc/v15s1/036.pdf.
3. Balchiunas D. A unidade de nutrição e dietética, o seu papel como atividade-fim na organização hospitalar e sua terceirização. Rev Mundo da Saúde. 2002;26(2):321-331.
4. Souza MD, Nakasato M. A Gastronomia Hospitalar auxiliando na redução dos índices de desnutrição entre pacientes hospitalizados. Rev Mundo da Saúde. 2011;35(2):208-214.
5. Marchiori E. Hospital cinco estrelas: Qualidade e requinte na medida certa. Rev Nutrinews. 2002;185(1):219-226.
6. Bezerra AC. Gastronomia na prescrição de dietas hospitalares e as influências geradas pela indústria hoteleira [tese]. Brasília: Universidade de Brasília; 2003.
7. Souza AA. Interação entre a Terapia Nutricional e a Produção de Refeições: Repensando a Função da Alimentação Hospitalar. Nutrição em Pauta: a revista do profissional de nutrição. Nutrição em Pauta. 2002.
8. Wolf JA, Niederhauser V, Marshburn D, LaVela SL. Defining Patient Experience. Patient Experience Journal. 2014; 1(1):7-19.
9. Beattie M. et al. Instruments to measure patient experience of healthcare quality in hospitals: a systematic review. Syst Rev. 2015;4(1):97.

10. Batista, MP. Satisfação e experiência do paciente: contribuições para a melhoria do cuidado num hospital privado [tese]. São Paulo: Fundação Getúlio Vargas; 2020.
11. Rodrigues KC. A era da experiência dos pacientes. GV executivo. 2019;18(1):1-19.
12. IBSP. INSTITUTO BRASILEIRO PARA SEGURANÇA DO PACIENTE. Experiência do paciente: o que os pacientes esperam do hospital? São Paulo: IBSP, 2019.
13. Tothy A, Satry SK, Limper HM et al. The Evolution and integration of pacient-centric mapping tool (patient jorney value mapping) in continuous quality improvement. Patient Experience Journal. 2017;4(1):16.
14. Lavela S, Gallan AS. Evaluation and measuremente of patiente experience. Patiente Experience Journal. 2014;1(1):5.
15. FGV. (2019). A Era da Experiência do Paciente. GV Executivo, 18(1). Recuperado de https://periodicos.fgv.br/gvexecutivo/issue/view/4297/2296.

2

DIETAS ENTERAIS E SUPLEMENTOS – COMO ASSOCIAR ASPECTOS ASSISTENCIAIS, TERAPÊUTICOS E FINANCEIROS NA PRÁTICA

Daiane Santos de Oliveira
Bianca Matheus de Lima

INTRODUÇÃO

A prevalência de desnutrição em pacientes internados é de 40% a 60%. Pacientes desnutridos apresentam maior suscetibilidade a infecções, cicatrização mais lenta de feridas e maior tempo de internação hospitalar. Portanto, o diagnóstico precoce da desnutrição, bem como a indicação de terapia nutricional adequada, previnem a piora do quadro e auxiliam na recuperação do estado nutricional, minimizando os efeitos deletérios à saúde e desfechos negativos.

Pacientes com diagnóstico nutricional de desnutrição, ou em risco desnutrição devem ter um plano de cuidado individualizado, podendo se beneficiar do uso de suplementação nutricional oral, enteral ou parenteral. Isso traz uma redução da morbimortalidade, do tempo de internação, do número de reinternações e, consequentemente, a economia dos custos hospitalares.

Para a terapia nutricional ser eficaz, é importante avaliar a adesão do paciente ao consumo do suplemento nutricional oral. Diversos fatores podem influenciar a aceitação e o estado nutricional do paciente, como questões psicológicas, alterações cognitivas, falta de consciência sobre os benefícios do tratamento com suplementação, complexidade do tratamento e custo da suplementação.

A padronização de dietas enterais e suplementos em uma instituição visa garantir a indicação correta da fórmula, melhor controle de custos e comunicação entre as áreas de compras, planejamento e membros da equipe de assistência ao paciente.

Terapia Nutricional Oral

O suplemento nutricional é definido como um alimento, ou substância, capaz de fornecer nutrientes para suprir ou complementar as necessidades nutricionais de um indivíduo. Em sua composição, podem estar presentes carboidratos, proteínas, lipídios, e fibras, dependendo da formulação. Os nutrientes podem estar isolados ou combinados, em suplementos completos ou em módulos, com apresentações líquidas ou em pó. As fórmulas podem ser padrão ou especializadas (poliméricas, oligoméricas ou elementares), de acordo com as necessidades e condições clínicas do paciente. Há uma ampla gama de suplementos isentos de lactose, glúten e fibras, possibilitando sua prescrição para pacientes com ou sem restrições alimentares.

Conforme a Resolução CFN nº 656, de 15 de junho de 2020, é competência do nutricionista clínico prescrever suplementos nutricionais para complementar a dieta. A prescrição deve incluir o esquema posológico, dose, horário de administração e tempo de uso.

A indicação adequada de suplementos nutricionais orais (SNO), norteada por protocolos, é fundamental, pois auxilia os profissionais nas decisões assistenciais para a prevenção, recuperação ou reabilitação da saúde. Os protocolos aprimoram a assistência, favorecem o uso de práticas cientificamente embasadas, minimizam a variabilidade das informações e condutas entre os membros da equipe de saúde, estabelecem limites de ação e cooperação entre os profissionais.

A alimentação por via oral é a mais fisiológica e deve ser a primeira opção quando o paciente pode se alimentar de forma segura, antes do uso de terapia nutricional enteral (TNE) ou terapia nutricional parenteral (TNP). A suplementação oral é indicada para pacientes que não conseguem atingir suas necessidades nutricionais, com aceitação inferior a 75%, por um período superior a 72 horas e trato gastrointestinal funcionante. A suplementação nutricional oral é a melhor forma de aumentar o aporte de nutrientes, e sua indicação deve levar em consideração a condição clínica, preferências do paciente, prognóstico e padronização da instituição. O aconselhamento dietético é a primeira linha de terapia nutricional, sendo um processo contínuo de orientações para promover maior adesão e engajamento do paciente.

Monitoramento

Os principais desafios surgem especialmente quando o paciente utiliza o suplemento nutricional por um período prolongado. É necessário monitorar o consumo diariamente, pois alguns pacientes podem apresentar intolerâncias, monotonia em relação ao tipo e sabor do suplemento ou alterações de paladar causadas por alguns medicamentos e doenças. A estratégia "Med Pass" visa aumentar a aderência de ingestão de todo o suplemento em menores volumes, fracionando-os ao longo do dia e associando seu consumo à administração de medicamentos, garantindo a ingestão completa ao longo do dia.

Indicação

A suplementação oral deve atender às necessidades energéticas do paciente, de respeitando sua individualidade (alergias, intolerâncias, exames laboratoriais e antecedentes) e seu consumo alimentar diário. Os fatores de risco a serem considerados para prescrição da suplementação nutricional oral estão descritos no **Quadro 2.1**.

Quadro 2.1. Fatores de risco considerados para prescrição de suplemento nutricional oral, conforme o protocolo de suplementação do Hospital do Coração 2024 (adaptado).

Perda de peso: moderada ou intensa.

Baixa aceitação alimentar: < 75% por 3 dias consecutivos.

Necessidades energéticas aumentadas: Devido à condição fisiopatológica (oncologia, lesão de pele, insuficiência cardíaca, AIDS, doença renal crônica, queimaduras, pacientes geriátricos com fratura, doenças crônicas agudizadas, etc.).

Desnutrição: Ingestão energética abaixo das necessidades, sinais clínicos (depleção óssea, perda de cabelo, unhas quebradiças), perda de peso (massa e gordura), alteração de fluídos corporais e força de preensão palmar reduzida.

Dieta de consistência modificada (líquida, batida e pastosa): Pacientes com disfagia tendem a reduzir o consumo alimentar, necessitando de suplementos nutricionais orais adaptados a uma consistência segura.

Desmame de TNE e TNP: Considerar o suplemento nutricional oral de acordo com a individualidade e as necessidades nutricionais do paciente.

Idosos: idade superior a 60 anos.

Sarcopenia: Redução da massa muscular, força e funcionalidade.

Preparo metabólico: Necessidade aumentada de nutrientes para preparação de cirurgias/procedimentos.

Quadro 2.2. Triagem para indicação de Suplemento Nutricional Oral – Hospital do coração, 2024 (Adaptado).

FATORES DE RISCO NUTRICIONAL
- Desnutrição ou sob risco.
- Perda de peso.
- Idade > 60 anos (Mini-MAN com desnutrição ou sob risco).
- Lesão de pele.
- Aceitação alimentar < 75%.
- Desmame de TNE e TNP.
- Sarcopenia.
- Preparo metabólico para cirurgia/Pós-cirurgia (oncológicas, médio e grande porte).
- Oncologia.
- Doenças crônicas agudizadas ou neurológicas.
- Dieta com consistência modificada (líquida, batida e pastosa).

No Hospital do Coração – Hcor, as nutricionistas utilizam um guia de bolso, que pode ser em formato online ou impresso, contendo informações nutricionais de macro e micronutrientes de todos os suplementos e dietas padronizados na instituição. O objetivo é apresentar o suplemento nutricional no momento do aconselhamento, orientando o paciente sobre qual suplemento receberá, seus horários, sabores disponíveis e os benefícios associados.

2 · Dietas Enterais e Suplementos 43

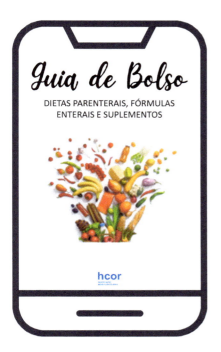

PEPTAMEN 1,5
Indicada para pacientes críticos, com retardo de esvaziamento gástrico e com riscos de broncoaspiração, dificuldade na absorção da proteína intacta associada a desconfortos gastrointestinais, pacientes com necessidade calórico-proteica elevada e pacientes em desmame de nutrição parenteral.

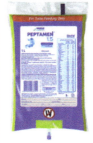

Quantidade da porção: 100 ml	
CALORIAS	
Valor energético (kcal)	151 = 624KJ
CARBOIDRATOS	
Carboidratos totais (g)	18
Açúcares totais (g)	0,6
Açúcares adicionados (g)	0,5
Sacarose (g)	0
Lactose (g)	0,1
PROTEÍNAS	
Proteínas totais (g)	6,8
GORDURAS	
Gorduras totais (g)	5,6
Gorduras saturadas (g)	4
Gorduras trans (g)	0
Gorduras monoinsaturadas (g)	0,3
Gorduras poli-insaturadas (g)	0,6
Ômega 6 (g)	0,6
Ômega 3 (mg)	85
Colesterol (mg)	14
FIBRAS ALIMENTARES	
Fibras alimentares (g)	0
VITAMINAS E MINERAIS	
Sódio (mg)	90
Vitamina A (mcg)	130
Vitamina D (mcg)	2,2
Vitamina E (mg)	4
Vitamina K (mcg)	15
Vitamina C (mg)	20
Vitamina B1 (mg)	0,31
Vitamina B2 (mg)	0,35
Niacina (mg)	3,7
Ácido Pantotênico (mg)	0,8
Vitamina B6 (mg)	0,4
Biotina (mcg)	5,3
Ácido fólico (mcg)	33
Vitamina B12 (mcg)	1,5
Cálcio (mg)	100
Cloreto (mg)	180
Cobre (mcg)	350
CROMO (mcg)	8
Ferro (mg)	2,8
Fósforo (mg)	100
Iodo (mcg)	22
Magnésio (mg)	42
Manganês (mg)	0,48
Molibdênio (mcg)	18
Potássio (mg)	215
Selênio (mcg)	13
Zinco (mg)	2,4
Colina (mg)	100
Taurina (mg)	18
Carnitina (mg)	18

Ingredientes: Água, maltodextrina, proteína hidrolisada do soro do leite, triglicerídeos de cadeia média, amido de milho, óleo de soja, ascorbato de sódio, fosfato de sódio, fosfato de cálcio, cloreto de colina, citrato de cálcio, cloreto de magnésio, cloreto de potássio, cloreto de sódio, citrato de sódio, taurina, L-carnitina, óxido de magnésio, vitamina E, sulfato de zinco, biotina, sulfato ferroso, niacinamida, pantotenato de cálcio, vitamina A, citrato de potássio, betacaroteno, vitamina K, sulfato de manganês, cloreto de piridoxina, vitamina D, sulfato de cobre, vitamina B1, vitamina B2, vitamina B12, ácido fólico, iodeto de potássio, cloreto de cromo, selenito de sódio, molibdato de sódio, emulsificante lecitina de soja, espessante goma guar. NÃO CONTÉM GLÚTEN. ALÉRGICOS: CONTÉM DERIVADOS DE SOJA E LEITE.

Figura 2.1. Modelo de Guia de bolso – Hospital do Coração, 2024 (Adaptado).

44 **EMTN** · Equipe Multiprofissional de Terapia Nutricional

Tabela 2.1. Indicações de SNO de acordo com condição clínica – Hospital do Coração, 2024 (Adaptado).

CONDIÇÕES CLÍNICAS	INDICAÇÃO DE SNO	CONDUTA	DURAÇÃO
Diabetes	Sem sacarose ou especializado.	Prescrever SNO 1-3x/dia, longe das refeições para controlar glicemia. Priorizar incluir SNO na ceia para ajudar a evitar hipoglicemia noturna.	Indeterminado, para manutenção de necessidades energéticas.
Disfagia	Hipercalórico/ Hiperproteico com consistência adaptada.	Prescrever SNO 1-3x/dia, monitorar aceitação, tolerância.	Indeterminado, para manutenção das necessidades energéticas.
Desnutrição	Hipercalórico/ Hiperproteico.	Prescrever SNO 1-3x/dia, monitorar aceitação, tolerância.	Durante internação e 3 meses após a alta hospitalar.
Envelhecimento com fratura de quadril e pós-cirúrgicos	Hipercalórico e Hiperproteico	Prescrever SNO 1-3x/dia, monitorar aceitação, tolerância.	Indeterminado, para manutenção de necessidades energéticas.
Sarcopenia ou Reabilitação	Hiperproteico; HMB; Creatina.	Prescrever SNO Whey Protein Isolado 1-3x/dia, monitorar aceitação e tolerância. OU Prescrever 1 sachê de creatina (3g)/dia. OU Prescrever 1 sachê de HMB associado ao Whey Protein Isolado, preferencialmente, após fisioterapia.	Creatina pode ser prescrita por no mínimo 6 meses até 1 ano, associada a treino de resistência. Whey e HMB podem ser prescritos por tempo indeterminado.
Constipação	Mix de fibras solúveis e insolúveis; Probióticos.	Prescrever SNO 1-2x/ dia. Estimular hidratação.	Indeterminado, até melhora do quadro.

CONDIÇÕES CLÍNICAS	INDICAÇÃO DE SNO	CONDUTA	DURAÇÃO
Diarreia (por uso de antibióticos, aguda, por intoxicação alimentar ou zoonoses)	Probióticos; Fibras solúveis.	Prescrever SNO 1-2x/ dia. Estimular hidratação. *Pode ser utilizado como medida profilática.	Indeterminado, até melhora do quadro intestinal.
Diarreia em paciente oncológico	Probióticos (contraindicado em caso de alteração imunológica devido risco de translocação bacteriana.	Prescrever SNO 1-2x/ dia.	Indeterminado, até melhora do quadro.
Diverticulite	Isento de gorduras e fibras.	Discutir com o médico melhor conduta de acordo com a fase aguda ou remissão. Prescrever 1x/dia, monitorar aceitação e tolerância.	Indeterminado, até melhora do quadro intestinal e progressão de dieta.
Intolerância à lactose	Sem lactose.	Prescrever SNO 1x/dia, monitorar aceitação e tolerância. Aumentar frequência caso não haja melhora do quadro.	Indeterminado, para manutenção de necessidades energéticas.
Pancreatite aguda	Contraindicado	Discutir conduta com equipe médica Não prescrever SNO.	-
Pancreatite crônica	Hiperproteico TCM (Triglicerídeos de Cadeia Média), quando fezes esteatorreicas.	Prescrever 1x/dia, monitorar aceitação e tolerância. Aumentar frequência caso não atinja as necessidades energéticas.	Indeterminado, para manutenção de necessidades energéticas.

CONDIÇÕES CLÍNICAS	INDICAÇÃO DE SNO	CONDUTA	DURAÇÃO
DRC Dialítico	Hiperproteico/ Hipercalórico, com controle de nutrientes (P, K, Na).	Prescrever 1-3x/dia, monitorar aceitação e tolerância. Atenção às frutas BAIXO TEOR DE POTÁSSIO.	Indeterminado, para manutenção de necessidades energéticas.
DRC Tratamento Conservador	Hipoproteico/ Hipercalórico.	Prescrever 1-3x/dia, monitorar aceitação e tolerância.	Indeterminado, para manutenção de necessidades energéticas.
Transplantados Renais	Hiperproteico/ Hipercalórico, com controle de nutrientes (P e K), se necessário.	Prescrever 1-3x/dia, monitorar aceitação e tolerância.	3 meses
Insuficiência Cardíaca	Terapia nutricional individualizada para evitar fragilidade, caquexia e sarcopenia. Sugere-se Hipercalórico Hiperproteico (sem síndrome cardiorrenal).	Prescrever 1-3x/dia, monitorar aceitação e tolerância. Em caso de Restrição Hídrica, priorizar os SNO com menor volume.	Indeterminado, para manutenção de necessidades energéticas.
Oncológicos cirúrgicos do aparelho digestivo e de cabeça e pescoço	Imunomoduladores.	Prescrever no mínimo 500 a 1000mL/dia, monitorar aceitação e tolerância.	Perioperatório (7-14 dias) Deve ser continuada no pós-operatório por mais 5-7 dias.
Oncológicos cirúrgicos (desnutridos ou não médio, ou grande porte)	Imunomoduladores.	Prescrever no mínimo 500 a 1000mL/dia e monitorar aceitação e tolerância.	Perioperatório (5-7 dias).

2 · Dietas Enterais e Suplementos   47

CONDIÇÕES CLÍNICAS	INDICAÇÃO DE SNO	CONDUTA	DURAÇÃO
Cirurgias de grande porte (revascularização do miocárdio, transplante) para pacientes em risco nutricional ou desnutridos ou candidatos a cirurgia eletiva	Imunomoduladores.	Prescrever no mínimo 500mL/dia até 1L, monitorar aceitação e tolerância.	Perioperatório (5-7 dias).
Idosos com risco nutricional	Imunomoduladores (pré-operatório) Hiperproteico + HMB (pós-operatório).	Prescrever 2-3x/dia.	Perioperatório (5-7 dias). Manter por 4-8 semanas nas cirurgias de grande porte. Manter até 6 meses em pacientes que passaram pela UTI ou desnutridos.
Abreviação de Jejum	Líquidos claros.	Ofertar 25g 200mL de água.	2 horas antes da cirurgia.
Cirurgias de Médio e grande porte	Imunomoduladores.	Realimentar precoce de 12-24h. Para os pacientes desnutridos, continuar com fórmula imunomoduladora Prescrever 1-3x/dia, monitorar aceitação e tolerância.	Pós-operatório (5-7 dias).
Pós-bariátrica	Hiperproteico. Sem sacarose. Sem lactose.	Discutir com equipe médica. Prescrever 1x/dia, monitorar aceitação e tolerância.	Após 48h do procedimento, orientar SNO de alto valor biológico em pó.
Fratura de Quadril	Sugere-se hiperproteico.	Prescrever 1-3x/dia, monitorar aceitação e tolerância.	6 meses após cirurgia.

CONDIÇÕES CLÍNICAS	INDICAÇÃO DE SNO	CONDUTA	DURAÇÃO
Lesão de pele	Hiperproteico (antioxidantes). Nutrientes específicos (arginina, prolina, zinco, vitamina A, C e E, antioxidantes).	Prescrever no mínimo 2-3x/dia entre as refeições, monitorar aceitação e tolerância.	Por no mínimo 4 semanas.
Obesidade	Hipocalórico/ Hiperproteico.	Prescrever no mínimo 1x/dia, monitorar aceitação e tolerância.	Indeterminado, para manutenção de necessidades energéticas.
Covid	Hipercalórico/ Hiperproteico.	Prescrever 1x/dia, monitorar aceitação e tolerância.	Indeterminado, para manutenção de necessidades energéticas. A suplementação deve ser continuada no mínimo 1 mês após alta hospitalar.
DPOC	Hipercalórico/ Hiperproteico.	Prescrever 1x/dia, monitorar aceitação e tolerância.	Indeterminado, para manutenção de necessidades energéticas.
Dor	Normocalórico. Hiperproteico. Mix de fibras solúveis e insolúveis. Probióticos em caso de constipação devido ao uso de opioides.	Prescrever 1-3x/dia com a temperatura e consistência que estimulem melhor aceitação. Monitorar aceitação e tolerância.	Indeterminado, para manutenção de necessidades energéticas ou para melhora do quadro intestinal.

Uma metanálise mostrou que o suporte nutricional com dieta hiperproteica pode prevenir o aparecimento de lesão por pressão em pacientes hospitalizados. As diretrizes da *European Pressure Ulcer Advisory Panel (EUAP) and National Pressure Ulcer Advisory Panel* (NPUAP) recomendam que pacientes em risco de desenvolver lesão por pressão se beneficiem de suplementos hiperproteicos. As intervenções nutricionais e o tratamento adequado para pacientes com alto risco de desenvolver lesões por pressão são consideradas medidas custo-efetivas, resultando em menor custo ao sistema de saúde. A necessidade proteica individualizada e seu aporte são fundamentais para manter ou recuperar a massa magra, uma vez que a oferta de proteína busca compensar sua perda, associada a condições inflamatórias e catabólicas decorrentes de doenças agudas e crônicas, como o câncer.

A adesão à suplementação oral está diretamente relacionada à compreensão e ao entendimento do paciente e de sua família sobre a importância do consumo adequado de nutrientes para a manutenção do organismo e melhora clínica.

Terapia Nutricional Enteral

Segundo a Agência de Vigilância Sanitária (ANVISA), a Terapia Nutricional Enteral (TNE) é definida como: "Alimento para fins especiais, com ingestão controlada de nutrientes, na forma isolada ou combinada, de composição definida ou estimada, especialmente formulada e elaborada para uso por sondas ou via oral, industrializado ou não, utilizado exclusiva, ou parcialmente para substituir ou complementar a alimentação oral em pacientes desnutridos ou não, conforme suas necessidades nutricionais, em regime hospitalar, ambulatorial ou domiciliar, visando à síntese ou manutenção dos tecidos, órgãos ou sistemas".

O início precoce da TNE, entre 24-48 horas, favorece a manutenção da integridade intestinal, mantém o fluxo sanguíneo e a liberação de hormônios, impede a quebra de barreira intestinal e o aumento da permeabilidade das células epiteliais, além de reduzir o catabolismo associado à resposta inflamatória sistêmica. Ao selecionar a fórmula enteral, é necessário considerar alguns fatores:

- Diagnóstico e situação clínica do paciente;
- Posicionamento e tipo de sonda;
- Necessidades nutricionais e hídricas;
- Necessidades de macronutrientes e micronutrientes;
- Padronização de dietas da instituição;
- Custo-benefício.

Distribuição de Macronutrientes e Micronutrientes

A dieta enteral deve obrigatoriamente conter em sua composição carboidratos, proteínas, lipídios, vitaminas e minerais, podendo também conter fibras alimentares.

Carboidratos: Podem estar em forma intacta ou hidrolisada. Devem representar entre 45% e 75% do Valor Energético Total (VET). As fórmulas podem ser isentas de lactose (< que 25g/100kcal) ou sacarose (não devem conter sacarose adicionada ou ingredientes que a contenham em sua composição).

Proteínas: Devem ser intactas e de origem animal ou vegetal, representando entre 10% e 20% do VET.

Lipídios: Devem representar entre 15% e 35% do VET. A soma dos ácidos graxos láurico, mirístico e palmítico deve ser menor ou igual a 10% do VET. A quantidade de ácidos graxos trans deve ser menor ou igual a 1% do VET. Os ácidos graxos monoinsaturados devem ser menores ou igual a 20% do VET, enquanto os ácidos graxos ômega 6 devem variar entre 2% e 9%, e os ômega 3 entre 0,5% e 2% do VET. A soma de EPA e DHA não deve ultrapassar 100mg/100kcal.

Micronutrientes: A dieta enteral deve conter todas as vitaminas e minerais em suas quantidades diárias recomendadas, sem valores inferiores às recomendações.

Fibra alimentar: Não deve exceder 2g a cada 100kcal.

A fórmula deve possuir todas as vitaminas e minerais estabelecidos na resolução, em quantidades que não sejam inferiores aos limites mínimos.

Complexidade da Fórmula:

Padrão: Fórmulas que atendem às necessidades nutricionais para manutenção ou melhora do estado nutricional.

Especializada: Fórmulas que atendem às necessidades nutricionais para manutenção ou melhora do estado nutricional.

Complexidade de nutrientes na fórmula:

Dieta Polimérica: Contém apenas proteínas intactas.

Dieta Oligomérica: Contém proteínas hidrolisadas em peptídeos, representando mais de 50% do teor proteína da fórmula.

Dieta Elementar ou Monomérica: Contém apenas aminoácidos livres, ou seja, proteínas totalmente hidrolisadas.

Tabela 2.2. Distribuição de água das dietas enterais de acordo com densidade calórica

Densidade da fórmula	Quantidade de água	% de água
1-1,2kcal/mL	800-860mL	80-86%
1,5kcal/mL	760-780mL	76-78%
2,0kcal/mL	690-710mL	69-71%

Escolha das Fórmulas por Patologia e Grau de Especialização

Nefropatias: Fórmulas com baixo teor proteico e de eletrólitos para pacientes não dialíticos. Para pacientes dialíticos, o teor proteico deve ser elevado.

Hepatopatias: Fórmulas com alto teor de aminoácidos de cadeia ramificada.

Pneumopatias: Fórmulas com redução de carboidratos e lipídios, conforme a condição clínica do paciente.

Imunodepressão: Fórmulas contendo nutrientes imunomoduladores.

Diabetes: Fórmulas com baixo índice glicêmico, ricas em fibras e isentas de sacarose.

Má-Absorção Intestinal: Fórmulas com baixo teor de resíduos e de gordura, com proteínas hidrolisadas.

Tabela 2.3. Classificação das Fórmulas pela Densidade Calórica

CALORIAS	PROTEÍNAS	LIPÍDIOS
Hipocalórica: <0,9kcal/mL	**Hipoproteica:** <10% do VET	**Hipolipídica:** <15% do VET
Normocalórica: ≥0,9kcal/mL e ≤ 1,2kcal/mL	**Normoproteica:** ≥10% e <20% do VET	**Normolipídica:** ≥15% e ≤ 35% do VET
Hipercalórica: >1,2kcal/mL	**Hiperproteica:** ≥20% do VET	**Hiperlipídica:** >35% do VET

Osmolaridade/Osmolalidade:

A **osmolaridade** é a concentração osmótica calculada de um líquido, expressa em milios moles por litro (mOsm/L) da solução.

Osmolaridade refere-se à concentração molar das moléculas ativas em 1kg de solução (mOsm/kg). Essas soluções podem ser classificadas como:

Tabela 2.4. Classificação das soluções

Hipotônica	280-300mOsm.
Isotônica	300-350mOsm.
Levemente Hipertônica	350-550mOsm.
Hipertônica	550-750mOsm.
Acentuadamente Hipertônica	> 750mOsm.

Essas classificações estão relacionadas à tolerância digestiva das fórmulas enterais. As dietas oligoméricas e elementares possuem maior número de partículas, resultando em maior osmolaridade. Por isso, fórmulas isotônicas são preferidas, devido à maior tolerância digestiva

Quadro 2.3. Modelo de análise técnica para escolha da dieta enteral e suplementos – Hospital do Coração, 2024 (Adaptado)

Característica da fórmula:	FORNECEDOR		
Hipercalórica, Hiperproteica para pacientes diabéticos Indicação:	**Diason Energy HP – Bolsa de 1000mL** Calorias por litro: 1500kcal Proteínas por litro: 75g	**Diben 1,5 kcal HP – Bolsa de 1000mL** Calorias por litro: 1500kcal Proteínas por litro: 75g	**Novasource – Bolsa de 1000mL** Calorias por litro: 1500kcal Proteínas por litro: 75g
Pacientes diabéticos que necessitam de controle glicêmico e maior aporte calórico e proteico. Diabetes Mellitus 1 e 2, tolerância a glicose laterada, hiperglicemia e variabilidade glicêmica na UTI.	Osmolaridade: 395m0sm/L Proteína: 60% Caseinato, 40% Proteína de soja Parcialmente Hidrolisada. Carboidrato: 33,1%. Lipídeo: 43,9% óleo de girassol. 53,7% óleo de canola. 2,4% óleo de peixe (500mg de EPA e DHA/L). Fibras: 80% solúveis e 20% insolúveis. Lactose: não possui. Glúten: não possui. Sacarose: não contém.	Osmolaridade: 450m0sm/L Proteína: casainato 80% e proteína soro do leite 20% Carboidrato: Isomaltulose 35%, amido de tapioca 29%, maltodextrina 26% e frutose 10%. Lipídeo: óleo de girassol de alto teor oleico 39%, óleo de canola 21,5%, RCM 17%, óleo de soja 11,5% e óleo de peixe 11%. Fibras: Fibra de tapioca 56,4%, inulina 21,8%, celulose microcristalina 21,8%. Lactose: não possui. Glúten: não possui. Sacarose: não possui.	Osmolaridade: 352m0sm/L Proteína: 56,5% caseinato de sódio, 31,7% caseinato de cálcio e 11,9% proteína de soja. Carboidrato: 83,2% amido de tapioca, 10,3% isomaltose, 6,5% maltodextrina Lipídeo: 52% óleo de girassol, 44,5% óleo de canola, 3,5% lectina de soja. Fibras: 41% goma guar parcialmente hidrolisada, 33% de celulose microcristalina, 26% inulina. Lactose: não possui. Glúten: não possui. Sacarose: não possui.
	Risco: Levemente Hipertônica	**Risco:** Levemente Hipertônica	**Risco:** Levemente Hipertônica
	Observações: 15g de fibras	**Observações:** 23g de fibras	**Observações:** 15g de fibras
Recomendações	• RDC 21 e 13 de maio de 2012 considerada dieta enteral Hiperproteica quando quantidade de proteínas – 20% do Valor Energético Total (VET). • Indicadores de qualidade em terapia enteral: avaliação da assistência nutricional ao paciente hospitalizado – BRASPEN, 2019 diarreia pode estar associada quando utilizamos dietas Hiperosmolar.		

De acordo com Emilie *et al.*, de 20 a 50% dos pacientes internados estão desnutridos ou com alto risco nutricional. A desnutrição deve ser considerada e tratada como qualquer outra doença, pois foi demonstrado que piora a capacidade física e funcional do paciente, além de aumentar o risco de complicações e a mortalidade. A desnutrição não diagnosticada precocemente tende a prolongar o tempo de internação, resultando em menor rotatividade de leitos e maior custo para o sistema de saúde.

CONCLUSÃO

Toda instituição de saúde tem como missão oferecer o tratamento mais adequado e humanizado, levando em consideração as condições clínicas, psicoemocionais e socioeconômicas dos pacientes. Anualmente, a Equipe Multiprofissional de Terapia Nutricional (EMTN) do Hospital do Coração analisa os produtos disponíveis no mercado e realiza uma avaliação técnica, bem como indicações de acordo com o perfil de cada patologia baseada em evidência de acordo com as principais diretrizes, custos e efetividade da terapia nutricional. Esse processo visa oferecer alternativas que atendam às necessidades dos pacientes, sem comprometer a qualidade do cuidado.

Análises de custo-efetividade são fundamentais para garantir a eficácia clínica, demonstrando uma relação positiva entre custo e economia. Isso é crucial para melhores desfechos clínicos e, consequentemente, melhor qualidade de vida para os pacientes. A avaliação dos custos e benefícios deve considerar não apenas o custo direto dos produtos, mas também as vantagens potenciais, como a redução do tempo de internação, menores complicações e custos globais de cuidados de saúde.

PONTOS-CHAVE

- A indicação adequada de suplementos nutricionais orais, norteada por protocolos, é fundamental, pois auxilia os profissionais nas decisões assistenciais para prevenção, recuperação ou reabilitação da saúde.
- A desnutrição não diagnosticada precocemente tende a prolongar o tempo de internação, resultando em maior custo para o sistema de saúde.

REFERÊNCIAS BIBLIOGRÁFICAS

1. Rypkema G, Padang E, Dicke H, Naber T, De Swart B, Disselhorst L, et al. Cost-effectiveness of an interdisciplinary intervention in geriatric inpatients to prevent malnutrition. Journ Nutr Health Aging. 2003;8(2):122-7.
2. Ferreira IKC. Terapia nutricional em Unidade de terapia Intensiva. Rev Bras Ter Intensiva. 2007 Mar;19(1).
3. Álvarez J. Apuntes sobre el coste-efectividad de la terapia nutricional con suplementación oral en la recuperación integral del paciente con DRE notes on the cost-effectiveness of nutritional therapy with oral supplementation in the integral recovery of the patient with MRD. Nutr Hosp. 2019 Jul 1;36(Spec No2):44-49. Spanish.
4. Arribas Hortigüela L. Por qué los pacientes no toman la suplementação nutricional? Why don't patients take their nutritional supplements?. Nutr Hosp. 2018 Apr 3;35(Spec no2):39-43. Spanish. doi: 10.20960/nh.1959. PMID: 30547665.
5. Urzola C. Qué se puede hacer para alcanzar la adherencia terapéutica a los suplementos nutricionales? Nutr Hosp. 2018;35(N.º Extra. 2):44-51.
6. Piovacari SMF, Toledo DO, Figueiredo EJA. Equipe multiprofissional de terapia nutricional - EMTN em prática. Rio de Janeiro; 2017.
7. Conselho Federal de Nutricionistas. Resolução CFN Nº 656, de 15 de junho de 2020. Dispõe sobre a prescrição dietética, pelo nutricionista, de suplementos alimentares e dá outras providências. Disponível em: http://sisnormas.cfn.org.br:8081/viewPage.html?id=656.
8. Conselho Federal de Nutricionistas. Resolução CFN Nº 600, de 25 de fevereiro de 2018. Dispõe sobre a definição das áreas de atuação do nutricionista e suas atribuições, indica parâmetros numéricos mínimos de referência, por área de atuação, para a efetividade dos serviços prestados à sociedade e dá outras providências. Disponível em: http://sisnormas.cfn.org.br:8081/viewPage.html?id=600.
9. Pimenta CA, et al. Guia para construção de protocolos assistenciais de enfermagem. São Paulo: COREN-SP; 2015.
10. Schieferdecker MEM, et al. Criação de um Protocolo Eletrônico para Terapia Nutricional Enteral Domiciliar. Arq Bras Cir Dig. 2013;26(3):195-199.
11. Matsuba CST, et al. Diretriz BRASPEN de Enfermagem em Terapia Nutricional Oral, Enteral e Parenteral. Sociedade Brasileira de Nutrição Parenteral e Enteral. 2021;36(3).
12. Singer P, et al. ESPEN guideline on clinical nutrition in the intensive care unit. Clin Nutr. 2019;38(1):48-79.
13. Berg VD, et al. The effects of the administration of oral nutritional supplementation with medication rounds on the achievement of nutritional goals: a randomized controlled trial. Clin Nutr. 2015;34(1):15-19.

14. Ministério da Saúde. Agência Nacional de Vigilância Sanitária. Resolução Nº 449, de 9 de setembro de 1999. Regulamento Técnico para fixação de identidade e qualidade para alimentos para nutrição enteral.

15. Sociedade Brasileira de Nutrição Parenteral e Enteral. Diretriz Brasileira de Terapia Nutricional no Paciente Grave BRASPEN J. 2018;33(Supl 1):2-36.

16. Ministério da Saúde. Agência Nacional de Vigilância Sanitária. RDC Nº 21, de 13 de maio de 2015. Regulamento Técnico de fórmulas para nutrição enteral.

17. Lochs H, Allison SP, Meier R, Pirlich M, Kondrup J, Schneider S, van den Berghe G, Pichard C. Introduction to the ESPEN Guidelines on Enteral Nutrition Terminology, definitions and general topics. Clin Nutr. 2006;25(2):180-6.

18. Waitzberg DL. Nutrição oral, enteral e parenteral na prática clínica. 4 ed. Rio de Janeiro: Atheneu; 2009.

19. Baxter YC, Waitzberg DL, Rodrigues JJG, Pinotti HW. Critérios de decisão na seleção de dietas enterais. In: Waitzberg DL, organizadores. Nutrição oral, enteral e parenteral na prática clínica. 3 ed. São Paulo: Atheneu; 2000. p. 659-676.

20. Lefton J, Esper DH, Kochevar M. Enteral formulations. In: Gottschlich MM, the ASPEN, Nutrition support core curriculum: a case-based approach - the adult patient. Silver Spring: American Society for parenteral and Enteral Nutrition; 2007.

21. Reber E, Gomes F, Vasiloglou MF, Schuetz P, Stanga Z. Nutritional Risk Screening and Assessment. J Clin Med. 2019 Jul 20;8(7):1065.

22. Stratton RJ, Ek AC, Engfer M, Moore Z, Rigby P, Wolfe R, et al. Enteral nutritional support in prevention and treatment of pressure ulcers: a systematic review and meta-analysis. Ageing Res Rev. 2005;4(3):422-50.

23. European Pressure Ulcer Advisory Panel and National Pressure Ulcer Advisory Panel. Prevention and treatment of pressure ulcers: quick reference guide. Washington (DC): National Pressure Ulcer Advisory Panel; 2009.

24. Banks MD, Graves N, Bauer JD, Ash S. Cost effectiveness of nutrition support in the prevention of pressure ulcer in hospitals. Eur J Clin Nutr. 2013 Jan;67(1):42-46.

25. Horie LM, et al. Diretriz BRASPEN de Terapia Nutricional no Paciente com Câncer. Sociedade Brasileira de Nutrição Parenteral e Enteral (BRASPEN). 2019;34 (Supl 1).

26. Baldwin C, et al. Dietary advice with or without oral nutritional supplements for disease-related malnutrition in adults. Cochrane Database Syst Rev. 2021 Dec;(12).

3

LEGISLAÇÃO EM TERAPIA NUTRICIONAL – PRECEITOS BÁSICOS E O QUE PRECISA MUDAR?

Suely Itsuko Ciosak
Claudia Satiko Takemura Matsuba

INTRODUÇÃO

A partir da década de 1980, a Terapia Nutricional (TN) vem se destacando nos cuidados à saúde, pelos diversos benefícios proporcionados, tanto para pacientes que não conseguem utilizar o trato gastrointestinal, quanto para aqueles criticamente enfermos com distúrbios graves do aparelho digestivo. Além disso, a TN tem sido fundamental na recuperação de pacientes crônicos, neurológicos, idosos, e até mesmo para aqueles com distúrbios psicoemocionais, possibilitando a continuidade do tratamento em ambiente domiciliar. A terapia pode ser indicada sob as formas de Nutrição Oral (NO), Nutrição Enteral (NE) ou Nutrição Parenteral (NP), sendo empregada isoladamente ou de forma combinada, conforme as condições e necessidades de cada paciente.

Embora traga inúmeros benefícios, a TN requer controle rigoroso. A falta de conhecimento ou a inabilidade em seu manejo pode resultar em complicações e riscos graves, especialmente para pacientes em condições mais críticas, com alterações metabólicas severas.

Essa preocupação é ainda maior no caso da NP, que utiliza soluções altamente nutritivas e concentradas, administradas via intravenosa. Esse acesso, se mal manejado, pode se tornar porta de entrada para microrganismos, resultando em infecções, uma das complicações mais temidas nesta modalidade terapêutica.

Os cuidados na indicação, na manipulação dos nutrientes (soluções intravenosas e dietas enterais) e, principalmente, na administração exigem normatização criteriosa.

Essas normas não devem se limitar ao âmbito institucional, mas devem ser regulamentadas em nível nacional pelos órgãos governamentais responsáveis pela saúde, considerando a dimensão do Brasil e a desigualdade no acesso ao conhecimento e à tecnologia.

A normatização não se restringe à elaboração de normas nacionais, envolvendo terminologias, métodos de ensaio e especificações de materiais, processos, produtos e procedimentos. Deve também abranger instalações, equipamentos e diretrizes para o treinamento adequado das equipes, garantindo excelência na assistência.

A NORMATIZAÇÃO DA TERAPIA NUTRICIONAL

A NP começou a ser adotada no Brasil na década de 1960, inicialmente restrita aos grandes centros médicos, para pacientes mais graves. Além do custo elevado e dos riscos envolvidos, poucos profissionais de saúde dominavam as técnicas necessárias para um tratamento seguro e eficaz.

O movimento para regulamentar essa prática no país começou no final da década de 1980, liderado por grupo de especialistas, em sua maioria membros da Sociedade Brasileira de Nutrição Parenteral e Enteral (SBNPE/BRASPEN).

Fundada em 1975, a SBNPE/BRASPEN, era inicialmente composta por médicos, que se dedicaram a disseminar os conhecimentos sobre TN e a construir parcerias. Preocupada com a crescente utilização da NP e com graves incidentes divulgados pela mídia devido à falta de controle e cuidados necessários, a SBNPE/BRASPEN convidou outros profissionais de saúde para compor grupos de trabalho e consolidar documentos que orientassem as práticas seguras de prescrição, preparo e administração da TN. Os resultados desses trabalhos seriam publicados na Revista da Sociedade e sob a forma de manuais.

A disseminação do uso da NP, bem como os eventos adversos a ela relacionados, impulsionaram movimentos em alguns estados, como foi o caso do Paraná. Esse estado foi pioneiro em assegurar, através de legislação, recomendações seguras, por meio da Resolução nº 046/94 – "Norma Técnica Especial que discrimina o preparo, armazenamento, conservação e administração da nutrição parenteral nos estabelecimentos hospitalares". Esse documento também especificava as atribuições dos profissionais médicos, enfermeiros, farmacêuticos e nutricionistas, servindo de base e consulta para a SBNPE/BRASPEN e, para as Portarias ministeriais.

A partir desse ponto, diversas entidades, mas, principalmente, a SBNPE/BRASPEN e alguns conselhos profissionais, como os de enfermagem, farmácia e medicina, aceleraram o processo de regulamentação da TN.

O processo de regularização, iniciado na SBNPE/BRASPEN, foi abrangente e envolvia desde a indicação, o preparo das soluções e dietas, o cuidado com a administração e insumos envolvidos, além de contemplar as atribuições específicas de cada profissional da equipe, pois a intenção era encaminhar ao Ministério da Saúde (MS), documentação consistente, objetiva e viável, ancorada por literatura científica, nacional e internacional atualizada (à época) e pertinente, visando facilitar e agilizar o processo de elaboração das diretrizes pela Agência Nacional de Vigilância Sanitária (ANVISA).

O trabalho paralelo entre a SBNPE/BRASPEN e os conselhos de classe (principalmente o COFEN e o Conselho Federal de Farmácia-CFF) provocou grande mobilização dos profissionais da saúde, visto que, estas diretrizes contemplavam a definição das funções de cada profissional da equipe principal.

Com a mobilização de profissionais de saúde e o apoio dos conselhos de classe, o COFEN (Conselho Federal de Enfermagem) publicou, em 14 de maio de 1993, a Resolução COFEN 162/1993, que dispunha sobre a administração da Nutrição Parenteral e Enteral. Esta resolução foi posteriormente revogada pela Resolução COFEN 453/2014, que estabeleceu os recursos humanos e técnicos necessários para o controle efetivo da administração da TN.

A ocorrência dos sérios incidentes já mencionados, o movimento da imprensa denunciando efeitos adversos em pacientes causados pelo uso da NP, principalmente relacionados à contaminação da solução, foi decisória para mobilizar a Secretaria de Vigilância Sanitária (SVS) do Ministério da Saúde (MS) na concretização da regularização da TN, nos diferentes níveis de aplicação. Para agilizar este processo, nomeou um Grupo Técnico para elaborar e propor Regulamentos Técnicos para as TN, com diretrizes mínimas, indispensáveis para a prática segura, eficaz e viáveis de aplicação, em todo território nacional. Os incidentes graves relacionados ao uso da NP, principalmente as contaminações das soluções intravenosas, juntamente com a pressão da imprensa, foram decisivos para que o Ministério da Saúde, por meio da Secretaria de Vigilância Sanitária (SVS), tomasse medidas concretas para regularizar a TN. Um Grupo Técnico foi nomeado para elaborar regulamentos que garantissem a prática segura da TN em todo o território nacional.

O Grupo Técnico, nomeado pela Portaria SVS nº 237, de 11/06/97, foi composto por profissionais especialistas, enfermeiros, farmacêuticos e médicos, além de representantes do INMETRO (Instituto Nacional de Metrologia, Normalização e Qualidade Industrial), do PROCON (Coordenadoria de Proteção e Defesa do Consumidor) e das Vigilâncias Sanitárias Federal, Estaduais e Municipais.

Com a colaboração e as sugestões de especialistas em Nutrição Parental (NP) e ampla discussão com diversos segmentos da sociedade sobre as propostas de alterações recebidas, a ANVISA publicou, em 8 de abril de 1998, a **Portaria nº 272,** que versa sobre o **Regulamento Técnico para a Terapia de Nutrição Parenteral** vigente até a presente data (https://bvsms.saude.gov.br/bvs/saudelegis/svs1/1998/prt0272_08_04_1998.html).

Essa Portaria, de forma detalhada, instrumentalizou a Equipe Multidisciplinar de Terapia Nutricional (EMTN) na implementação da TNP de forma segura, efetiva e com qualidade, e fixando os requisitos mínimos para a TNP. Inclui definições de terminologias adotadas na especialidade, além de todas as etapas necessárias para garantir a sua eficácia e segurança para os pacientes, contemplando:

- Indicação e prescrição médica.
- Preparação: avaliação farmacêutica, manipulação, controle de qualidade, conservação e transporte.
- Administração.
- Controle clínico e laboratorial.
- Avaliação final.

Essa normativa também facilitou a disseminação de conhecimentos específicos sobre Terapia Nutricional (TN), definindo procedimentos detalhados, bem como especificidades vinculadas às ações dos diferentes profissionais, orientando-os quanto à atribuição, participações, funções e responsabilidades específicas. Isso proporcionou maior facilidade em direcionar e realizar treinamento de todos os envolvidos. Além disso, fixou requisitos mínimos e regulamentou sua adoção não apenas para os profissionais da EMTN, mas também para as instituições de saúde que utilizam essa terapia, buscando assegurar qualidade e segurança aos usuários.

No entanto, devido à evolução na assistência à saúde e às inovações tecnológicas ao longo dos últimos 30 anos, observa-se a necessidade alterações urgentes nessa legislação. Entre as mudanças, sugere-se rever as indicações da NP, seja como total ou suplementar; a inclusão de definições sobre a NP industrializada e suas indicações, o armazenamento adequado e complementação; a temperatura ideal para administração individualizada (considerando os diferentes ambientes); a composição dos recipientes de envase (excluindo-se a de vidro) e materiais acessórios que sejam isentos de di (2-etilhexil)ftalato (DEHP); a forma de controle para administração; a possibilidade de prescrição eletrônica como forma de mitigar erros; a obrigatoriedade do uso de bomba de infusão para sua administração; a atualização no que se refere às atribuições de cada membro, considerando os respectivos órgãos de classe e revisão de todas as etapas da NP (indicação e prescrição médica, preparo, administração, controle clínico e laboratorial e avaliação final), informações sobre manejo da NP em populações de neonatos e pediátricos; condições que favoreçam a alta com NP domiciliar, enfatizando à denominação de medicamento de alta vigilância e potencialmente perigosa, conforme reportam diferentes órgãos de serviços de saúde.

Após a publicação da Portaria nº 272 e com o crescimento do uso Nutrição Enteral da (NE), a SVS iniciou a elaboração de um regulamento técnico para a NE, seguindo os mesmos padrões da NP e ampliando o grupo para incluir nutricionistas, considerando que, apesar de ser utilizada em via fisiológica e aparentemente com menos riscos, necessitava de uma normatização específica, levando em conta os riscos inerentes as dietas e a sua administração. Em 14 de abril de 1999, o MS publicou a Portaria nº 337, estabelecendo os requisitos mínimos para a Terapia de Nutrição Enteral (TNE). No entanto, erros de terminologia no documento levaram à sua revisão e, em 6 de julho de 2000, a ANVISA revogou a Portaria nº 337/1999 e publicou a Resolução nº 63.

A **Resolução 63/2000** fixou os **requisitos mínimos para a TNE,** incluindo definições de terminologias adotadas na especialidade e todas as etapas envolvidas para garantir a eficácia e segurança dos pacientes, além de atribuir responsabilidades específicas aos profissionais envolvidos, contemplando:

- Indicação e prescrição médica.
- Prescrição dietética.
- Preparação: conservação e armazenamento.
- Transporte.
- Administração.
- Controle clínico e laboratorial.
- Avaliação final.

Vale ressaltar que, embora as atribuições de cada profissional estejam relacionadas à sua área, todos devem estar cientes das etapas que envolvem a TNP e a TNE, pois os processos da TN, só poderão ser avaliados efetivamente, se todas as etapas forem realizadas corretamente e a equipe trabalhar de forma coesa, harmoniosa e responsável.

Após a publicação das normatizações sobre a TNP e TNE, a SBNPE/BRASPEN com o apoio de laboratórios farmacêuticos e especialistas, organizou cursos de capacitação em várias capitais brasileiras e centros de atenção, facilitando a assimilação das normas tanto pelos profissionais, quanto pelas instituições de saúde. Esta iniciativa facilitou a divulgação e a assimilação do conteúdo da Portaria 272/1998 e da Resolução 63/2000, não só pelos profissionais interessados nesta área, mas também, pelas instituições de saúde envolvidas, o que influenciou na rapidez da assimilação e no cumprimento destas normas, se comparado a outras portarias publicadas na área da saúde.

Deve-se ressaltar que estas duas normativas, foram as primeiras na área da saúde que valorizou o trabalho em equipe multiprofissional, onde cada um possui funções específicas, que necessitam de atuações conjuntas. A Portaria 272/98 e a Resolução 63/2000, foram um marco na assistência aos pacientes com TN e, em decorrência delas, outras foram promulgadas.

Considerando-se a relevância do uso da Terapia Nutricional (TN), como importante alternativa terapêutica na redução da desnutrição domiciliar e intra-hospitalar, a Secretaria de Estado da Saúde elaborou o Plano Estadual de Assistência de Alta Complexidade em Terapia Nutricional. A Portaria GM/MS nº 343, de 07 de março de 2005, institui mecanismos para a organização e implantação de Unidades de Assistência de Alta e Centros de Referência de Alta Complexidade em Terapias Nutricionais no âmbito do Sistema Único de Saúde – SUS. A Portaria do MS/SAS nº 131, de 08 de março de 2005, define as Unidades de Assistência de Alta Complexidade em Terapia Nutricional e Centros de Referência de Alta Complexidade em Terapia Nutricional e suas aptidões e qualidades. A Portaria do MS/SAS nº 135, de 08 de março de 2005, define mecanismos para organização e implantação de Unidades de Assistência e Centros de Referência de Alta Complexidade em Terapia Nutricional no âmbito do SUS.

A novidade estrutural exigida pelas novas portarias de 2005 foi a implementação de um banco de dados informatizado, contendo informações sobre os protocolos de procedimentos, dados demográficos e clínicos dos pacientes, além das condutas adotadas. Esse sistema permite a auditoria do serviço em termos de funcionalidade e desempenho, além de concentrar dados relevantes para trabalhos científicos e futuras conclusões em Terapia Nutricional (TN). O banco de dados é o principal recurso para a previsão orçamentária do serviço e para comprovar a efetiva realização das atividades. Já a Portaria nº 120, de 14 de abril de 2009, aprovou as normas para o credenciamento das Unidades de Assistência de Alta Complexidade e dos Centros de Referência de Alta Complexidade em Terapia Nutricional. Ele define a relação dos procedimentos em TN da Tabela de Procedimentos, Medicamentos e OPM do SUS, os parâmetros para composição de teto financeiro em TN, e apresenta a lista de hospitais habilitados em Terapia Nutricional nos respectivos Estados. Apesar de apresentar claramente esses critérios, deve-se considerar a gravidade e a evolução dos pacientes que se utilizam da TN por períodos prolongados, sendo necessário um reajuste na quantidade máxima para o reembolso (tanto para TNE, quanto para TNP, em populações adultas, pediátricas e neonatais), bem como a extensão do tempo de suas ofertas. Além disso, o formulário de vistoria disponível para o gestor não esclarece como será o repasse do reembolso aos hospitais credenciados após a obtenção da habilitação.

Em 27 de maio de 2021, a RDC nº 63, de julho de 2000, foi revogada com a publicação da **RDC** nº 503, que dispõe sobre os requisitos mínimos exigidos para a Terapia Nutricional Enteral (TNE). Esta nova resolução apresenta de forma mais objetiva os conteúdos da anterior, mas foram suprimidos da RDC nº 63 itens importantes, como 4.15,que sujeitava acidentes na TNE às disposições previstas no Código de Defesa do Consumidor (Lei n.º 8078, de 11/09/1990), artigos 12 e 14 que referem-se a responsabilidade pelo fato do produto e do serviço independentemente da responsabilidade criminal e administrativa, e o item 4.16, que tratava das penalidades para o descumprimento das recomendações do regulamento.

Ainda sobre este documento, há falta de informações detalhadas sobre o manuseio da NE (sistema aberto), como o tempo máximo de infusão, a forma correta de degelo das fórmulas refrigeradas antes da instalação e informações técnicas sobre administração de água e complementos (prebióticos, probióticos e simbióticos). Também faltam orientações sobre o uso de materiais acessórios isentos de di (2-etilhexil)ftalato (DEHP), como acessos enterais e equipos de administração, além de recomendações para adoção de estratégias (barreiras) que mitiguem riscos de eventos adversos, como o uso de identificadores/sinalizadores nos sistemas de administração para evitar conexões incorretas.

Dado o contexto atual, que busca garantir a segurança dos pacientes e dos profissionais da saúde, é essencial considerar as legislações que regem a segurança, como a Portaria nº 529, de abril de 2013, a RDC nº 67, de dezembro de 2018, e a RDC nº 36, de julho de 2016.

Buscando complementar as portarias relacionadas à TN e padronizar terminologias, instrumentalizar e atualizar os conceitos e procedimentos em TN, em todo território nacional a SBNPE/BRASPEN, publicou as Diretrizes Nacionais em Terapia Nutricional (DITEN), em 2011, que nortearam várias condutas em relação à adoção da TN, em diferentes contextos. A partir desta, foram elaboradas outras diretrizes:

- BRASPEN: Terapia Nutricional no Paciente com Câncer.
- BRASPEN recomenda: Indicadores de Qualidade em Terapia Nutricional (2019).
- Terapia Nutricional no Envelhecimento (2019).
- Terapia Nutricional no Diabetes Mellitus (2020).
- Terapia Nutricional no Paciente com Doença Renal (2021).
- Enfermagem em Terapia Nutricional Oral, Enteral e Parenteral (2021).
- Terapia Nutricional nas doenças neurodegenerativas (2022).
- Terapia Nutricional no Paciente Grave (2023).
- Todas podem ser acessadas pela página da Sociedade (https://www.braspen.org/diretrizes).

A assistência multissetorial e holística é fundamental a equipe principal da EMTN. É necessário ampliar o olhar para outras áreas de cuidado e regulamentações, assim como para outras regulações e portarias relacionadas. Um exemplo concreto é a assistência na administração da TNP, no qual um dos cuidados mais importantes é relacionado à manutenção e controle da via de acesso. Nesse caso, observam-se Portarias relacionadas as Infecções Relacionadas à Assistência à Saúde (IRAS), que a partir da portaria nº 196, do MS, de 24 de junho de 1983, seguidas de outras diretrizes, em especial a Leis nº 9431, de 6 de janeiro de 1997. Como os *guidelines* de órgãos como *Centers for Disease Control and Prevention* (CDC)· e a Organização Mundial da Saúde (OMS).

Outros guias importantes são os emitidos pela *American Society of Parenteral and Enteral Nutrition* (ASPEN) e pela *European Society of Parenteral and Enteral Nutrition* (ESPEN), cujas diretrizes são baseadas em pesquisas de alta evidência científica e constituem importantes fontes de consulta para tomada de decisões e implementação de rotinas e normatizações.

Foram citadas as principais portarias relacionadas à TN, que regulamentam o funcionamento, as preparações de soluções e dietas, fornecem uma base legal e científica para os profissionais envolvidos. No entanto, é crucial uma atualização contínua, não só no aspecto técnico-científico, mas também na busca por respaldo legal. Sendo necessária a consulta periódica aos *sites* do MS-ANVISA e, Secretaria de Saúde Estaduais e Municipais. Ressalta-se o dever de contribuir com as experiências individuais e, analisar com critério e responsabilidade os documentos em fase de elaboração, abertos para consulta pública.

Foram diversas as conquistas decorrentes da legislação, dentre elas, valorização dos profissionais; orientação e controles para as instituições que fazem uso da TN. Para os pacientes, além da segurança e qualidade na assistência do atendimento institucionalizado, tiveram assegurado o tratamento domiciliar.

Tópicos Relevantes

Portaria nº 272, de 8 de abril de 1998, que dispõe sobre o Regulamento Técnico para Terapia de Nutrição Parenteral.

RDC nº 503, de 27 de maio de 2021, que dispõe sobre os requisitos mínimos exigidos para a Terapia de Nutrição Enteral.

EMTN – Equipe Multidisciplinar de Terapia Nutricional

Diretrizes BRASPEN – https://www.braspen.org/diretrizes.

CONCLUSÃO

A normatização e regulamentação trazem inúmeros benefícios, com ênfase na qualidade, segurança e produtividade, seja na prestação de serviços ou na produção de bens. Alguns benefícios incluem a racionalização de recursos materiais, humanos e financeiros, a facilitação do treinamento e capacitação do pessoal, e a padronização de procedimentos e avaliação, garantindo aos usuários qualidade e segurança em seu atendimento.

A premissa da TN é "oferecer os nutrientes necessários ao paciente, a fim de garantir ou melhorar o seu estado nutricional, com o mínimo de efeitos secundários e complicações metabólicas". Diretrizes que orientem todas as etapas dessa terapia são, portanto, essenciais para garantir seu sucesso. A capacitação e o treinamento contínuos do pessoal envolvido são fundamentais, bem como a atualização constante, considerando o turnover entre os profissionais de saúde e o rápido desenvolvimento da tecnologia. Além disso, as normas e regulamentos técnicos devem ser avaliados periodicamente para acompanhar a evolução tecnológica e as necessidades dos usuários.

Por fim, as legislações de TN desempenham um papel fundamental na garantia da qualidade e segurança dos serviços em todo o mundo. A evolução contínua dessas regulamentações será essencial para promover a saúde e o bem-estar das populações.

PONTOS-CHAVE

- A legislação em terapia nutricional é a base para a condução dos serviços de EMTN e para a criação de protocolos para o tratamento e prevenção da desnutrição.
- Acompanhar a atualização das leis é uma prática recomendada para os profissionais da equipe.

REFERÊNCIAS BIBLIOGRÁFICAS

1. Dalgo ML. Normatização Farmacêutica em Terapia Nutricional. In: Waitzberg DL. Nutrição oral, enteral e parenteral na prática clínica. São Paulo: Ed Atheneu; 3ª ed, 2000. p. 929-45.
2. Paraná, Secretaria de Estado da Saúde. Resolução nº 046 de 15 de março de 1994. Dispõe sobre a Norma técnica especial que discrimina o preparo, armazenamento, conservação e administração

da nutrição parenteral nos estabelecimentos hospitalares no Estado do Paraná. Diário Oficial do Estado do Paraná, Curitiba, 16 mar 1994.

3. Conselho Federal de Enfermagem. Resolução 0454 de 16 janeiro de 2014. Aprova a norma técnica que dispõe sobre a atuação da Equipe de Enfermagem em Terapia Nutricional. Disponível em: https://www.cofen.gov.br/resolucao-cofen-no-04532014/. Acesso em 25 set 2023.

4. Brasil, Ministério da Saúde – Secretaria de Vigilância Sanitária. Portaria nº 272 de 8 de abril de 1998. Dispõe sobre o Regulamento Técnico para Terapia de Nutrição Parenteral. Diário Oficial da União, Brasília. 9 abr 1998.

5. Brasil, Ministério da Saúde – Secretaria de Vigilância Sanitária. Portaria nº 337 de 14 de abril de 1999. Dispõe sobre o Regulamento Técnico para Terapia de Nutrição Enteral. Diário Oficial da União, Brasília. 15 abr 1999.

6. Brasil, Ministério da Saúde – Secretaria de Vigilância Sanitária. Resolução nº 63 de 6 de julho de 2000. Dispõe sobre o Regulamento Técnico para Terapia de Nutrição Enteral. Diário Oficial da União, Brasília. 13 jul 2000.

7. Brasil, Ministério da Saúde. Portaria n° 343 de 07 de março de 2005. Institui, no âmbito do SUS, mecanismos para implantação da assistência de Alta Complexidade em Terapia Nutricional.

8. Brasil, Ministério da Saúde. Portaria n° 131 de 08 de março de 2005. Define as Unidades de Assistência de Alta Complexidade em Terapia Nutricional e Centros de Referência de Alta Complexidade em Terapia Nutricional e suas aptidões e qualidades.

9. Brasil, Ministério da Saúde. Portaria n° 135 Portaria do MS/SAS nº 135 de 08 de março de 2005. Define mecanismos para organização e implantação de Unidades de Assistência e Centros de Referência de Alta Complexidade em Terapia Nutricional no âmbito do Sistema Único de Saúde.

10. Brasil. Agência Nacional de Vigilância Sanitária. 120 de 14 de abril de 2009 que Normas de Classificação, Credenciamento e Habilitação dos Serviços de Assistência de Alta Complexidade em Terapia Nutricional no âmbito do SUS. Disponível em: https://bvsms.saude.gov.br/bvs/sas/Links%20finalizados%20SAS%202009/prt0120_14_04_2009.html. Acesso em 18 set 2023.

11. Brasil. Agência Nacional de Vigilância Sanitária. Resolução n° 503, de 27 de maio de 2021, que dispõe sobre os requisitos mínimos exigidos para a TNE. Disponível em: https://www.in.gov.br/en/web/dou/-/resolucao-rdc-n-503-de-27-de-maio-de-2021- 322985331. Acesso em 30 ago 2023.

12. Brasil. Lei nº 8.078 de 11 de setembro de 1990. Código de Defesa do Consumidor. Diário Oficial da União (suplemento), Brasília,12 set 1990.

13. Brasil, Ministério da Saúde. Portaria no 529 de 01 de abril de 2013. Institui o Programa Nacional de Segurança do Paciente (PNSP). Diário Oficial da União; 23 abr 2013

14. Brasil, Ministério da Saúde. RDC no 67 de 21 de dezembro de 2009. Dispõe sobre normas de tecnovigilância aplicáveis aos detentores de registro de produtos para saúde no Brasil.

15. Brasil, Ministério da Saúde. RDC no 36 de 25 de julho de 2013. Institui ações para a segurança do paciente em serviços de saúde e dá outras providências.

16. Brasil, Ministério da Saúde. Portaria n° 196 de 24 de junho de 1983. Prevenção e controle de infecção hospitalar. Manual de controle de infecção hospitalar. Brasília: Centro de documentação; 1985. p. 101-5.

17. Brasil. Lei nº 9.431 de 6 de janeiro de 1996. Dispõe a obrigatoriedade do Programa de Controle de Infecções Hospitalares nos Hospitais do Brasil. Diário Oficial da União, Brasília 07 de janeiro 1996.

18. WHO. World Health Organization. Minimum Requirements for infection prevention and control programmes. World Health Organization, 2019. <https://apps.who.int/iris/bitstream/handle/10665/330080/9789241516945-eng.pdf?ua=1>

19. Compher C, Bingham AL· McCall M, Patel J, Rice T W, Braunschweig C, et. Al. Guidelines for the provision of nutrition support therapy in the adult critically ill patient: The American Society for Parenteral and Enteral Nutrition. JPEN J Parenter Enteral Nutr. 2022 Jan;46(1):12-41. doi: 10.1002/jpen.2267. Epub 2022 Jan 3.

20. Thibault R, Abbasoglu O, Ioannou E, Meija L, Ottens-Oussoren K, Pichard C et al. ESPEN guideline on hospital nutrition. Clinical Nutrition 40 (2021) 5684e5709. Clin Nutr. 2009;28(4):365-77.

COMPOSIÇÃO CORPORAL, TRIAGEM, AVALIAÇÃO E RECOMENDAÇÕES NUTRICIONAIS DO PACIENTE ADULTO HOSPITALIZADO

Fernanda Caroline de Oliveira Arruda
Júlia Pinheiro Krey

INTRODUÇÃO

Composição corporal

A composição corporal é a relação entre as diferentes partes do corpo, expressa pela porcentagem de gordura corporal e de massa magra. Esta avaliação permite a determinação dos componentes do corpo humano de forma quantitativa, permitindo a análise de fatores como o grau de crescimento e desenvolvimento, bem como os componentes corporais.

Peso corporal

É a soma dos componentes corporais e que pode ser aferido por balanças ou estimados por meio de equações pré-existentes e validadas. Essas equações permitem classificar o peso de acordo com as seguintes categorias:

- **Peso atual (PA):** aferido no momento;
- **Peso habitual (PH):** referido como padrão do indivíduo;

- **Peso ideal (PI):** adequado para a saúde, considerando o índice de massa corporal (IMC) de eutrofia, ajustado à idade;
- **Peso ajustado(PAJ):** correção do peso ideal para determinar necessidades nutricionais.
- **Fórmulas para estimar o peso ideal:**
- **Peso ideal (PI)** = (altura)^2 x IMC médio
- **IMC médio para homens** = 22 kg/m^2
- **IMC médio para mulheres** = 21kg/m^2
- **Peso ajustado (PAJ)** = (PI – PA) × 0,25 + PA
- **Peso ajustado para obesidade: (IMC > 30kg/m^2)** = (PA - PI) x 0,25 + PI
- **Peso ajustado para desnutrição: (IMC < 18,5 Kg/m^2)** = (PI - PA) x 0,25 + PA
- **Adequação de peso (%)** = $\dfrac{\text{PA (kg) x 100}}{\text{PI (kg)}}$
- **Adequação de peso habitual (%)** = $\dfrac{\text{PH (kg) x 100}}{\text{PI (kg)}}$
- **Perda de peso (%)** = $\dfrac{\text{PH (kg) – PA (kg) x 100}}{\text{PH (kg)}}$

Tabela 4.1. Classificação do estado nutricional de acordo com a adequação do peso

Estado Nutricional	Desnutrição grave	Desnutrição moderada	Desnutrição leve	Eutrofia	Sobrepeso	Obesidade
Adequação do peso (%)	< ou igual 70	70,1-80	80,1-90	90,1-110	110,1-120	> 120

Fonte: Adaptado de Blackburn e Thornton, 1979.

$$\text{Perda de peso (\%)} = \frac{\text{(Peso habitual (kg) - Peso atual (kg)) x 100}}{\text{Peso habitual (kg)}}$$

Tabela 4.2. Significado de perda de peso em relação ao tempo

Tempo	Perda de peso significativa (%)	Perda de peso grave (%)
1 semana	1 a 2	>2
1 mês	5	>5
3 meses	7,5	>7,5
6 meses	10	>10

Fonte: Adaptado de Blackburn (1977).

Alguns pacientes podem apresentar condições especiais, como amputação ou ascite e edemas. Nesses casos é necessário a realização de ajuste de peso para obter um cálculo mais fidedigno das necessidades nutricionais.

Peso corrigido para amputados:

Peso após amputação corrigido = $\dfrac{\text{Peso pré amputação}}{(100\% - \%\text{ amputada}) \times 100}$

Tabela 4.3. Porcentagem de peso correspondentes a cada segmento do membro amputado

Membro	Porcentagem (%)
Mão	0,7
Antebraço e mão	2,3 = (1,6 + 0,7)
Braço até o ombro	5 = (2,7 + 1,6 + 0,7)
Pé	1,5
Perna até o joelho	5,9 = (4,4 + 1,5)
Perna inteira	16 = (10,1 + 4,4 + 1,5)

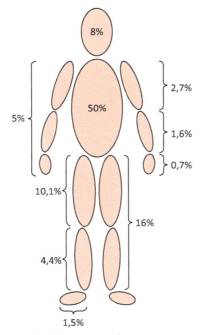

Figura 4.1. Porcentagem de amputação por membro.

Fonte: Adaptado de Osterkamp, L.K., 1995. Em amputações bilaterais, dobrar as porcentagens.

Peso estimado para pacientes edemaciados e com ascite

Tabela 4.4. Peso a ser subtraído de acordo com o grau e local de edema

Grau de edema	Local atingido	Peso a ser substituído
+	Tornozelo	1kg
++	Joelho	3 a 4kg
+++	Raiz da coxa	5 a 6kg
++++	Anasarca	10 a 12kg

Fonte: Adaptado de Materese, 1997.

Tabela 4.5. Peso a ser subtraído de acordo com o grau da ascite

Grau da ascite	Peso ascite (a ser substituído)	Edema periférico
Leve	2,2kg	1kg
Moderado	6kg	5kg
Grave	14kg	10kg

Fonte: Adaptado de James, 1989.

Estatura

A estatura é um componente da fórmula do IMC, e é utilizada, juntamente ao peso, para avaliar o estado nutricional. Pode ser aferida diretamente por estadiômetro ou estimada através de fórmulas. As fórmulas são métodos alternativos que oferecem valores próximos à medida real. A medida pré-requisito para a aplicação na fórmula, é a altura do joelho (AJ).

Tabela 4.6. Tabela para estimativa de altura segundo Chumlea

Homem	64,19-(0,04 x idade) +(0,02 x AJ)
Mulher	84,88-(0,24 x idade) +(1,83 x AJ)

Fonte: Adaptado de Chumlea, 1985.

Outras ferramentas para aferir altura

- **Envergadura do braço:** A distância entre os dedos médios com os braços estendidos.
- **Meia envergadura:** A distância entre o dedo médio de um dos braços estendidos e o meio do externo, na altura do ombro, multiplicado por 2.

4 · Composição corporal, triagem, avaliação e recomendações nutricionais

- **Estatura recumbente:** Aplicada em acamados, a medida é realizada no leito, com o indivíduo deitado em posição supina. Faz-se uma marcação no lençol totalmente esticado, da extremidade da cabeça e da base dos pés flexionados.

Índice de Massa Corporal (IMC):

O IMC é um índice simples que relaciona o peso e a altura, utilizado para classificar o estado nutricional dos indivíduos. Ele é definido como o peso em quilogramas dividido pelo quadrado de sua altura em metros (kg/m^2). O IMC não leva em consideração a composição corporal, mas é uma ferramenta amplamente utilizada em conjunto com outras medidas antropométricas.

$$IMC = \frac{Peso\ (kg)}{Altura\ (m)^2}$$

A classificação do IMC depende da referência a ser utilizada. Temos as seguintes classificações validadas:

Tabela 4.7. Classificação do estado nutricional para adultos, de acordo com o IMC, pela Organização Mundial de Saúde (OMS):

Classificação	IMC (kg/m^2)
Desnutrição grave	< 16
Desnutrição moderada	16 a 17
Desnutrição leve	17 a 18,4
Eutrófico (adequado)	18,5 a 24,9
Sobrepeso	25 a 29,9
Obesidade classe I	30 a 34,9
Obesidade classe II	35 a 39,9
Obesidade classe III	≥ 40

Fonte: Adaptado OMS, 1997.

Tabela 4.8. Classificação do estado nutricional para idosos de acordo com o IMC da Organização Pan-Americana da Saúde (OPAS):

Classificação	IMC (kg/m^2)
Baixo Peso	≤ 23
Eutrofia	23-28
Excesso de peso	≥ 28

Fonte: Adaptado Opas, 2002.

Tabela 4.9. Classificação do estado nutricional para idosos, de acordo com o IMC, segundo Lipschitz

Classificação	IMC (kg/m²)
Magreza	< 22
Eutrofia	22-27
Excesso de peso	> 27

Fonte: Adaptado Lipschitz, 1994.

Circunferências corporais

As circunferências corporais são medidas obtidas com fita métrica, utilizadas para avaliar a composição corporal, considerando parâmetros de gordura, musculatura e osso. Essas medidas são aplicadas em fórmulas validadas e tabelas estabelecidas para a completa avaliação nutricional antropométrica.

Circunferência do braço (CB)

A CB inclui tecido muscular, ósseo e gorduroso. Para obtê-la, deve-se flexionar o braço em direção ao tórax, localizar e marcar o ponto médio entre o acrômio e olecrano. Após isso, estende-se o braço ao longo do corpo, com a palma da mão voltada para a coxa, e a fita métrica é posicionada ao redor do ponto marcado, sem compressão. O valor obtido é aplicado na fórmula abaixo para adequação da CB:

$$\text{Adequação da CB (\%)} = \frac{\text{CB obtida (cm)}}{\text{CB percentil } 50^*} \times 100$$

4 · Composição corporal, triagem, avaliação e recomendações nutricionais

Tabela 4.10. Distribuição em percentis da circunferência do braço, de acordo com Frisancho, 1990 – Masculino

Idade (anos)	Percentil								
	5	10	15	25	50	75	85	90	95
Homens									
1,0-1,9	14,2	14,7	14,9	15,2	16,0	16,9	17,4	17,7	18,2
2,0-2,9	14,3	14,8	15,5	16,3	17,1	17,9	18,6	17,9	18,6
3,0-3,9	15,0	15,3	15,5	16,0	16,8	17,6	18,1	18,4	19,0
4,0-4,9	15,1	15,5	15,8	16,2	17,1	18,0	18,5	18,7	19,3
5,0-5,9	15,5	16,0	16,1	16,5	17,0	18,0	19,1	19,5	20,5
6,0-6,9	15,8	16,1	16,5	17,0	18,0	19,1	19,8	20,7	22,8
7,0-7,9	16,1	16,8	17,0	17,6	18,7	20,0	21,0	21,8	22,9
8,0-8,9	16,5	17,2	17,5	18,1	19,2	20,5	21,6	22,6	24,0
9,0-9,9	17,5	18,0	18,4	19,0	20,1	21,8	23,2	24,5	26,0
10,0-10,9	18,1	18,6	19,1	19,7	21,1	23,1	24,8	26,0	27,9
11,0-11,9	18,5	19,3	19,8	20,6	22,1	24,5	26,1	27,6	29,4
12,0-12,9	19,3	20,1	20,7	21,5	23,1	25,4	27,1	28,5	30,3
13,0-13,9	20,0	20,8	21,6	22,5	24,5	26,6	28,2	29,0	30,8
14,0-14,9	21,6	22,5	23,2	23,8	25,7	28,1	29,1	30,0	32,3
15,0-15,9	22,5	23,4	24,0	25,1	27,2	29,0	30,2	32,2	32,7
16,0-16 9	24,1	25,0	25,7	26,7	28,3	30,6	32,1	32,7	34,7
17,0-17,9	24,3	25,1	25,9	26,8	28,6	30,8	32,2	33,3	34,7
18,0-24,9	26,0	27,1	27,7	28,7	30,7	33,0	34,4	35,4	37,2
25,0-29,9	27,0	28,0	28,7	29,8	31,8	34,2	35,5	36,6	38,3
30,0-34,9	27,7	28,7	29,3	30,5	32,5	34,9	35,9	36,7	38,2
35,0-39,9	27,4	28,6	29,5	30,7	32,9	35,1	36,2	36,9	38,2
40,0-44,9	27,8	28,9	29,7	31,0	32,8	34,9	36,1	36,9	38,1
45,0-49,9	27,2	28,6	29,4	30,6	32,6	34,9	36,1	36,9	38,2
50,0-54,9	27,1	28,3	29,1	30,2	32,3	34,5	35,8	36,8	38,3
55,0-59,9	26,8	28,1	29,2	30,4	32,3	34,3	35,5	36,6	37,8
60,0-64,9	26,6	27,8	28,6	29,7	32,0	34,0	35,1	36,0	37,5
65,0-69,9	25,4	26,7	27,7	29,0	31,1	33,2	34,5	35,3	36,6
70,0-74,9	25,1	26,2	27,1	28,5	30,7	32,6	33,7	34,8	36,0

Tabela 4.11. Distribuição em percentis da circunferência do braço, de acordo com Frisancho, 1990 – Feminino

Idade (anos)	Percentil								
	5	10	15	25	50	75	85	90	95
Mulheres									
1,0-1,9	13,6	14,1	14,4	14,8	15,7	16,4	17,0	16,2	17,8
2,0-2,9	14,2	14,6	15,0	15,4	16,1	17,0	17,4	18,0	18,5
3,0-3,9	14,4	15,0	15,2	15,7	16,6	17,4	18,0	18,4	19,0
4,0-4,9	14,8	15,3	15,7	16,1	17,0	18,0	18,5	19,0	19,5
5,0-5,9	15,2	15,7	16,1	16,5	17,5	18,5	19,4	20,0	21,0
6,0-6,9	15,7	16,2	16,5	17,0	17,8	19,0	19,9	20,5	22,0
7,0-7,9	16,4	16,7	17,0	17,5	18,6	20,1	20,9	21,6	23,3
8,0-8,9	16,7	17,2	17,6	18,2	19,5	21,2	22,2	23,2	25,1
9,0-9,9	17,6	18,1	18,6	19,1	20,6	22,2	23,8	25,0	26,7
10,0-10,9	17,8	18,4	18,9	19,5	21,2	23,4	25,0	26,1	27,3
11,0-11,9	18,8	19,6	20,0	20,6	22,2	25,1	26,5	27,9	30,0
12,0-12,9	19,2	20,0	20,5	21,5	23,7	25,8	27,6	28,3	30,2
13,0-13,9	20,1	21,0	21,5	22,5	24,3	26,7	28,3	30,1	32,7
14,0-14,9	21,2	21,8	22,5	23,5	25,1	27,4	29,5	30,9	32,9
15,0-15,9	21,6	22,2	22,9	23,5	25,2	27,7	28,8	30,0	32,2
16,0-16 9	22,3	23,2	23,5	24,4	26,1	28,5	29,9	31,6	33,5
17,0-17,9	22,0	23,1	23,6	24,5	26,6	29,0	30,7	32,8	35,4
18,0-24,9	22,4	23,3	24,0	24,8	26,8	29,2	31,2	32,4	35,2
25,0-29,9	23,1	24,0	24,5	25,5	27,6	30,6	32,5	34,3	37,1
30,0-34,9	23,8	24,7	25,4	26,4	28,6	32,0	34,1	36,0	38,5
35,0-39,9	24,1	25,2	25,8	26,8	29,4	32,6	35,0	36,8	39,0
40,0-44,9	24,3	25,4	26,2	27,2	29,7	33,2	35,5	37,2	38,8
45,0-49,9	24,2	25,5	26,3	27,4	30,1	33,5	35,6	37,2	40,0
50,0-54,9	24,8	26,0	26,8	28,0	30,6	33,8	35,9	37,5	39,3
55,0-59,9	24,8	26,1	27,0	28,2	30,9	34,3	36,7	38,0	40,0
60,0-64,9	25,0	26,1	27,1	28,4	30,8	34,0	35,7	37,3	39,6
65,0-69,9	24,3	25,7	26,7	28,0	30,5	33,4	35,2	36,5	38,5
70,0-74,9	23,8	25,3	26,3	27,6	30,3	33,1	34,7	35,8	37,5

Tabela 4.12. Classificação do estado nutricional segundo a CB

	Desnutrição grave	Desnutrição moderada	Desnutrição leve	Eutrofia	Sobrepeso	Obesidade
CB	<70	70 a 80%	80 a 90%	90 a 110%	110 a 120%	>120

Fonte: Adaptada de Blackburn & Thornton, 1979

Circunferência muscular do braço (CMB)

Avalia a reserva de tecido muscular, sem correção da área óssea. É obtida a partir dos valores de CB e PCT, conforme fórmula abaixo:

CMB (cm) = CB (cm) - (π x DCT (cm)), sendo π = 3,14

Para classificação do estado nutricional segundo CMB, aplica-se a fórmula de adequação da CMB, conforme demonstrado abaixo:

$$\text{Adequação da CMB (\%)} = \frac{\text{CMB obtida (cm) x 100}}{\text{CMB } \textit{percentil 50}}$$

Tabela 4.13. Percentis da circunferência muscular do braço (cm)

Idade (anos)	Percentil						
	5	10	25	50	75	90	95
	Homens						
1,0-1,9	11,0	11,3	11,9	12,7	13,5	14,4	14,7
2,0-2,9	11,1	11,4	12,2	13,0	14,0	14,6	15,0
3,0-3,9	11,7	12,3	13,1	13,7	14,3	14,8	15,3
4,0-4,9	12,3	12,6	13,3	14.1	14,8	15,6	15,9
5,0-5,9	12,8	13,3	14,0	14.7	15,4	16,2	16,9
6,0-6,9	13,1	13,5	14,2	15,1	16,1	17,0	17,7
7,0-7,9	13,7	13,9	15,1	16,0	16,8	17,7	18,0
8,0-8,9	14,0	14,5	15,4	16,2	17,0	18,2	18,7
9,0-9,9	15,1	15,4	16,1	17,0	18,3	19,6	20,2
10,0-10,9	15,6	16,0	16,6	18,0	19,1	20,9	22,1
11,0-11,9	15,9	16,5	17,3	18,3	19,5	20,5	23,0
12,0-12,9	16,7	17,1	18,2	19,5	21,0	22,3	24,1
13,0-13,9	17,2	17,9	19,6	21,1	22,6	23,8	24,5
14,0-14,9	18,9	19,9	21,2	23,3	24,0	26,0	26,4
15,0-15,9	19,9	20,4	21,8	23,7	25,4	26,6	27,2
16,0-16 9	21,3	22,5	23,4	24,9	26,9	28,7	29,6
17,0-17,9	22,4	23,1	24,5	25,8	27,3	29,4	31,2
18,0-18,9	22,6	23,7	25,2	26,4	28,3	29,8	32,4
19,0-24,9	23,8	24,5	25,7	27,3	28,9	30,9	32,1
25,0-34,9	24,3	25,0	26,4	27,9	29,8	31,4	32,6
35,0-44,9	24,7	25,5	26,9	28,6	30,2	31,8	32,7
45,0-54,9	23,9	24,9	26,5	28,1	30,0	31,5	32,6
55,0-64,9	23,6	24,5	26,0	27,8	29,8	31,0	32,0
65,0-74,9	22,3	23,5	25,1	26,8	28,4	29,8	30,6
	Mulheres						
1,0-1,9	10,5	11,1	11,7	12,4	13,2	13,9	14,3
2,0-2,9	11,1	11,4	11,9	12,6	13,3	14,2	14,7
3,0-3,9	11,3	11,9	12,4	13,2	14,0	14,6	15,2
4,0-4,9	11,5	12,1	12,8	13,6	14,4	15,2	15,7
5,0-5,9	12,5	12,8	13,4	14,2	15,1	15,9	15,5
6,0-6,9	13,0	13,3	13,8	14,5	15,4	16,6	17,1
7,0-7,9	12,9	13,5	14,2	15,1	16,0	17,1	17,6
8,0-8,9	13,8	14,0	15,1	16,0	17,1	18,3	19,4
9,0-9,9	14,7	15,0	15,8	16,7	18,0	19,4	19,8
10,0-10,9	14,8	15,0	15,9	17,0	18,0	19,0	19,7
11,0-11,9	15,0	15,8	17,1	18,1	19,6	21,7	22,3
12,0-12,9	16,2	16,6	18,0	19,1	20,1	21,4	22,0
13,0-13,9	16,9	17,5	18,3	19,8	21,1	22,6	24,0
14,0-14,9	17,4	17,9	19,0	20,1	21,6	23,2	24,7
15,0-15,9	17,5	17,8	18,9	20,2	21,5	22,8	24,4
16,0-16 9	17,0	18,0	19,0	20,2	21,6	23,4	24,9
17,0-17,9	17,5	18,3	19,4	20,5	22,1	23,9	25,7
18,0-18,9	17,4	17,9	19,5	20,2	21,5	23,7	24,5
19,0-24,9	17,9	18,5	19,5	20,7	22,1	23,6	24,9
25,0-34,9	18,3	18,8	19,9	21,2	22,8	24,6	26,4
35,0-44,9	18,6	19,2	20,5	21,8	23,6	25,7	27,2
45,0-54,9	18,7	19,3	20,6	22,0	23,8	26,0	28,0
55,0-64,9	18,7	19,6	20,9	22,5	24,4	26,6	28,0
65,0-74,9	18,5	19,5	20,8	22,5	24,4	26,4	27,9

Fonte: Frisancho, 1981.

Tabela 4.14. Classificação do estado nutricional segundo a CMB

Classificação	Desnutrição grave	Desnutrição moderada	Desnutrição leve	Eutrofia
CMB(%)	<70	70 a 80%	80 a 90%	90 a 110%

Fonte: Blackburn & Thornton, 1979.

Circunferência da Cintura (CC)

A circunferência da cintura é utilizada para avaliar a adiposidade abdominal e sua associação com doenças crônicas não transmissíveis. Ela se correlaciona com o IMC e pode prever melhor o tecido adiposo visceral.

Para a aferição, o paciente deve estar em pé, sem roupas na região abdominal, com o abdômen relaxado, braços estendidos ao longo do corpo e pernas fechadas. A fita métrica deve ser posionada entre a última costela e a crista ilíaca (cerca de 2 cm acima da cicatriz umbilical), sem comprimir a pele. A medida dever ser realizada durante a expiração.

Os valores associados a risco de complicações metabólicas são:

Homens: ≥ 94cm para risco elevado e ≥ 102cm para risco muito elevado.

Mulheres: ≥ 80cm para risco elevado e ≥ 88cm para risco muito elevado.

Medidas acima de "risco elevado" já são consideradas um ponto de alerta para intervenção nutricional devido ao risco cardiovascular elevado.

Circunferência da Panturrilha (CP)

A CP é um marcador de reserva muscular em idosos e é considerada pela OMS a medida mais sensível para isso. A medida deve ser realizada na maior proeminência da musculatura da panturrilha e pode ser realizada com o indivíduo deitado, de pé ou sentado, desde que o pé do indivíduo esteja totalmente apoiado em superfície lisa. Valores menores que 33cm para mulheres e 34cm para homens são indicativos de risco de perda de massa muscular.

Dobras cutâneas

As dobras cutâneas são aferidas em pontos anatômicos específicos do corpo, com auxílio do adipômetro. Essa é uma das medidas mais comuns na estimativa de parâmetros na composição corporal, embora possa ser afetada em casos de edema.

Dobra cutânea tricipital (DCT)

Muito utilizado na prática clínica hospitalar para monitorar o estado nutricional, DCT deve ser medida na direção vertical, no mesmo ponto médio utilizado na circunferência do braço na face posterior do braço, paralelamente ao eixo longitudinal.

Adequação da DCT (%) = $\dfrac{\text{DCT obtida (cm) x 100}}{\text{DCT } percentil\ 50}$

Tabela 4.15. Classificação da adequação da dobra cutânea tricipital (DCT)

DCT %	Desnutrição grave	Desnutrição moderada	Desnutrição leve	Eutrofia	Sobrepeso	Obesidade
	<70%	70-80%	80-90%	90-110%	110-120%	>120%

Fonte: Blackburn; Thornton, 1979.

Tabela 4.16. Classificação da dobra cutânea tricipital (DCT) em percentis

PERCENTIL	CLASSIFICAÇÃO
<P5	Desnutrição
P5-P15	Abaixo da média
P15-P85	Média
P85-P95	Acima da média
>P95	Obesidade

Fonte: Frisancho, 1990

Espessura do músculo adutor do polegar (EMAP)

A EMAP é uma medida usada para estimar a perda de massa muscular, correlacionando-se com variáveis antropométricas e redução da massa magra. Ela também está associada ao prognóstico de complicações hospitalares, tempo de internação hospitalar, além de ser útil para avaliar a perda muscular em pacientes dialíticos ou com insuficiência cardíaca.

A medida é realizada com o paciente sentado, o braço flexionado a 90° com o antebraço e a mão relaxada sobre o joelho. O adipômetro é utilizado para pinçar o músculo adutor no vértice de um triângulo imaginário formado pelo polegar e o indicador.

Os pontos de corte para a EMAP são:

18-29 anos: >20mm para homens e >16mm para mulheres.

30-59 anos: >23mm para homens e >17mm para mulheres.

Acima de >60anos: >18mm para homens e >14mm para mulheres.

Outras dobras cutâneas

Outras dobras cutâneas, como a dobra bicipital (DCB), subescapular (DCSE), suprailíaca (DCSI) e a da panturrilha (DCP), podem ser realizadas para uma avaliação mais completa da composição corporal.

Força de preensão palmar (FPP)

A força de preensão palmar, medida por dinamometria, é um bom indicador da força muscular global e da capacidade funcional, especialmente em pacientes oncológicos e idosos.

A avaliação é realizada com o paciente sentado com o ombro aduzido e levemente rodado, com cotovelo flexionado a 90°, antebraço em posição neutra. O ponto de corte considerado para a baixa força muscular foi de FPP <27kg para homens e <16kg para mulheres.

Triagem e Avaliação Nutricional

A desnutrição é definida como estado resultante da deficiência de nutrientes que podem causar alterações na composição corporal, na funcionalidade e até estado mental.

No âmbito hospitalar, a desnutrição é um fenômeno muito frequente, podendo afetar a condição clínica do paciente e gerar consequências, como: piora da resposta imunológica; aumento do tempo de cicatrização; risco elevado de complicações cirúrgicas e infecciosas; maior probabilidade de lesões por pressão; prolongamento da internação e do risco de mortalidade.

Estima-se que entre 30% a 60% dos pacientes hospitalizados no mundo estejam desnutridos. Aproximadamente 40% dos pacientes já apresentam desnutrição no momento da internação, e 75% desses pacientes perdem peso quando internados por mais de uma semana, o que resulta em taxas de mortalidade mais elevadas em comparação com pacientes adequadamente nutridos. Pacientes em risco nutricional tendem a permanecer hospitalizados 50% mais tempo que pacientes saudáveis, o que gera aumento nos custos hospitalares.

O Inquérito Brasileiro de Avaliação Nutricional Hospitalar observou uma prevalência média de 48,1% de desnutrição na população de pacientes internados, com 31,8% dos pacientes já desnutridos nas primeiras 48 horas de internação.

Triagem Nutricional

Triagem nutricional (TN) é uma ferramenta utilizada para identificar rapidamente indivíduo em risco de desnutrição, mais elevadas em comparação com pacientes adequadamente nutridos. A TN possibilita identificar pacientes que necessitam de uma avaliação nutricional mais detalhada. Recomenda-se que a TN seja realizada entre 24 e 48 horas após admissão hospitalar.

No Brasil, a Portaria 343, de 07/03/2005, do Ministério da Saúde, estabelece a obrigatoriedade da criação de protocolos de triagem e avaliação nutricional.

A avaliação nutricional completa é necessária para o diagnóstico nutricional, porém, por exigir mais tempo para sua aplicação, foram criadas ferramentas de triagem para uma identificação precoce do risco nutricional.

A escolha do método a ser aplicado deve considerar fatores como público-alvo, facilidade de aplicação, baixo custo, boa reprodutibilidade, alta sensibilidade e especificidade e validação.

De acordo com a Resolução do Conselho Federal de Nutricionistas (CFN), nº 600, de 25/02/2018, é competência exclusiva do Nutricionista, no exercício de suas atribuições em Nutrição Clínica, prestar assistência dietética e promover educação nutricional a indivíduos, sadios ou enfermos, em nível hospitalar, ambulatorial, domiciliar e em consultórios de nutrição e dietética, visando à promoção, manutenção e recuperação da saúde.

Avaliação Subjetiva Global Produzida Pelo Paciente (ASGPPP)

A ASG é direcionada para o paciente oncológico e inclui análises específicas para essa população. Além da categorização padrão (A = bem nutrido, B = desnutrição suspeita ou moderada e C = desnutrição grave), a ferramenta permite a criação de um score numérico, que facilita a reaplicação periódica da avaliação, identificando precocemente o surgimento de risco nutricional e permitindo intervenções rápidas. A ASGPPP é preenchida pelo próprio paciente.

4 · Composição corporal, triagem, avaliação e recomendações nutricionais

Figura 4.2. AGS PPP

Scored Patient-Generated Subjective Global Assessment
[Avaliação Global Subjetiva – Preenchida Pelo Doente]
PG-SGA

História: As caixas 1-4 foram feitas para serem preenchidas pelo doente.
[As caixas 1-4 constituem a versão PG-SGA *Short Form*]

1. Peso:

Resumo do meu peso atual e recente:

Atualmente peso cerca de _____ kg
A minha altura é _____ cm

Há 1 mês pesava cerca de _____ kg
Há 6 meses pesava cerca de _____ kg

Durante as <u>duas últimas semanas</u> o meu peso:

☐ diminuiu (1)　　☐ ficou igual (0)　　☐ aumentou (0)

Caixa 1
Indicar somatório (ver folha de trabalho 1)

Identificação do doente:

2. Ingestão alimentar: No <u>último mês</u>, comparando com o habitual, eu classificaria a minha alimentação como:
☐ igual (0)
☐ mais que o habitual (0)
☐ menos que o habitual (1)
　　Eu <u>agora</u> como:
　　☐ *comida normal* mas em menor quantidade (1)
　　☐ poucos alimentos sólidos (2)
　　☐ apenas alimentos líquidos (3)
　　☐ apenas suplementos nutricionais (3)
　　☐ muito pouca quantidade de qualquer alimento (4)
　　☐ apenas alimentação por sonda ou pela veia (3)

Caixa 2
Indicar valor mais alto

3. Sintomas: Durante as <u>duas últimas semanas</u>, tenho tido problemas que me impediram de comer o suficiente (assinalar todos os aplicáveis):
☐ não tive problemas em comer (0)
☐ não tive apetite, não me apeteceu comer (3)　☐ vômitos (3)
☐ náuseas (enjoos) (1)　☐ diarreia (3)
☐ obstipação (prisão de ventre) (1)　☐ boca seca (1)
☐ feridas na boca (2)　☐ os cheiros incomodam-me (1)
☐ alimentos têm agora um sabor estranho ou não têm sabor (1)　☐ sinto-me cheio depressa (1)
☐ dificuldades em engolir (2)　☐ cansaço (fadiga) (1)
☐ dor; onde? (3) _____
☐ outros*: (1) _____
*ex. depressão, problemas dentários ou financeiros, etc.

Caixa 3
Indicar somatório

4. Atividades e capacidade funcional:
Relativamente ao <u>mês passado</u>, eu classificaria a minha atividade como:
☐ normal sem limitações e sou capaz de fazer a minha vida diária (0)
☐ não estou normal, mas sou capaz desfazer grande parte das minhas atividades diárias habituais (1)
☐ me sinto capaz de realizar a maioria das minhas atividades e fico na cama ou sentado menos de metade do dia (2)
☐ sou capaz de realizar poucas atividades e passo a maior parte do dia na cama ou sentado (3)
☐ passo a maior parte do tempo na cama (3)

Caixa 4
Indicar valor mais alto

O restante questionário será preenchido pelo seu nutricionista, médico ou enfermeiro. Obrigado.

Somatório das caixas 1 a 4 [ ] A

©FD Ottery 2005, 2006, 2015 v03.22.15
Portugal 15-003 v07.17.15
Email: faithotterymdphd@aol.com ou info@pt-global.org

Scored Patient-Generated Subjective Global Assessment (PG-SGA)
Avaliação Global Subjetiva – Preenchida Pelo Doente

Somatório das caixas 1 a 4 (ver pág 1) [ ] A

Folha de Trabalho 1 - Pontuação da perda de peso
Para determinar a pontuação usar o valor do peso de há 1 mês, se disponível. Usar o valor de há 6 meses apenas quando não existe o de há 1 mês. Usar os pontos abaixo para pontuar a variação de peso e adicionar 1 ponto extra se o doente tiver perdido peso durante as duas últimas semanas. Registrar a pontuação total na caixa 1 da PG-SGA

$\frac{P\ anterior - P\ atual}{P\ anterior} \times 100$

Perda de peso em 1 mês	Pontos	Perda de peso em 6 meses
≥ 10%	4	≥ 20%
5-9,9%	3	10-19,9%
3-4,9%	2	6-9,9%
2-2,9%	1	2-5,9%
0-1,9%	0	0-1,9%

Pontuação da Folha de Trabalho 1 [ ]

Folha de Trabalho 2 - Patologias e sua relação com as necessidades nutricionais
Todos os diagnósticos relevantes (especificar) _____
Estadiamento da doença primária (assinale se conhecido ou apropriado) I II III IV Outro _____
A pontuação é calculada adicionando um ponto por cada uma das seguintes condições clínicas que o doente apresente:
☐ Cancro　☐ SIDA　☐ Caquexia Cardíaca ou Pulmonar　☐ Úlcera de decúbito, ferida aberta ou fístula
☐ Existência de traumatismo　☐ Idade superior a 65 anos　☐ Insuficiência Renal Crónica

Pontuação da Folha de Trabalho 2 [ ] B

Folha de Trabalho 3 - Necessidades metabólicas
A pontuação para o stress metabólico é determinada por um número de variáveis que estão associadas ao aumento das necessidades proteicas e calóricas. Nota: A pontuação desta folha de trabalho resulta de combinação: febre (o valor mais elevado destas duas variáveis) e relativos aos corticosteroides, de forma a que um doente que tem de febre 38,8°C (3 pontos) há menos de 72 horas (1 ponto) e está em tratamento com 10 mg de prednisona (2 pontos) totalizará 5 pontos.

	Sem Stress (0 pts)	Baixo Stress (1 pts)	Stress Moderado (2 pts)	Stress Elevado (3 pts)
Febre	Sem febre	> 37,2 e < 38,3°C	≥ 38,3 e < 38,8°C	≥ 38,8°C
Duração da febre	Sem febre	< 72 horas	72 horas	> 72 horas
Corticosteroides	Sem corticoterapia	Dose baixa (< 1 mg equival. prednisona/dia)	Dose moderada (≥ 1 a < 30 mg equival. prednisona/dia)	Dose elevada (≥ 30 mg equival. prednisona/dia)

Pontuação da Folha de Trabalho 3 [ ] C

Folha de Trabalho 5 - Categorias de avaliação global da PG-SGA
A Avaliação Global é subjetiva e pretende refletir uma apreciação qualitativa das caixas 1-4 e da Folha de Trabalho 4 (Exame Físico). Assinale em cada item e, conforme os resultados obtidos, selecione o Estádio (A, B ou C).

	☐ Estádio A Bem nutrido	☐ Estádio B Moderadamente desnutrido OU em risco de desnutrição	☐ Estádio C Gravemente desnutrido
Peso	Sem perda de peso OU aumento recente de peso (sem edema)	> 5% perda de peso em 1 mês (ou ≤ 10% em 6 meses) OU perda de peso progressiva.	> 5% perda de peso em 1 mês (ou > 10% em 6 meses) OU perda de peso progressiva.
Ingestão alimentar	Sem déficit OU melhoria recente significativa.	Diminuição clara da ingestão.	Diminuição grave da ingestão.
Sintomas com impacto nutricional	Nenhum OU melhoria recente significativa permitindo ingestão adequada.	Presença de sintomas com impacto nutricional (caixa3).	Presença de sintomas com impacto nutricional (caixa3).
Capacidade funciona	Sem déficit OU melhoria recente significativa.	Déficit funcional moderado OU deterioração recente.	Déficit funcional grave OU deterioração recente significativa.
Exame físico	Sem déficit OU déficit crônico mas com melhora clínica recente.	Evidência de depleção ligeira ou moderada de massa muscular e/ou massa muscular à palpação e/ou gordura subcutânea.	Sinais claros de desnutrição (ex. depleção grave de massa muscular, gordura e possível edema).

Avaliação Global Subjetiva – Preenchida pelo doente (PG-SGA). Traduzido, adaptado e validado para população portuguesa do Score *Patient-Generated Subjective Global Asseement* PG-SGA ©FD Ottery 2005, 2006, 2015
Potugual 15-003 v07.17.15, com permissão e colaboração do Dr. Faith Ottery, MD, PhD, Email: info@pt.global.org

Folha de Trabalho 4 - Exame físico
O exame físico inclui uma avaliação de 3 aspetos da composição corporal: músculo, gordura e fluidos. Uma vez que é subjetivo, cada item deste exame é cotado pelo grau de déficit. Embora subjetivo, o impacto do déficit muscular é superior ao da gordura. Definição das categorias: 0 = sem déficit, 1+ = déficit ligeiro, 2+ = déficit moderado, 3+ = déficit grave. A pontuação do déficit desses três aspetos não é somatória mas é usada para determinar clinicamente o grau global de déficit (ou de edema).

Estado de comportamento muscular:	Sem déficit	Déficit ligeiro	Déficit mod.	Déficit grave
Região temporal (músculos temporais)	0	1+	2+	3+
Clavículas (peitorais e deltoides)	0	1+	2+	3+
Ombros (deltoides)	0	1+	2+	3+
Músculos interósseos	0	1+	2+	3+
Omoplata (*latissimus dorsi*, trapézio, deltoide)	0	1+	2+	3+
Coxa (quadricípites)	0	1+	2+	3+
Gêmeos (*gastrocnemius*)	0	1+	2+	3+
Classificação do déficit muscular global	0	1+	2+	3+

Reservas de gordura:	Sem déficit	Déficit ligeiro	Déficit mod.	Déficit grave
Gordura periorbitária	0	1+	2+	3+
Prega tricipital	0	1+	2+	3+
Gordura adjacente às costelas inferiores	0	1+	2+	3+
Classificação do déficit global de gordura	0	1+	2+	3+

Estado de fluidos:	Sem edema	Edema ligeiro	Edema mod.	Edema grave
Edema do tornozelo	0	1+	2+	3+
Edema do sacro	0	1+	2+	3+
Ascite	0	1+	2+	3+
Classificação do estado de fluidos global	0	1+	2+	3+

O impacto do déficit muscular prevalece sobre o da gordura e o edema

A pontuação do exame físico é determinada pela classificação subjetiva global do déficit corporal.
Sem déficit = 0 pontos
Déficit ligeiro = 1 ponto
Déficit moderado = 2 pontos
Déficit grave = 3 pontos

Pontuação da Folha de Trabalho 4 [ ] D

AVALIAÇÃO GLOBAL
Estádio A, B ou C
Ver folha de trabalho 5 [ ]

PONTUAÇÃO TOTAL DA PG-SGA
Pontuação numérica total de A + B + C + D
Ver recomendações de triagem nutricional [ ]

Recomendações de triagem nutricional:
A pontuação total da PG-SGA é usada para determinar a intervenção nutricional individualizada enchendo o aconselhamento ao doente e família, o controle de sintomas (incluindo intervenções farmacológicas) e a seleção de intervenção nutricional apropriada (através de alimentos, suplementos mencionam, nutrição entérica ou parentérica). A 1ª linha de intervenção nutricional corresponde a um controle ótimo de sintomas.

Triagem de acordo com a pontuação total da PG-SGA
0 — 1 Não é necessário intervenção nutricional de momento. Reavaliar regularmente e por rotina durante o tratamento;
2 — 3 Aconselhamento ao doente e família por um nutricionista, enfermeiro ou outros clínicos, com intervenção farmacológica, tal como indicado na caixa 3 (Sintomas) e por resultados laboratoriais, conforme apropriado;
4 — 8 Requer intervenção nutricional por nutricionista em conjunto com o enfermeiro ou médico conforme indicado na caixa 3 (Sintomas);
≥ 9 indica uma necessidade crítica para uma melhor controlo dos sintomas e/ou intervenção nutricional

Assinatura do clínico: _____　Data ___/___/_____

Fonte: The PG-SGA/Pt-Global Platform, 2018.

Mini Avaliação Nutricional (MAN)

A MAN é uma ferramenta de avaliação subjetiva nutricional, usada para diagnosticar desnutrição e risco de desnutrição, prioritariamente na população idosa hospitalizada ou domiciliar. Pode ser aplicada por qualquer profissional de saúde treinado e capacitado. Atualmente, é o método mais rápido e confiável para avaliar o estado nutricional dessa população.

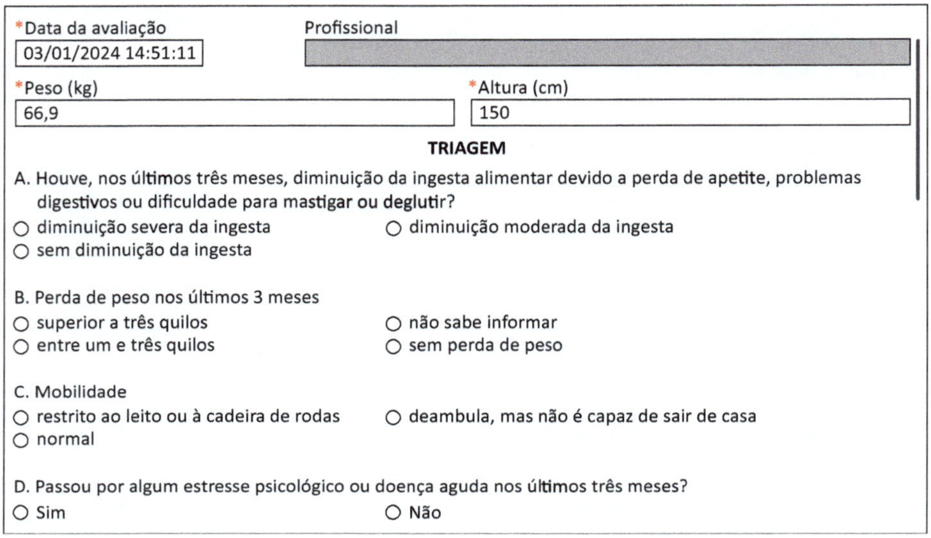
*Data da avaliação
03/01/2024 14:51:11
Profissional
*Peso (kg)
66,9
*Altura (cm)
150

TRIAGEM

A. Houve, nos últimos três meses, diminuição da ingesta alimentar devido a perda de apetite, problemas digestivos ou dificuldade para mastigar ou deglutir?
○ diminuição severa da ingesta ○ diminuição moderada da ingesta
○ sem diminuição da ingesta

B. Perda de peso nos últimos 3 meses
○ superior a três quilos ○ não sabe informar
○ entre um e três quilos ○ sem perda de peso

C. Mobilidade
○ restrito ao leito ou à cadeira de rodas ○ deambula, mas não é capaz de sair de casa
○ normal

D. Passou por algum estresse psicológico ou doença aguda nos últimos três meses?
○ Sim ○ Não

Figura 4.3. Mini Avaliação Nutricional (short-form)

Fonte: Adaptado de Vellas, 2006; Rubestein, 2001 para Hcor.

Nutrition Risk Screening (NRS-2002)

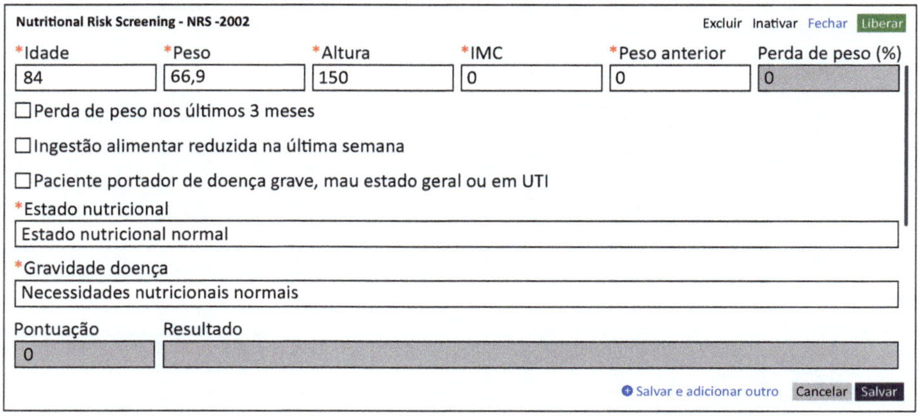
Nutritional Risk Screening - NRS -2002
Excluir Inativar Fechar Liberar

*Idade	*Peso	*Altura	*IMC	*Peso anterior	Perda de peso (%)
84	66,9	150	0	0	0

☐ Perda de peso nos últimos 3 meses
☐ Ingestão alimentar reduzida na última semana
☐ Paciente portador de doença grave, mau estado geral ou em UTI

*Estado nutricional
Estado nutricional normal
*Gravidade doença
Necessidades nutricionais normais
Pontuação
0
Resultado

Salvar e adicionar outro Cancelar Salvar

Figura 4.4. Triagem NRS 2002

Fonte: Adaptado de Kondrup, 2003 para Hcor.

Nutrition Risk in Critically Ill (NUTRIC Score)

O NUTRIC Score é uma ferramenta que foi desenvolvida e validada especificamente para avaliação de risco nutricional em pacientes críticos em UTI. Ele visa prever desfechos negativos que podem ser alterados pela terapia nutricional em ambientes de cuidados intensivos, considerando variáveis como idade, APACHE II, escore SOFA, dias de comorbidades, dias da internação antes da UTI e níveis séricos de interleucina-6 (IL-6).

Avaliação Nutricional Inicial - Unidade Crítica

NUTRIC Score

☐ **N/A**

Idade - Intervalo: 84
Idade - Pontos: 2

ApacheII - Intervalo:
Apache II - Pontos: 0

SOFA - Intervalo:
SOFA - Pontos: 0

Nº Comorbidades: ---
Nº Comorbidades - Pontos: 0

Dias de internação antes da admissão na UTI:
Dias de internação antes da admissão na UTI - Pontos: 0

Pontuação Nutric Score:
Resultado Nutric Score: Baixo Risco

Risco para Síndrome de Realimentação

☐ Não se aplica

EM RISCO

Baixa ingestão por mais de 5 dias: Não

ALTO RISCO

IMC <16 Kg/m^2: Não
Perda de peso >15% em 3-6 meses: Não
Baixa ingestão por >10 dias: Não

Baixos níveis de K, P e Mg antes d...: Não
IMC < 18,5kg/m^2: Não
Perda de peso . 10% em 3-6 meses: Não
Baixa ingestão por >5 dias: Não

Uso de álcool, insulina, quimioter...: Não

RISCO EXTREMO

IMC < 14kg/m^2: Não
Ingestão alimentar >15: Não

Pontuação: 0
Grau de risco: Sem Risco

Figura 4.5. NUTRIC Score

Fonte: Adaptado da Versão Portuguesa da NUTRIC de 2013 para Hcor.

*Nota: A inclusão IL-6 não é obrigatória quando não for rotineira, visto que seu valor na predição geral do NUTRIC Score é baixo.

Ferramentas de Triagem Nutricional Validadas

Entre as ferramentas validadas de triagem nutricional estão: Avaliação Subjetiva Global (ASG), *Malnutrition Screening Tool* (MST), Mini Avaliação Nutricional (MAN), *Malnutrition Universal Screening Tool* (MUST), e NRS2002 e (NUTRIC Score). Cada instituição deve escolher a ferramenta que melhor se adeque às necessidades de seus pacientes.

Ferramentas de Avaliação Nutricional

Bioimpedância elétrica (BIA):

É um exame destinado à avaliação da composição corporal, estimando a massa magra, gordura corporal, água corporal total, entre outros dados que proporcionam informações mais precisas sobre o estado nutricional do paciente. O princípio básico da BIA fundamenta-se nos díspares níveis de condução elétrica dos tecidos, expostos a distintas frequências de corrente elétrica. Essa técnica baseia-se em um modelo de condutor cilíndrico (comparação questionável, pois a composição corporal não é homogênea), em que os líquidos intra e extracelulares comportam-se como condutores, e as membranas celulares, como elementos condensadores. Considerando essa correlação, pode-se estimar a quantidade de água corporal, a proporção de massa livre de gordura e de massa gorda. Considerando a BIA tetrapolar, são colocados dois eletrodos na mão e outros dois eletrodos no pé. Por convenção, são colocados na mão e no pé direitos. Os eletrodos devem ser fixados distalmente no dorso da mão e do pé, no plano da cabeça do terceiro metacarpo e do terceiro metatarso, respectivamente. Por meio dos eletrodos distais, uma corrente elétrica totalmente imperceptível é adentrada e esta é captada pelos eletrodos proximais, fornecendo dados de resistência e reatância, que serão usados para calcular valores de água corporal, massa magra e massa gorda. É bem aceito pela comunidade científica, porém sempre devemos estar atentos, pois existem contraindicações ao seu uso, como: Período pré-menstrual, marcapasso ou similares, gestantes, ter praticado atividade física intensa nas últimas 12 horas, jejum inferior a quatro horas antes do exame. É recomendável não consumir cafeína nem bebidas alcoólicas nas últimas 24 horas, urinar 30 minutos antes do teste, manter-se em repouso no mínimo por cinco minutos antes do procedimento. A BIA avalia a composição corporal, estimando massa magra, gordura corporal, água corporal total, entre outros dados. Baseia-se nos diferentes níveis de condução elétrica dos tecidos, expostos a frequências de corrente elétrica. A técnica estima a quantidade de água corporal, massa magra e gorda por meio de eletrodos colocados nas extremidades da mão e pé direito. Embora seja amplamente aceita, a BIA tem contraindicações, como: período pré-menstrual, marcapasso, gestação, atividade física intensa nas últimas 12 horas, jejum inferior a quatro horas antes do exame, consumo de cafeína ou álcool nas últimas 24 horas e micção 30 minutos antes do teste.

Outras ferramentas de avaliações não padronizadas na instituição

Ferramentas como DEXA; tomografia; ressonância magnética; ultrassonografia ealorimetria indireta (considerado padrão-ouro) também são usadas para avaliações mais detalhadas.

Avaliação Física

O exame físico complementa a história clínica e alimentar. Engloba observações dos diversos tecidos corporais, que refletem precocemente problemas nutricionais. Inicialmente, deve-se registrar a impressão sobre o estado geral do paciente por meio da observação e relato sobre ânimo, depressão, fraqueza, tipo físico, estado de consciência, discurso e movimentos corporais devem ser investigados.

O exame deve ser realizado de forma sistemática e progressiva, a partir da cabeça até a região plantar analisando: Cabelo (cor, quantidade, brilho, hidratação, espessura e alopecia); Face (edemas ou depleção, palidez, atrofia, exaustão, cansaço, aparência deprimida, sinal de chave); Olhos (aspecto, cor das mucosas e membranas, sinais de excesso de nutrientes, xantelasma, arco córneo lipídico), sinais de deficiência de nutrientes (desnutrição, olhos escavados, escuros, flacidez ao redor, hipovitaminoses), xeroftalmia, nictalopia, etc.); Lábios (coloração, hidratação, lesões); Língua (coloração, integridade papilar, edema, espessamento, cortes, feridas); Gengiva (edema, porosidade, sangramentos); Dentes (presença de cáries, ausência de dentes, uso de prótese – bem adaptada ou não –, alterações em função de mastigação); Pele (cor, pigmentação, integridade, turgor, edema, brilho e temperatura); Unhas (forma, ângulo, coloração, contorno, rigidez e presença de micoses); Abdômen (flácido ou tenso, distendido, plano, globoso ou escavado, presença de gases, macio, timpânico); Hidratação (pele hidratada, ressecada, edema – edemas de causa nutricional devem ser: frio, mole e indolor).

Recomendações Nutricionais

A calorimetria indireta é recomendada para determinar o gasto energético dos pacientes. Na sua ausência, equações preditivas para terapia nutricional. O gasto energético é ajustado com base nos sinais clínicos do paciente. A ingestão energética deve equilibrar o gasto energético total (GET) diário, que inclui gasto energético de repouso (GER), atividade física e a termogênese induzida pela dieta, para manter o estado nutricional estável.

Calcular o GET em condições catabólicas é uma ação muito complexa de estimar por fórmulas de predição. Muitos são os fatores que interferem no GER, aumentando ou diminuindo, como, por exemplo, inflamação, infecções graves, aumento da demanda energética, febre, sepse, analgesia, alterações hemodinâmicas, sedação, disfunções de algum órgão pós-cirúrgico, insuficiência cardíaca e respiratória, etc. Sendo assim, um paciente poderá apresentar diferentes GET, durante o tratamento. Ao se estimar o

GET nesses pacientes, a ingestão calórica pode estar subestimada ou superestimada, levando à alterações na composição corporal, no estado nutricional e no desiquilíbrio energético.

Para manter um peso saudável (IMC 18,5-24,9kg/m²), em adultos e (IMC 23-28kg/m²), em idosos, a oferta energética deve ser baseada no equilíbrio do consumo calórico com atividade física.

A oferta proteica é individualizada, sendo necessária para manter ou recuperar a massa magra, compensando sua perda associada à condições catabólicas devido às doenças agudas e crônicas.

Fórmulas de bolso

Tabela 4.17. Fórmulas de bolso

	FONTE	Recomendação calórica (kcal/kg)	Recomendação proteica (g/kg)
Paciente crítico	BRASPEN (2023) 1º-3ºdia: 15 a 20Kcal/Kg 4º dia em diante: 25 a 30kcal/kg até meta	Eutrofia: 25 a 30kcal/kg de peso atual.	Eutrofia e sobrepeso: 1,3 a 2g/kg de peso atual.
		IMC entre 30 e 50kg/m²: 11 a 14kcal/kg de peso atual.	IMC entre 30 e 40kg/m²: 2g/kg de peso ideal máximo.
		IMC >50kg/m²: 22 a 25kcal/kg de peso ideal.	IMC > 40kg/m²: 2,5g/kg de peso ideal máximo.
		Cirúrgicos: 25 a 30kcal/kg de peso atual.	Cirúrgicos: 1,5g/kg de peso atual.
		Desnutrição: 30 a 35kcal/kg de peso atual.	Desnutrição: 1,5 a 2,5g/kg de peso atual. Risco de LPP: 1,25 a 1,5g/kg. Se LPP instalada: 1,5 a 2g/kg.
Pacientes não críticos	BRASPEN (2019)	Desnutrição: 30 a 35kcal/kg. Eutrofia: 25 a 30kcal/kg. Obesidade: 30kcal/kg do peso atual subtraindo 500kcal do total. Lesão por pressão: 30 a 35kcal/dia.	Desnutrição: 0,8 a 2,5g/kg pelo peso atual. Eutrofia: 0,8 a 2g/kg do peso atual. Obesidade: 1,2 a 1,5g/kg pelo peso atual. Risco de LPP: 1,25 a 1,5g/kg. Se LPP instalada: 1,5 a 2g/kg.

4 · Composição corporal, triagem, avaliação e recomendações nutricionais

Cardiopatas	ASPEN (2020)	Eutrofia: 20 a 30kcal/kg peso seco atual. Desnutridos: 32kcal/kg peso atual seco.	0,8 a 1,5g/kg.
Diabetes Mellitus	SBD (2020)	1.200 a 1.500kcal/dia para mulheres e 1.500 a 1.800kcal/dia para homens, ajustados ao peso corporal inicial ou déficit de 500-750kcal/dia.	15 a 20% do VET. 1 a 1,5g/kg de peso Ou 1,5 a 2g/kg em processo de redução de peso. Com doença renal associada: 0,8g/kg.
	BRASPEN (2019)	Carboidratos devem ofertar 55% do VET total.	Eutróficos: 1 a 1,2g/kg.
	ASPEN (2020)	20 a 30kcal/kg.	1,5 a 2,5g/kg.
Neuropatias	BRASPEN 2022	Trauma cranioencefálico grave: aumentar de 40 a 100% da TMB. Trauma cranioencefálico moderado: aumentar 20 a 30% da TMB. Crises epiléticas: aumentar 20 a 30% da TMB. Paraplegia: 28kcal/kg (subtraindo 4,5kg do peso ideal). Tetraplegia: 23kcal/kg (subtraindo 9kg do peso ideal). Lesões cranianas: 25 a 30kcal/kg ou 30kcal/kg em situações maior estresse.	Trauma cranioencefálico: 1,5 a2 g/kg. Lesões cranianas: 1,5g/kg.
Hepatopatia	BRASPEN (2018)	40kcal/kg pelo peso atual em todos os estados nutricionais.	2 a 2,5 pelo peso atual em todos os estados nutricionais.

Oncologia			
	ESPEN (2021)	25 a 30kcal/kg.	De 1 a 1,5g/kg, de preferência, iniciar acima de 1,3g, se possível.
	BRASPEN (2019)	Tratamento antineoplásico ou sobreviventes: 25 a 30kcal/kg. Idoso com IMC <18,5kg/m². 32 a 38kcal/kg. Obesos: 20 a 25kcal/kg peso atual. Caquexia ou desnutrição: 30 a 35kcal/kg/dia. Paliativos: Considerar 25 a 30kcal/kg priorizando conforto.	Tratamento antineoplásico ou sobreviventes: 0,8 a 1,5g/kg. Idoso com IMC <18,5kg/m². Acima de 1,0g, se houver inflamação: 1,2–2,0g/kg/dia. Obeso 1,5 a 2,5g/kg peso ideal/dia. Caquexia ou desnutrição: 1,2 a 2,0g/kg. Paliativos: 1,0 a 2,0g/kg/dia sem estabelecer metas nutricionais, priorizando conforto.

4 · Composição corporal, triagem, avaliação e recomendações nutricionais

Doença Renal			
	ASPEN (2020)	20 a 30kcal/g.	Falência renal crônica sem TRR: 0,6 a 0,8g. Falência renal crônica em TRR: 1,2g/kg. Em terapia de substituição renal contínua: 1 a 2,3g/kg, sem exceder 2,5 g/kg.
	BRASPEN (2021)	Injúria renal aguda: 20 a 30kcal/kg de peso seco ou ideal. Estresse grave: 20 a 25kcal/kg. Doença renal crônica com metabolismo estável:25 a 35kcal/kg.	IRA hipercatabólicos sem TRR: 1,3 a 1,5g/kg. IRA TRR intermitente: 1,5g/kg; em TRR contínua: 1,7 a 2,5g/kg. IRA Não hipercatabólicos e sem necessidade de TRR: 0,8 a 1g/kg. DRC: 0,6 a 0,8g/kg. DRC em hemodiálise ou diálise peritoneal: 1,2g/kg.
	ESPEN (2021)		DRC conservador: 0,6 e 0,8g /kg. DRC em TRR crônica intermitente: 1,2g/kg. IRA conservador: 0,8 e 1,0g/kg. IRA em TRR Começar com 1g/kg, e aumentar gradualmente até 1,3g/kg, se tolerado. Criticamente enfermos com IRA/DRC com TRR intermitente convencional: 1,3 e 1,5g/kg, até 1,7g/kg/d.
	KDOQI (2020)	25 a 35kcal/kg.	DRC III – IV sem diálise e sem diabetes: 0,55-0,60g/Kg. DRC III – IV sem diálise e com diabetes: 0,6-0,8g/Kg. DRC em hemodiálise: 1-1,2g/Kg.

CONCLUSÃO

A triagem e a avaliação nutricional são essenciais para identificar precocemente pacientes em risco de desnutrição, possibilitando intervenção precoce. As fórmulas preditivas nos auxiliam em um exame mais profundo do estado nutricional. As fórmulas de bolso são bons norteadores das necessidades nutricionais do paciente para reabilitação e manutenção do estado nutricional. A intervenção precoce pode diminuir o risco de complicações intra-hospitalares e mortalidade. A triagem e a avaliação nutricional são essenciais para identificar precocemente pacientes em risco de desnutrição, possibilitando intervenções que reduzem complicações intra-hospitalares e mortalidade. As fórmulas preditivas e ferramentas de bolso são guias práticos para a reabilitação e manutenção do estado nutricional.

PONTOS-CHAVE

- A triagem nutricional é uma ferramenta utilizada para identificar rapidamente indivíduo em risco de desnutrição.
- As dobras cutâneas são aferidas em pontos anatômicos específicos do corpo, com auxílio do adipômetro.
- A oferta proteica deve ser individualizada, sendo necessária para manter ou recuperar a massa magra.

REFERÊNCIAS BIBLIOGRÁFICAS

1. Heyward Vivian H, Stolarczyk Lisa M. *Avaliação Da Composição Corporal Aplicada.*; 2000.
2. Lipschitz DA. Screening for nutritional status in the elderly. *Prim Care.* 1994;21(1):55-67. http://www.ncbi.nlm.nih.gov/pubmed/8197257.
3. Cuppari L. Nutrição Clínica do Adulto. In: *Nutrição Clínica Do Adulto.* ; 2014:413-454.
4. Blackburn GL, Thornton PA. Nutritional Assessment of the Hospitalized Patient. *Med Clin North Am.* 1979;63(5):1103-1115. doi:10.1016/S0025-7125(16)31663-7
5. Blackburn G l., Bistrian BR, Maini BS, Schlamm HT, Smith MF. Nutritional and metabolic assessment of the hospitalized patient. *J Parenter Enter Nutr.* 1977;1(1):11-21. doi:10.1177/014860717700100101
6. Osterkamp LK. Current Perspective on Assessment of Human Body Proportions of Relevance to Amputees. *J Am Diet Assoc.* 1995;95(2):215-218. doi:10.1016/S0002-8223(95)00050-X
7. Matarese LE. Nutrition Support Handbook. In: *Nutrition Support Handbook.* 1st ed. Cleveland Clinic Foundation; 1997:45-62.
8. James R. Nutritional support in alcoholic liver disease: a review. *J Hum Nutr Diet.* 1989;2(5):315-323. doi:10.1111/j.1365-277X.1989.tb00034.x
9. Chumlea WC, Roche AF, Steinbaugh ML. Estimating Stature from Knee Height for Persons 60 to 90 Years of Age. *J Am Geriatr Soc.* 1985;33(2):116-120. doi:10.1111/j.1532-5415.1985.tb02276.x
10. Quetelet A. *Anthropométrie Ou Mesure Des Différentes Facultés de l'homme.* Bruxelas; 1870. https://wellcomecollection.org/works/kajnzsmd.
11. WHO WHO. *Obesity: Preventing and Managing the Global Epidemic. Report of a WHO Consultation.* World Health Organization; 2000. https://pubmed.ncbi.nlm.nih.gov/11234459/.
12. Organização Pan-Americana (OPAS). XXXVI Reunión del Comité Asesor de Ivestigaciones en Salud – Encuestra Multicêntrica – Salud Beinestar y Envejecimeiento (SABE) en América Latina y el Caribe – Informe preliminar. *Screening.* 2002:22.

4 · Composição corporal, triagem, avaliação e recomendações nutricionais

13. Lipschitz DA. Screening For Nutritional Status In The Elderly. *Prim Care Clin Off Pract*. 1994;21(1):55-67. doi:10.1016/S0095-4543(21)00452-8
14. Rossi L, Caruso L, Galante AP. *Avaliação Nutricional - Novas Perspectivas*. 2ª. Roca; 2015.
15. Frisancho A. *Anthropometric Standards for the Assessment of Growth and Nutritional Status*. 1st ed. Ann Arbor, MI: University of Michigan Press; 1990. doi:10.3998/mpub.12198
16. Frisancho AR. New norms of upper limb fat and muscle areas for assessment of nutritional status. *Am J Clin Nutr*. 1981;34(11):2540-2545. doi:10.1093/ajcn/34.11.2540
17. Smith SC. Multiple Risk Factors for Cardiovascular Disease and Diabetes Mellitus. *Am J Med*. 2007;120(3):S3-S11. doi:10.1016/j.amjmed.2007.01.002
18. Alberti KGMM, Zimmet P, Shaw J. Metabolic syndrome—a new world-wide definition. A Consensus Statement from the International Diabetes Federation. *Diabet Med*. 2006;23(5):469-480. doi:10.1111/j.1464-5491.2006.01858.x
19. Pagotto V, Santos KF dos, Malaquias SG, Bachion MM, Silveira EA. Calf circumference: clinical validation for evaluation of muscle mass in the elderly. *Rev Bras Enferm*. 2018;71(2):322-328. doi:10.1590/0034-7167-2017-0121
20. Wang J, Thornton JC, Kolesnik S, Pierson RN. Anthropometry in Body Composition: An Overview. *Ann N Y Acad Sci*. 2000;904(1):317-326. doi:10.1111/j.1749-6632.2000.tb06474.x
21. Bragagnolo R, Caporossi FS, Dock-Nascimento DB, Aguilar-Nascimento J eduardo de. Espessura do músculo adutor do polegar: um método rápido e confiável na avaliação nutricional de pacientes cirúrgicos. *Rev Col Bras Cir*. 2009;36(5):371-376. doi:10.1590/S0100-69912009000500003
22. Lameu EB, Gerude MF, Campos AC, Luiz RR. The thickness of the adductor pollicis muscle reflects the muscle compartment and may be used as a new anthropometric parameter for nutritional assessment. *Curr Opin Clin Nutr Metab Care*. 2004;7(3):293-301. doi:10.1097/00075197-200405000-00009
23. Chung CJ, Wu C, Jones M, et al. Reduced Handgrip Strength as a Marker of Frailty Predicts Clinical Outcomes in Patients With Heart Failure Undergoing Ventricular Assist Device Placement. *J Card Fail*. 2014;20(5):310-315. doi:10.1016/j.cardfail.2014.02.008
24. Cruz-Jentoft AJ, Bahat G, Bauer J, et al. Sarcopenia: revised European consensus on definition and diagnosis. *Age Ageing*. 2019;48(1):16-31. doi:10.1093/ageing/afy169
25. Arends J, Bachmann P, Baracos V, et al. ESPEN guidelines on nutrition in cancer patients. *Clin Nutr*. 2017;36(1):11-48. doi:10.1016/j.clnu.2016.07.015
26. Waitzberg DL, Caiaffa WT, Correia MIT. Hospital malnutrition: the Brazilian national survey (IBRANUTRI): a study of 4000 patients. *Nutrition*. 2001;17(7-8):573-580. doi:10.1016/S0899-9007(01)00573-1
27. Logan, Suzanne MS, RD; Hildebrandt, Leslie A. PhD R. The Use of Prealbumin to Enhance Nutrition-Intervention Screening and Monitoring of the Malnourished Patient. *Nutr Today*. 2003;38:134-138.
28. McWhirter JP, Pennington CR. Incidence and recognition of malnutrition in hospital. *BMJ*. 1994;308(6934):945-948. doi:10.1136/bmj.308.6934.945
29. Correia, M. Isabel T. D.; Caiaffa, Waleska T; Waitzberg DL. Inquerito brasileiro de avaliação nutricional hospitalar (IBRANUTRI): Metodologia do estudo multicêntrico / Brasilian Survey on Hospital Nutritional Assessment (IBRANUTRI): Methodology of a multicentric study. *Rev Bras Nutr clínica*. 1998:30-40.
30. Joint Commission on Accreditation of Healthcare Organizations. Comprehensive Accreditation Manual for Hospitals: the Official Handbook, Management of the Environment of Care chapter. (Revisions appear in italics and become effective Jan. 1, 1998.). *Jt Comm Perspect*. 1997;17(1):EC7-9. http://www.ncbi.nlm.nih.gov/pubmed/10346338.
31. Reber E, Gomes F, Vasiloglou MF, Schuetz P, Stanga Z. Nutritional Risk Screening and Assessment. *J Clin Med*. 2019;8(7):1065. doi:10.3390/jcm8071065
32. Ministério da Saúde. *PORTARIA Nº 343, DE 07 DE MARÇO DE 2005. Institui, No Âmbito Do SUS, Mecanismos Para Implantação Da Assistência de Alta Complexidade Em Terapia Nutricional.*; 2005.
33. Conselho Federal de Nutricionistas. RESOLUÇÃO CFN N° 600, DE 25 DE FEVEREIRO DE 2018. Dispõe sobre a definição das áreas de atuação do nutricionista e suas atribuições, indica parâmetros

numéricos mínimos de referência, por área de atuação, para a efetividade dos serviços prestados à socied. *Diário Of União*. 2018:14142. http://sisnormas.cfn.org.br:8081/viewPage.html?id=600.

34. Adaptado da versão de: Avaliação Global Subjetiva – Preenchida pelo Doente (PG-SGA). Traduzido, adaptado e validado para população brasileira de Scored Patient-Generated Subjective Global Assessment PG-SGA (©FD Ottery, 2005, 2006, 2015) Brazil 18-008 v.05. https://pt-global.org. Accessed December 4, 2023.

35. Guigoz Y. The Mini Nutritional Assessment (MNA) review of the literature – What does it tell us? *J Nutr Health Aging*. 2006;10(6):466-485; discussion 485-7. http://www.ncbi.nlm.nih.gov/pubmed/17183419.

36. Vellas B, Villars H, Abellan G, et al. Overview of the MNA – Its history and challenges. *J Nutr Health Aging*. 2006;10(6):456-463; discussion 463-5. http://www.ncbi.nlm.nih.gov/pubmed/17183418.

37. Rubenstein LZ, Harker JO, Salva A, Guigoz Y, Vellas B. Screening for Undernutrition in Geriatric Practice: Developing the Short-Form Mini-Nutritional Assessment (MNA-SF). *Journals Gerontol Ser A Biol Sci Med Sci*. 2001;56(6):M366-M372. doi:10.1093/gerona/56.6.M366

38. Kondrup J. Nutritional risk screening (NRS 2002): a new method based on an analysis of controlled clinical trials. *Clin Nutr*. 2003;22(3):321-336. doi:10.1016/S0261-5614(02)00214-5

39. Heyland DK, Dhaliwal R, Jiang X, Day AG. Identifying critically ill patients who benefit the most from nutrition therapy: the development and initial validation of a novel risk assessment tool. *Crit Care*. 2011;15(6):R268. doi:10.1186/cc10546

40. Rahman A, Hasan RM, Agarwala R, Martin C, Day AG, Heyland DK. Identifying critically-ill patients who will benefit most from nutritional therapy: Further validation of the "modified NUTRIC" nutritional risk assessment tool. *Clin Nutr*. 2016;35(1):158-162. doi:10.1016/j.clnu.2015.01.015

41. Bevilacqua, Fernando; Bensoussan, Eddy; Jansen, José Manoel; Spínola e Castro, José; Araújo DV. *Manual Do Exame Clínico*. 11th ed. (Médica C, ed.).; 1997.

42. Arends J, Baracos V, Bertz H, et al. ESPEN expert group recommendations for action against cancer-related malnutrition. *Clin Nutr*. 2017;36(5):1187-1196. doi:10.1016/j.clnu.2017.06.017

43. Purcell SA, Elliott SA, Baracos VE, Chu QSC, Prado CM. Key determinants of energy expenditure in cancer and implications for clinical practice. *Eur J Clin Nutr*. 2016;70(11):1230-1238. doi:10.1038/ejcn.2016.96

44. Oshima T, Berger MM, De Waele E, et al. Indirect calorimetry in nutritional therapy. A position paper by the ICALIC study group. *Clin Nutr*. 2017;36(3):651-662. doi:10.1016/j.clnu.2016.06.010

45. Gouveia Castro M, Cesar Ribeiro P, Brescovici Nunes de Matos L, et al. Brazilian Society of Parenteral and Enteral Nutrition Diretriz BRASPEN de Terapia Nutricional no Paciente Grave. *Brazilian Soc Parenter Enter Nutr J*. 2023;38(2):1-46.

46. Singer P, Blaser AR, Berger MM, et al. ESPEN guideline on clinical nutrition in the intensive care unit. *Clin Nutr*. 2019;38(1):48-79. doi:10.1016/j.clnu.2018.08.037

47. McClave SA, Taylor BE, Martindale RG, et al. Guidelines for the Provision and Assessment of Nutrition Support Therapy in the Adult Critically Ill Patient. *J Parenter Enter Nutr*. 2016;40(2):159-211. doi:10.1177/0148607115621863

48. Gonçalves TJM, Horie LM, Gonçalves SEAB, et al. BRASPEN Journal: Diretriz BRASPEN de Terapia Nutricional no Envelhecimento. 2019;34(Supl 3):2-58.

49. Ikizler TA, Burrowes JD, Byham-Gray LD, et al. KDOQI Clinical Practice Guideline for Nutrition in CKD: 2020 Update. *Am J Kidney Dis*. 2020;76(3):S1-S107. doi:10.1053/j.ajkd.2020.05.006

50. Zambelli CMSF, Gonçalves RC, Alves JTM. Diretriz BRASPEN de Terapia Nutricional no Paciente com Doença Renal. *Braspen J*. 2021;Supl2(2). doi:10.37111/braspenj.diretrizrenal

5

MANEJO DA SÍNDROME DE REALIMENTAÇÃO

Letícia Maurício Garcia Japiassú

INTRODUÇÃO

A **Síndrome de Realimentação** (SR) é descrita como uma série de alterações metabólicas e eletrolíticas que ocorrem devido à reintrodução e/ou ao aumento da oferta de calorias após um período de redução, ou ausência de ingestão energética. Essas calorias podem ser fornecidas por via oral, enteral (nutrição enteral) ou parenteral (como nutrição parenteral ou soluções de glicose).

A primeira descrição da SR ocorreu durante a Segunda Guerra Mundial, quando prisioneiros de guerra e sobreviventes dos campos de concentração apresentaram aumento de morbimortalidade durante o período de repleção nutricional. O estudo conhecido como *Minnesota Starvation Experiment,* que avaliou os efeitos fisiológicos da inanição prolongada e a subsequente reabilitação dos indivíduos, ainda serve de base para o entendimento atual da SR.

O objetivo deste capítulo é auxiliar o profissional de saúde no manejo dos efeitos potencialmente mórbidos consequentes da SR. Antes disso, será apresentada de forma objetiva a fisiopatologia dessa síndrome. Adicionalmente, este capítulo inclui tabelas e figuras para facilitar a compreensão do tema.

Fisiopatologia e manifestações clínicas da Síndrome de Realimentação

A SR envolve alterações hormonais e metabólicas que ocorrem durante o processo de realimentação de pacientes cronicamente desnutridos, quando a nutrição é introduzida de forma excessiva e inadequada, seja por via enteral ou parenteral. A SR se manifesta como desequilíbrios hidroeletrolíticos, incluindo hipofosfatemia (principal marcador diagnóstico), hipocalemia, hiponatremia, hipomagnesemia, retenção hídrica, deficiência de vitaminas (especialmente de tiamina) e acidose metabólica.

Durante períodos prolongados de privação alimentar, os estoques de energia, vitaminas e íons intracelulares ficam depletados. A depleção de eletrólitos pode ser exacerbada em condições clínicas como diarreia, fístulas, vômitos, drenagem gástrica ou uso de diuréticos.

O aumento de glicose no sangue estimula a secreção de insulina, o que causa queda nos níveis séricos de potássio, fósforo e magnésio. A insulina provoca deslocamento de fósforo e potássio para o meio intracelular tanto por demanda metabólica, quanto pela ativação da enzima ATPase. Além disso, o efeito anti-natriurético da insulina nos túbulos renais reduz a excreção urinária de sódio e água, resultando em sobrecarga hídrica, o que pode levar à insuficiência cardíaca congestiva e edema pulmonar. O mecanismo de depleção sérica de níveis de magnésio, entretanto, não se encontra tão bem documentado na literatura.

A redução dos níveis séricos de eletrólitos pode ocorrer de forma abrupta e repentina, podendo ser fatal em indivíduos submetidos a jejum prolongado ou em estado catabólico. A fisiopatologia da SR está relacionada à mudança das vias metabólicas de catabólicas para anabólicas, após o reinício da alimentação em indivíduos desnutridos.

Os sintomas geralmente surgem dentro de 2 a 5 dias após a realimentação, podendo variar de ausente/leves a graves, com risco de vida, dependendo do grau de desnutrição preexistente e das comorbidades do paciente. Todos os órgãos podem ser afetados, levando a manifestações cardíacas, respiratórias, hematológicas, gastrointestinais, neurológicas e musculoesqueléticas, que podem evoluir até a morte.

As principais consequências clínicas relacionadas às alterações eletrolíticas após aumentos de insulina na SR:

- **Fósforo**: A hipofosfatemia pode causar rabdomiólise, hemólise, insuficiência respiratória e distúrbios musculoesqueléticos. A hipofosfatemia é considerada por alguns autores o principal marcador da SR. Muitas vezes correlacionando o grau de desnutrição com a severidade da hipofosfatemia.

- **Potássio e Magnésio:** Hipocalemia grave (<2,5mmol/L) e/ou hipomagnesemia (<0,50mmol/L) podem desencadear arritmias letais, disfunções neuromusculares como paresia, rabdomiólise, confusão mental e insuficiência respiratória.

- **Tiamina:** uma coenzima essencial no metabolismo dos carboidratos, permitindo a conversão da glicose em trifosfato de adenosina (ATP) através do ciclo de Krebs. Quando falta tiamina (as reservas do corpo humano duram aproximadamente 14 dias), a glicose é convertida em lactato, levando à acidose metabólica. A deficiência de tiamina também pode levar a distúrbios neurológicos (encefalopatia de Wernicke, ou Beribéri seco) ou cardiovasculares (Beribéri úmido).

- **Sódio**: Desloca-se para o exterior da célula à medida que o potássio é bombeado para o interior da célula (bomba de sódio-potássio-ATPase). A elevação no nível de insulina leva à retenção renal de sódio, a medida que a concentracão de sódio aumenta, ocorre retenção de liquido. A noradrenalina e a angiotensina II são estimuladas elevando a resistência periférica e vaso-constrição. Esses mecanismos podem causar edema periférico e insuficiência cardíaca.

Triagem e Avaliação da Síndrome de Realimentação

- **Populações de Risco para SR:**
- **Anorexia Nervosa:** Normalmente há parada total ou parcial da ingestão de alimentos muitas vezes sem outras comorbidades.
- **Doenças Mentais:** A má alimentação pode ser resultante de autonegligência, efeitos colaterais de medicamentos, rejeição a alimentos devido a alucinações, ansiedade social negando alimentar-se na presença outros, falta de habilidades para a vida diária (como fazer compras e cozinhar) e falta de moradia adequada com acesso a refeições nutritivas.
- **Transtornos por uso de álcool ou outras drogas**: Embora não haja muitos estudos específicos, recomenda-se considerar o risco de SR devido à alimen-tação deficiente em vitaminas e minerais, além da desnutrição. O uso crônico de álcool aumenta o risco de deficiência de tiamina, e a suplementação vita-mínica deve ser iniciada o quanto antes. Apesar de não haver estudos sobre a incidência de SR nesses indivíduos, muitos autores consideram risco de SR devido ao padrão alimentar deficiente em vitaminas, minerais e associação a desnutrição. Reiterando que o usuário crônico de álcool possui maior risco a deficiência de tiamina. A suplementação vitamínica deve ser iniciada o mais precocemente possível.
- **Cirurgia bariátrica e de ressecção intestinal:** Pacientes com IMC elevado podem desenvolver SR devido à desnutrição crônica e má absorção. Após a cirurgia, rápidas mudanças de peso e reintrodução alimentar podem precipitar SR, especialmente com perda de eletrólitos. Pacientes com ressecção intestinal também apresentam padrões semelhantes de risco. Destaca que a SR poderá se desenvolver em pacientes com IMC elevado, eles podem ter desnutrição crônica e má absorção. Além disso, as rápidas mudanças no peso que ocorrem inicialmente pós-cirurgia bariátrica, podem predispor à SR se ocorrer um au-mento repentino na ingestão devido ao suporte nutricional especialmente na presença de perda de eletrólitos por vômito. Pacientes submetidos a ressecções intestinais para isquemia mesentérica, também podem apresentar padrões semelhantes de desnutrição e dificuldades de realimentação que podem pre-dispor à SR.

- **Síndromes disabsortivas:** Na doença celíaca pode haver rápida depleção de eletrólitos durante crises, predispondo à SR. Destaca-se a doença celíaca, tanto em adultos quanto em crianças, onde pode haver uma depleção rápida de eletrólitos durante uma crise.
- **Fome, migração e greve de fome:** Também representam riscos para o desenvolvimento de SR.
- **Abuso infantil e inanição:** Essas condições favorecem a desnutrição e podem predispor à SR.
- **Recrutas militares e atletas:** A desnutrição nessa população pode ser subestimada, mesmo em indivíduos considerados saudáveis.
- **Insuficiência renal:** Embora a desnutrição seja prevalente em pacientes em hemodiálise (HD) por disfunção renal avançada, associada ao aumento da mortalidade, a SR é incomum nesses pacientes devido à baixa depuração de fósforo e potássio via HD. Hiperfosfatemia e níveis elevados de potássio são comuns. A SR tem maior probabilidade de ocorrer em pacientes que recebem hemofiltração venovenosa contínua e diálise peritoneal. A depuração de fósforo e potássio é significativamente superior na HD intermitente, sendo a incidência não é conhecida. A hipofosfatemia pode ocorrer em pacientes em HD intermitente na presença de deficiência significativa de 1,25-hidroxivitamina D.
- **Doentes críticos:** O paciente gravemente enfermo, sem nutrição adequada por longos períodos, podem estar em risco de SR ao serem reintroduzidas a uma alimentação calórica.
- **Neoplasias:** Pacientes com câncer correm risco de SR devido à inanição prolongada e/ou perdas de eletrólitos. Quimioterapia induz náuseas, vômitos, anorexia, mucosite e diarreia, os quais aumentam a perda de eletrólitos. Radiação induz toxicidade gastrointestinal e mucosite, assim como anorexia, as comorbidades específicas do tipo de malignidade, como obstruções intestinais, contribuem para a desnutrição global nesses pacientes.
- **Ferramentas Diagnósticas:** O diagnóstico de SR é baseado em características fisiopatológicas e clínicas. A SR é indicada quando há queda >30% nos níveis de fosfato ou queda de dois dos três eletrólitos (fosfato, magnésio e potássio) abaixo do normal nas primeiras 72 horas após o início da realimentação. A SR se manifesta com desequilíbrios eletrolíticos, taquicardia e taquipneia.

Manejo da Síndrome de Realimentação

SR é mais comum nas primeiras 72 horas da terapia nutricional, podendo evoluir rapidamente. Portanto, é essencial uma equipe multidisciplinar composta por profissionais treinados para identificação e manejo precoce.

Na fase considerada crítica, nos primeiros 10 dias da realimentação, é importante que haja um monitoramento mais intensivo dos sinais clínicos, vitais e do estado de hidratação do paciente. Além dos parâmetros laboratoriais, é essencial a detecção dos sinais precoces de SR como sobrecarga hídrica e falência orgânica (principalmente renal). Monitora-se o peso diariamente nesse período, uma vez que um aumento de 0,3-0,5kg/dia pode ser um sinal de retenção hídrica.

A literatura sugere monitorar peso, balanço hídrico, sinais vitais como: pressão arterial, frequência respiratória e saturação de oxigênio. Sinais clínicos, hidratação, edema e parâmetros laboratoriais, fósforo, potássio, magnésio, cálcio, glicose, ureia e creatinina diariamente, entre dias 1 e 3; a cada 48h, entre dias 4 e 6 e 1-2 vezes por semana, após o décimo dia.

A ASPEN (*American Society for Parenteral and Enteral Nutrition*) recomenda:

- Iniciar com 10-20kcal/kg nas primeiras 24 horas, avançando 33% da meta a cada 1-2 dias.
- Suspender o aumento calórico em pacientes com baixos níveis de eletrólitos até que sejam corrigidos.
- Adiar o início da nutrição em casos de baixos níveis de fósforo, potássio ou magnésio.
- Considerar calorias não nutricionais de soluções e medicações com glicose.
- Conferir níveis séricos de potássio, magnésio e fósforo antes de iniciar terapia nutricional.
- Monitorar eletrólitos a cada 12 horas, nos primeiros 3 dias, para pacientes de alto risco para SR.
- Se os eletrólitos se tornarem difíceis de corrigir ou caírem abruptamente durante o início da nutrição, diminuir as calorias em 50%, aumentar as calorias em 33% da meta a cada 1-2 dias com base no quadro clínico. A interrupção do suporte nutricional poderá ser considerado quando os níveis de eletrólitos forem considerados gravemente baixos ou caindo vertiginosamente.
- Suplemente tiamina com 100mg antes do início da terapia nutricional, ou antes de iniciar fluidos intravenosos contendo glicose em pacientes em risco.
- Suplementar tiamina com 100mg/dia por 5 a 7 dias ou mais em pacientes com inanição grave, alcoolismo crônico ou outro risco elevado de deficiência e/ou sinais de deficiência de tiamina.

CONCLUSÃO

A Síndrome de Realimentação (SR) é uma condição grave sendo negligenciada, ocorre em indivíduos que são alimentados após um período de desnutrição grave. A SR decorre de alterações anormais de eletrólitos e fluidos, levando a muitas disfunções orgânicas. Os sintomas geralmente aparecem dentro de 2 a 5 dias após realimentação, e podendo ser ausentes/leves a graves. Representando risco de vida, dependendo do grau preexistente de desnutrição e comorbidades.

O primeiro passo no manejo das condições patológicas associadas à SR é adotar medidas preventivas e monitorar de perto os pacientes em risco. Os objetivos são de estabilizar o estado clínico geral, reverter as complicações médicas e restaurar as necessidades nutricionais e o peso. Quanto mais cedo as complicações da SR forem tratadas, menor será o risco de danos aos órgãos vitais.

PONTOS-CHAVE

- O aumento de glicose no sangue estimula a secreção de insulina, o que causa queda dos níveis de potássio, fósforo e magnésio.
- O paciente gravemente enfermo, em jejum prolongado, pode estar em risco de síndrome de realimentação ao serem reintroduzidas a uma alimentação calórica.
- A depleção de eletrólitos pode ser exacerbada em condições clínicas como diarreia, fístulas, vômitos e uso de diuréticos.

REFERÊNCIAS BIBLIOGRÁFICAS

1. Da Silva, JSV; Seres, DS; Sabino, K *et al.* ASPEN Consensus Recommendation for Refeeding Syndrome. Nut Clin Pract. 2020; 35 (2):178–195.
2. Keys A, Brožek J, Henschel A, et al. *The Biology of Human Starvation.* Vol 1–2. Minneapolis, MN: University of Minnesota Press; 1950.
3. Skowrońska A, Sójta K, Strzelecki D. Refeeding syndrome as treatment complication of anorexia nervosa. Psychiatria Polska. 2019;53(5):1113-23.
4. McKnight, C.L., Newberry, C., Sarav, M. *et al.* Refeeding Syndrome in the Critically Ill: a Literature Review and Clinician's Guide. *Curr Gastroenterol Rep* 21, 58 (2019).
5. Friedli N, Stanga Z, Sobotka L, et al. Revisiting the refeeding syndrome: Results of a systematic review. *Nutrition* 2017; 35:151-160.
6. Boateng AA, Sriram K, Meguid MM, Crook M. Refeeding syndrome: treatment considerations based on collective analysis of literature case reports. *Nutrition* 2010;26(2):156-167.
7. Ponzo V, Pellegrini M, Ciof I, Scaglione L, Bo S. The Refeeding Syndrome: a neglected but potentially serious condition for inpatients. A narrative review. Internal and Emergency Medicine (2021) 16:49–60.
8. Stanga Z, Brunner A, Leuenberger M *et al.* Nutrition in clinical practice the refeeding syndrome: illustrative cases and guidelines for prevention and treatment. Eur J Clin Nutr (2008) 62: 687–694.
9. Reber E, Friedli N, Vasiloglou MF *et al.* Management of Refeeding Syndrome in Medical Inpatients. J. Clin. Med. (2019) 8: 2202.
10. Machado J, Suen V, Chueire F *et al.* Refeeding syndrome, an undiagnosed and forgotten potentially fatal condition. BMJ Case Rep. 2009;2009.
11. Marinella MA. Refeeding syndrome: an important aspect of supportive oncology. J Support Oncol. (2009) 7(1):11-16.
12. Friedli N, Stanga Z, Culkin A *et al.* Management and prevention of refeeding syndrome in medical inpatients: An evidence-based and consensus-supported algorithm. Nutrition (2018) 47: 13–20.
13. Friedli, N, Stanga, Z, Sobotka, L *et al.* Revisiting the refeeding syndrome: Results of a systematic review. Nutrition (2017) 35: 151–160.

ABREVIAÇÃO DE JEJUM

Natane Aparecida Vieira de Souza
Valeria Cristina Andrade Santos
Beatriz Feitosa Leonardo

INTRODUÇÃO

No ambiente hospitalar, o tempo excessivo de jejum dos pacientes internados foi identificado como um fator de risco para a desnutrição. Os tempos de jejum prolongados no pré e pós-operatório, impostos tradicionalmente pela cirurgia, podem agravar o estado nutricional, predispondo o paciente a maior resposta fisiológica ao trauma e à queda do sistema imunológico. A restrição de alimentos sólidos e líquidos antes de um procedimento cirúrgico, é uma prática comum, para que no momento da indução anestésica o estômago esteja completamente vazio, diminuindo assim o risco de aspiração.

Diretrizes atuais de Anestesiologia, como o ERAS (*Enhanced Recovery After Surgery*) e projeto ACERTO (Aceleração da Recuperação Total pós-Operatória) recomendam a diminuição do tempo do jejum em pacientes cirúrgicos, definindo cuidados perioperatórios que se associem à aceleração na recuperação, uma vez que o longo período em jejum tem grande impacto catabólico em pacientes hospitalizados, principalmente dos pertencentes aos grupos de risco: idosos, crianças, gestantes, pacientes oncológicos e cardiopatas. Quanto mais comprometido estiver o estado nutricional, maior o risco de complicações e mortalidade e, consequentemente, os custos hospitalares durante a internação.

Com base nas recomendações existentes na literatura, o Hospital do Coração (HCor) implementou o protocolo de jejum que se ramifica em três pontos de atuação: **avaliação e terapia nutricional perioperatória; abreviação do jejum pré-operatório** com oferta de **solução de maltodextrina** e **realimentação ultra precoce no pós-operatório**. Nesse capítulo, abordaremos os dois últimos tópicos.

IMUNONUTRIÇÃO

Pacientes com maior risco nutricional, submetidos a operação de grande porte, se beneficiam de fórmula específica enriquecida com imunonutrientes (arginina, ácidos graxos ômega-3, ribonucleotídeos), tanto pelo uso de suplementos orais como por via enteral, na quantidade mínima de 500mL/dia no período perioperatório, iniciando 5 a 7 dias antes da cirurgia e também após. A arginina é a principal fonte de combustível das células T na resposta inflamatória ao trauma cirúrgico, ajudando a manter a função imunológica e redução do risco de infecção, além de contribuir para otimizar a perfusão tecidual e cicatrização. Já o ômega-3 atua na redução da síntese de citocinas e prostaglandinas pró-inflamatórias, possui ação antioxidante e inibe o sistema ubiquitina proteassoma, atenuando a proteólise. Os nucleotídeos são essenciais para proliferação e maturação das células de defesa com estímulo fagocitário e participam do desenvolvimento do sistema imunológico. Portanto, a oferta desses nutrientes específicos melhoram a resposta imunológica e inflamatória atuando na modulação da inflamação, reduzindo de complicações infecciosas, infecção de sítio cirúrgico e tempo de internação.

Por que abreviar o jejum pré-operatório?

A resposta metabólica ao trauma cirúrgico é potencializada pelo jejum pré-operatório prolongado, que pode gerar um risco maior de hipoglicemia pela falta de aporte adequado de glicose. Após algumas horas do jejum, ocorre a diminuição dos níveis de insulina e aumento dos níveis de glucagon com utilização rápida da reserva de glicogênio hepático. Antes do consumo total do glicogênio, que dura em média 24 horas, ocorre a ativação da gliconeogênese, na qual a proteína muscular passa a ser utilizada provendo glicose para os tecidos que dependem exclusivamente dela como fonte de energia, levando ao catabolismo proteico e depleção de massa muscular.

Protocolo de abreviação de jejum

O monitoramento dos pacientes em jejum é realizado por meio do mapa de cirurgias institucional, que fornece informações a respeito de todos os procedimentos a serem realizados no dia, além do horário, equipe médica e número do leito caso já haja internação. Com essas informações, o prontuário eletrônico do paciente é acessado para uma análise prévia de antecedentes pessoais para avaliar o risco de contraindicação que impeça a abreviação do jejum, garantindo a segurança do processo. Caso o paciente seja elegível, as nutricionistas são comunicadas para a prescrição da solução de Maltodextrina conforme fluxogramas abaixo segundo a faixa etária (**Figura 6.1.**). Vale ressaltar que na ausência de nutricionista, os médicos também podem ser acionados para efetuar tal prescrição.

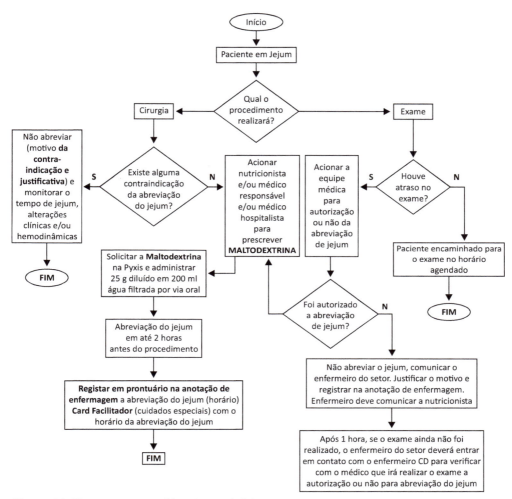

Figura 6.1. Fluxograma para Abreviação de jejum.

Fonte: Protocolo de Abreviação de Jejum HCor, 2024.

Diversas diretrizes de sociedades de Anestesiologia e o projeto ACERTO recomendam a abreviação do jejum pré-operatório até duas horas antes da cirurgia com 200mL de Maltodextrina diluídos em água na concentração de 12,5% conforme descrito no fluxograma da **Figura 6.1**. Para as gestantes que possuem retardo do esvaziamento gástrico, a abreviação deve ocorrer até 3 horas antes do procedimento. Já nos pacientes pediátricos, o leite materno é seguro até 4 horas e outras fórmulas lácteas até 6. A abreviação de jejum também pode ocorrer duas horas antes do procedimento da seguinte forma:

- Crianças: 6 a 12 meses oferecer 100mL de solução de Maltodextrina.
- Crianças acima de 1 ano oferecer 200mL de solução de Maltodextrina.

Monitoramento do protocolo de jejum

Diariamente, o mapa de cirurgias do dia anterior é analisado para verificar se as oportunidades de abreviação realmente foram realizadas e se todos os processos ocorreram corretamente. Caso sejam identificadas oportunidades perdidas, tais casos são encaminhados ao time responsável pela gestão do projeto a fim de elaborar ações de resposta rápida com acompanhamento diário das oportunidades de melhoria.

Nesse momento, os motivos da falta de execução do protocolo também são avaliados, uma vez que o tempo de jejum pré-operatório pode se prolongar por atrasos na internação do paciente ou na realização do procedimento pelo anestesista, ou cirurgião, pela falta de aderência do paciente ou do médico ao protocolo, ou necessidade de reprogramação cirúrgica, levando a desfechos nutricionais e clínicos desfavoráveis.

Esses dados são complicados em uma planilha de Excel e geram um indicador mensal intitulado: taxa de pacientes cirúrgicos com abreviação de jejum. Ele é composto pelo número de adesões à abreviação de jejum (numerador) sobre o número de oportunidades total (denominador), com meta de 95%.

$$\text{Taxa \%} = \frac{\text{Número de adesões à abreviação de jejum}}{\text{Número de oportunidades de abreviação de jejum}} \times 100$$

O indicador contempla as oportunidades perdidas com suas respectivas justificativas que podem ser falta de adesão médica ao protocolo institucional, falhas na transição de cuidado entre os turnos de trabalho, na prescrição pela nutricionista ou no processo de administração, recusa do paciente, entre outros. O acompanhamento e as análises sistematizadas do indicador possibilitam implementar planos de ação para traçar possíveis melhoras e garantia de resultados crescentes.

Benefícios

As diretrizes atuais orientam a abreviação de jejum pré-operatório por atenuar a resposta metabólica ao trauma cirúrgico, além de proporcionar outros benefícios relacionados ao bem-estar e satisfação do paciente, são eles:

- Redução de sede e fome.
- Redução de ansiedade e estresse.
- Menor incidência de vômitos.
- Menor esvaziamento gástrico.
- Menor hiperglicemia.
- Menor tempo de internação hospitalar.

Contraindicação

As diretrizes da Sociedade Americana de Anestesiologistas (ASA) não recomendam a abreviação de jejum pré-operatório para algumas situações clínicas pelo maior o risco de aspiração pulmonar, são elas:

- Pacientes com refluxo gastroesofágico importante, hérnia de hiato, obesidade mórbida, gestação avançada e obstrução intestinal ou retardo no esvaziamento gástrico como gastroparesia e estenose pilórica.
- Diabetes mellitus ou outras desordens metabólicas que estão em descompensação glicêmica.
- Doenças neuromusculares devido à fraqueza muscular e dificuldades na deglutição e uso de espessantes.
- Situações de Emergência nas quais o jejum pré-operatório pode não ser factível. Nesses casos, a administração de agentes farmacológicos para reduzir o conteúdo gástrico e a acidez pode ser uma alternativa.

O **Quadro 6.1.** mostra as situações em que a abreviação deve ser contraindicada de acordo com as recomendações da literatura e a prática clínica. Lembrando que ela é segura para pacientes portadores de diabetes mellitus sem sinais de descompensação e gestantes em parto eletivo.

Quadro 6.1. Contraindicações para a abreviação de jejum

Cirurgias	
Pacientes Adultos	**Pacientes Pediátricos**
Pacientes com retardo no esvaziamento gástrico	
Obstrução intestinal	
Íleo paralítico	
Pancreatite	
Diagnóstico de abdome agudo	
Nutrição parenteral (TGI não funcionante)	
Uso de líquidos espessados	
Gastroplastia	Crianças menores de 6 meses
Histórico de cirurgia bariátrica	Lactentes em aleitamento materno exclusivo

Fonte: Protocolo de Abreviação de Jejum HCor, 2024.

Realimentação Ultra Precoce

O protocolo multimodal ACERTO, preconiza com grau de recomendação forte e nível de evidência alto que a realimentação oral ou enteral após a cirurgia deve ser precoce (em até 24h de pós-operatório) desde que o paciente esteja hemodinamicamente estável. O início antecipado da ingestão de alimentos por via oral é viável e seguro após procedimentos cirúrgicos e essa prática pode trazer muitos benefícios, como, por exemplo:

- Diminuição da fase catabólica pós-trauma;
- Diminuição do balanço nitrogenado negativo;
- Melhora no processo de cicatrização;
- Melhora da imunidade da mucosa intestinal;
- Retorno precoce da função gastrintestinal;
- Diminuição de translocação bacteriana;
- Redução das complicações e infecções no pós-operatório; e
- Redução do tempo de internação hospitalar.

Também é considerado realimentação ultraprecoce a oferta de uma dieta líquida ainda na sala de recuperação anestésica, visando diminuir o desconforto da sede causada pelo jejum, além de diminuir episódios de náusea e vômitos e ainda melhorar a glicemia.

No HCor, a realimentação ultraprecoce se inicia na sala de recuperação anestésica (RPA), para todos os pacientes que são elegíveis, a enfermagem avalia se o paciente está bem acordado, hemodinamicamente estável, sem risco de broncoaspiração ou se o paciente foi submetido a cirurgias esofágicas. A partir dessa avaliação é realizada o teste de glicemia antes e após a oferta do picolé. As informações como o horário em que o picolé foi ofertado, aceitação e intercorrências são registrados em sistema eletrônico, como demonstra o fluxograma (**Figura 6.2.**) abaixo:

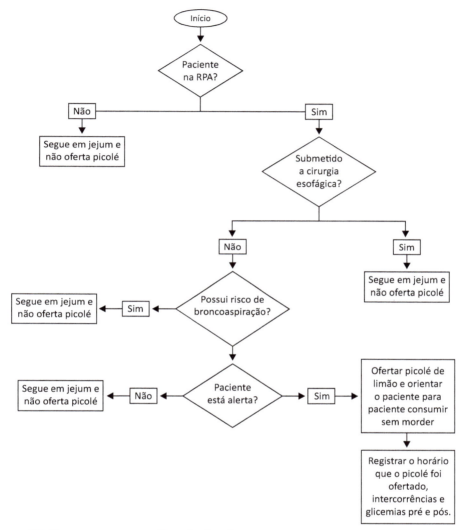

Figura 6.2. Fluxograma para realimentação ultraprecoce.

Fonte: Protocolo de Abreviação de Jejum HCor, 2024.

Experiência do Paciente

A experiência do paciente é medida por meio da aplicação de uma escala de satisfação, onde o paciente deve responder como se sentiu durante o pré e pós-operatório, desde a abreviação de jejum, até o momento da realimentação ultraprecoce com a oferta do picolé na RPA como mostra a **Figura 6.3**.

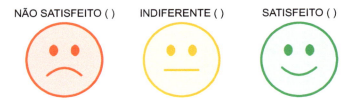

Figura 6.3. Escala de satisfação.

Fonte: Protocolo de Abreviação de Jejum HCor, 2024.

Além disso, diante das horas de jejum, perguntas como "Houve diminuição da sede/fome", "Houve Incidência de náuseas e vômitos" e "Percepção de ansiedade" também são realizadas para avaliar a experiência e assegurar os resultados pós-operatórios durante a internação.

CONCLUSÃO

A adoção de protocolos multimodais sustentados por práticas baseadas em evidências é factível, e representa um avanço significativo nas instituições, ao implicar na rápida recuperação dos pacientes submetidos a procedimentos cirúrgicos. Essas práticas não apenas visam a redução do tempo de jejum pré-operatório, mas também oferecem benefícios como menor resposta orgânica ao estresse cirúrgico, redução da perda de massa muscular e menor tempo de internação hospitalar, contribuindo para redução de custos hospitalares. Além disso, a melhoria contínua desses protocolos são essenciais para garantir resultados positivos e aprimorar continuamente a experiência do paciente.

PONTOS-CHAVE

- O acerto recomenda a abreviação do jejum pré operatório até duas horas antes da cirurgia com 200 mL de maltodextrina a 12,5 %.
- A realimentação ultra precoce é viável e seguro após procedimentos cirúrgicos.
- Os pacientes com risco nutricional, submetidos a cirurgias de grande porte se beneficiam de fórmulas enriquecidas com imunonutrientes.

REFERÊNCIAS BIBLIOGRÁFICAS

1. Aguilar-Nascimento JE, Salomão AB, Waitzberg DL, Dock-Nascimento DB, Correa MIT, Campos ACL, et al. Diretriz ACERTO de intervenções nutricionais no perioperatório em cirurgia geral eletiva. Rev Col Bras Cir 2017; 44(6): 633-648.
2. Horie LM. Diretriz Braspen de Terapia Nutricional no Paciente com Câncer. Braspen J. 2019; 34(Suppl 1):2-32.
3. Weimann A, Braga M, Carli F, Higashiguchi T et al. ESPEN guideline: Clinical nutrition in surgery. Clin Nutr. 2017.36(3): 623-50.

4. Pierotti I, Nakaya TT, Garcia AKA, do Nascimento LA, Conchon MF, Fonseca LF. Avaliação do tempo de jejum e sede no paciente cirúrgico. Revista Baiana de Enfermagem. 2018;32
5. Smith I, Kranke P, Murat I, Smith A, O'Sullivan G, Søreide E, et al. Perioperative fasting in adults and children: guidelines from the European Society of Anaesthesiology. Eur J Anaesth - EJA. 2011;28(8):556–69.
6. Azevedo SCL, Campos SBG, de Meira JEC, da Silva Guedes G. Abreviação do jejum pré-operatório: protocolo multimodal baseado em evidência. Gep News. 2017;1(3):11–3.
7. Apfelbaum JL, Connis RT, Nickinovich DG, et al. Practice Guidelines for Preoperative Fasting and the Use of Pharmacologic Agents to Reduce the Risk of Pulmonary Aspiration: Application to Healthy Patients Undergoing Elective Procedures: An Updated Report by the American Society of Anesthesiologists Committee on Standards and Practice Parameters. Anesthesiology. 2011;126(3):376-393.
8. Marquini GV, Pinheiro FES, Vieira AUC, Pinto RMC, Uyeda MGBK, Girão MJBC, et al. Efeitos da abreviação do jejum pré-operatório com solução de carboidrato e proteína em sintomas pós-operatórios de cirurgias ginecológicas: ensaio clínico randomizado controlado duplo-cego. Rev Col Bras Cir. 2020;46(1):20192295.
9. Lobo DN, Gianotti L, Adiamah A, Barazzoni R, Deutz NE, Dhatariya K, et al. Perioperative nutrition: Recommendations from the ESPEN expert group. Clin Nutr. 2020;39(11):3211–27.
10. Aguilar-Nascimento JE, Salomão AB, Waitzberg DL, Dock-Nascimento DB, Correa MITD, Campos ACL, et al. ACERTO guidelines of perioperative nutritional interventions in elective general surgery. Rev Col Bras Cir. 2017;44(6):633-48.
11. Polakowski CB, de Britto JCL, Lopes M, Kato M, Targa GZ. Introdução de dieta precoce no pós-operatório de cirurgias por câncer colorretal: elaboração de um protocolo de dieta. Revista Brasileira de Cancerologia. 2012;58(2):181.
12. Franco AC, Bicudo-Salomão A, Aguilar-Nascimento JE, Santos TB, Sohn RV. Ultra-early postoperative feeding and its impact on reducing endovenous fluids. Rev Col Bras Cir. 2020;47(1):20202356.

7

INDICAÇÕES DE TERAPIA NUTRICIONAL ENTERAL E PARENTERAL

Thalita da Matta Fagundes

INTRODUÇÃO

Entende-se por **Terapia Nutricional** por via alternativa um conjunto de procedimentos terapêuticos empregados para a manutenção ou recuperação do estado nutricional, podendo ser por meio de nutrição enteral ou parenteral.

Terapia nutricional enteral (TNE) e **parenteral** (TNP), permitem atingir igualmente as necessidades proteico-calóricas e as necessidades mínimas diárias de vitaminas e minerais.

DEFINIÇÃO DE TERAPIA NUTRICIONAL ENTERAL

"É a ingestão controlada de nutrientes, na forma isolada ou combinada, de composição definida ou estimada, especialmente formulada e elaborada para uso por sondas ou via oral, industrializada ou não, utilizada exclusiva ou parcialmente para substituir. ou completar a alimentação oral em pacientes desnutridos ou não, conforme suas necessidades nutricionais, em regime hospitalar, ambulatorial ou domiciliar, visando a síntese ou manutenção dos tecidos, órgãos ou sistemas."

Ministério da Saúde – RDC n.º 63.2000

Benefícios e Objetivos da Terapia Nutricional Enteral

- Via fisiológica comparada à parenteral.
- Preservar a integridade do trato gastrointestinal (TGI) – estrutural e funcional.

- Diminui a possibilidade de translocação bacteriana.
- Menor incidência de complicações.
- Prevenir ou diminuir déficits nutricionais.
- Reduzir as complicações da desnutrição.
- Evitar desidratação.
- Previne a atrofia intestinal.
- Bom aproveitamento de nutrientes.
- Atenua a resposta inflamatória.
- Melhorar a capacidade funcional e a qualidade de vida.
- Oferecer conforto.

Indicações da Terapia Nutricional Enteral

A TNE é o tratamento escolhido para pacientes impossibilitados de utilizar a via oral ou apresenta uma ingesta oral insuficiente, mas mantém a funcionalidade do TGI de forma total ou parcial. Sendo obrigatória a estabilidade hemodinâmica para o início da terapia.

Desse modo, sendo indicada quando o paciente apresenta uma ingestão de menos de 60% das suas necessidades nutricionais pela via oral convencional, e/ou quando o paciente estiver desnutrido ou em risco nutricional, com disfagia ou risco iminente de broncoaspiração.

Na prática clínica, o uso desta terapia é observado em diversas condições de saúde, dentre elas:

Quadro 7.1. Indicações da terapia nutricional enteral

Situações clássicas:
• Ingestão oral insuficiente.
• Incapacidade de deglutição.
• Anorexia.
• Disfagia de causa muscular/neurológica.
• Desnutrição.
Neurológico:
• Distúrbios neurológicos, em geral.
• Alteração no nível de consciência.
• AVC.
• Traumas.
• Neoplasias de cabeça e pescoço.
• Coma.
• Depressão.
• Anorexia nervosa.

Anormalidades funcionais do trato gastrointestinal (TGI):
- Doenças intestinais.
- Doenças inflamatórias intestinais.
- Síndrome do intestino curto.
- Pancreatite.
- Fistulas digestivas.
- Íleo gástrico colônico.
- Má absorção.
- Diminuição do esvaziamento gástrico.
- Enterite por quimioterapia e radioterapia.
- Neoplasia em TGI – boca, hipofaringe, gástrico, esofágico, intestinais, vias biliares e pâncreas.
- Atresia de esôfago.

Geral:
- Diversos tipos de câncer.
- Traumas.
- Caquexia cardíaca.
- Cirurgia ortopédica.
- Queimaduras.
- Estados hipermetabólicos.
- Infecção grave.
- Pré e Pós-operatórios de cirurgias de grande porte.

Quando iniciar TNE

Há algumas particularidades a Nutrição Enteral, dependendo do nível de gravidade de cada indivíduo:

- Para o paciente critico, o início deve ser precoce, nas primeiras 24 a 48 horas. Desde que haja estabilidade hemodinâmica e possibilidade do uso do trato gastrointestinal.
- O objetivo é reduzir as complicações infecciosas e o tempo de permanência na UTI.
- Para o paciente em enfermaria, a TNE também deve ser precoce em pacientes de alto risco nutricional (NRS-2002 >5 ou NUTRIC score ≥5).
- Já para pacientes com baixo risco nutricional (NRS-2002 ≤3 ou NUTRIC score ≤5), a terapia nutricional deve ser iniciada em período máximo de 5 a 7 dias.

Contraindicações

As contraindicações a TNE são, na maioria das vezes, relativas ou temporárias. No entanto, escolher a intervenção mais adequada e executá-la com segurança requer conhecimento, seguimento e análise de diversão parâmetros clínicos e laboratoriais, julgamento clinico, reavaliação periódica do quadro clinico do paciente e as metas da terapia nutricional a serem instituídas e a necessidade de alterações sempre que necessário.

Quadro 7.1. Contraindicações a TNE

• Quadro de choque.
• Hipoxemia e acidose persistente.
• Sangramento do trato gastrointestinal.
• Conteúdo gástrico maior 500 ml em período de 6 horas.
• Isquemia ou obstrução intestinal.
• Síndrome compartimental abdominal.
• Fístula de alto débito, sem possibilidade de nutrição enteral distal à fístula.
• Doenças Terminais.
• Síndrome do intestino curto; do tipo maciço ou e fase inicial de reabilitação intestinal.
• Vômitos persistentes.
• Íleo paralitico intestinal; perfuração intestinal, peritonite.
• Inflamação do trato gastrointestinal; enterites, enterite, actínia intensa por quimioterapia, pancreatite grave.
• Hiperêmese gravídica.

DEFINIÇÃO DE TERAPIA NUTRICIONAL PARENTERAL

A **Terapia Nutricional Parenteral** (TNP) é o método de suporte nutricional onde uma solução estéril de nutrientes, balanceada segundo as necessidades fisiológicas e patologia de base do paciente, é infundida por via intravenosa, de forma que o trato digestório é excluído do processo.

Benefícios e objetivos da Terapia Nutricional Parenteral

O objetivo da Terapia Nutricional Parenteral (TNP) é suprir as quantidades diárias de macro e de micronutrientes de indivíduos que não conseguem atingir necessidades totais pelo trato gastrointestinal, mantendo ou melhorando o estado nutricional.

Segundo a BRASPEN, a nutrição parenteral é necessária nos casos em que a alimentação por via oral não é possível, quando a absorção de nutrientes é incompleta, quando a alimentação oral é indesejável e, principalmente, quando uma ou mais dessas condições podem evoluir para um estado de desnutrição.

Quadro 7.2. As principais indicações da TNP podem ser:

• Incapacidade de atingir necessidades nutricionais pela via digestiva oral ou enteral.
• Presença de fístula gastrointestinal.
• Obstrução intestinal.
• Vômitos incoercíveis ou intratáveis.
• Diarreia grave ou difícil controle.

- **Pós-operatório de cirurgia hepatobiliar.**
- **Íleo paralítico prolongado.**
- **Síndrome do intestino curto.**
- **Fístula enterocutânea.**
- **Doença do enxerto contra o hospedeiro.**
- **Mucosite grave.**
- **Pré e Pós-operatório de cirurgia gastrointestinal complexa.**
- **Doença inflamatória intestinal.**
- **Pancreatite.**
- **Desnutrição com perda de massa corporal.**
- **Pacientes oncológicos com intolerância alimentar apresentando desnutrição e/ou toxicidade em trato gastrointestinal.**

Quando iniciar TNP

A decisão de iniciar a TNP deve ser baseada na possibilidade de alcançar, em cada caso, um objetivo específico, claramente definido e que irá trazer benefícios para o paciente.

Os fatores a serem considerados, antes de iniciar a terapia nutricional:

- Estabilidade hemodinâmica.
- Capacidade de perfundir os tecidos para permitir transporte de oxigênio.
- Capacidade de tolerar volume, proteína, carboidratos e emulsão lipídica.
- Doentes em desnutrição grave é necessário cuidado especial na oferta alimentar por NP pelo risco de síndrome de realimentação. O maior risco se encontra na oferta rápida, deve então progredir a oferta calórica lentamente, conforme estabilidade clínica e resultados laboratoriais dos eletrólitos; fosforo, magnésio, potássio e cálcio.

Contraindicações

- **Pacientes alérgicos a qualquer componente da dieta parenteral.**
- **Pacientes hemodinamicamente instáveis.**
- **Hipertrigliceridemia grave (> 400mg/dL).**
- **Distúrbios de coagulação do sangue.**
- **Choque agudo.**

- Insuficiência cardíaca crônica com retenção hídrica.
- Insuficiência renal crônica sem tratamento dialítico.
- Diabetes mellitus descompensada.
- Infarto agudo do miocárdio.
- Acidente vascular cerebral.
- Embolia.

CONCLUSÕES

A TNE é o tratamento escolhido para pacientes que não apresentam suficiente ingestão oral mas mantem o TGI íntegro.

A indicação da TNE deve ser efetivada quando o paciente apresenta uma ingestão inferior a 60% das suas necessidades.

A TNP esta indicada em pacientes com impossibilidade de alimentação por meio do TGI.

A TNP pode ser utilizada como meio de TN alternativo na suplementação de nutrientes em pacientes com baixa ingesta pelo TGI.

PONTOS-CHAVE

- TNE como via adequdada de ingesta de nutrientes na impossibilidade da ingesta oral.
- TNE pode ser uma forma de complementar a ingesta por via oral.
- TNP é a via adequada de nutrição, na impossibilidade de nutrição por meio do TGI.

REFERÊNCIAS BIBLIOGRÁFICAS

1. Sociedade Brasileira de Nutrição Parenteral e Enteral (BRASPEN). Diretriz BRASPEN de Enfermagem em Terapia Nutricional Oral, Enteral e Parenteral. BRASPEN Journal, v.36, n. 3, 2021
2. DELEGGE, Mark H. Enteral access and associated complications. Gastroenterology Clinics, v. 47, n. 1, p. 23-37, 2018.
3. BRAGA, M. et al. Clinical evidence for pharmaconutrition in major elective surgery. JPEN. Journal of parenteral and enteral nutrition, Thorofare, v. 37, p. S66-S72, 2013. Supplement 5.
4. BRAGA, M. et al. ESPEN Guidelines on Parenteral Nutrition: surgery. Clinical nutrition, Edinburgh, v. 28, n. 4, p. 378-386, aug. 2009.
5. KREYMANN, K. G. et al. ESPEN Guidelines on enteral nutrition: intensive care. Clinical nutrition, Edin- burgh, v. 25, n. 2, p. 210-223, apr. 2006.
6. WAITZBERG, Dan. Nutrição Oral, Enteral e Parenteral na pratica clinica.

8

NUTRIÇÃO ENTERAL, ADMINISTRAÇÃO E MONITORAMENTO

Alziane Ribeiro Barbosa
Carla Otranto Papais Postatni
Larissa Silva Dall'Aqua

INTRODUÇÃO

A **Nutrição Enteral** (NE) é uma forma de terapia nutricional que consiste na administração de nutrientes por meio de uma sonda colocada no trato gastrointestinal. A NE é indicada para pacientes que não podem ou não devem se alimentar por via oral, mas que possuem função digestiva e absortiva parcial ou total.

A administração e o monitoramento da NE são aspectos fundamentais para garantir a eficácia e a segurança do tratamento, bem como para prevenir e manejar as complicações que podem ocorrer. Neste capítulo, serão abordados os principais tópicos relacionados a esses aspectos, tais como:

- Os métodos de administração da NE: intermitente, contínua ou em bolus;
- Os critérios para a escolha do método de administração, considerando as características do paciente, da dieta, da via de acesso e dos equipamentos disponíveis;
- As vantagens e desvantagens de cada método de administração, bem como as recomendações práticas para sua realização;
- O monitoramento clínico e laboratorial do paciente em NE, incluindo os parâmetros a serem avaliados, a frequência e os objetivos do monitoramento;

As principais complicações da NE, como a diarreia, distensão abdominal, regurgitação, aspiração, obstrução da sonda, infecção, desequilíbrio hidroeletrolítico e glicêmico, e as estratégias para preveni-las e tratá-las.

Métodos de Administração da NE

Os métodos de administração da NE, podem ser classificados em três tipos: intermitente, contínua ou "em *bolus*".

A administração intermitente consiste na infusão de um volume predeterminado de dieta em um período definido, geralmente entre 15 e 60 minutos, com intervalos de pausa entre as infusões. Esse método pode ser realizado por gravidade, com o auxílio de um frasco suspenso e um equipo com pinça reguladora de fluxo, ou por bomba infusora, que permite um controle mais preciso da velocidade e do volume infundidos. A administração intermitente é considerada mais fisiológica, pois simula o padrão alimentar normal, com períodos de saciedade e fome, e favorece a secreção de hormônios gastrointestinais e a motilidade intestinal. Além disso, esse método pode proporcionar maior liberdade e conforto ao paciente, pois permite a retirada da sonda ou do equipo durante os intervalos, facilitando a higiene, a mobilização e as atividades diárias. No entanto, a administração intermitente também pode estar associada a maior risco de regurgitação, aspiração, diarreia e intolerância gástrica, especialmente se o volume ou a velocidade da infusão forem elevados.

A administração contínua consiste na infusão de um volume constante de dieta ao longo de um período prolongado, geralmente entre 8 e 24 horas, sem intervalos de pausa. Esse método requer o uso de uma bomba infusora, que mantém um fluxo regular e uniforme da dieta. A administração contínua é recomendada para pacientes hospitalizados, críticos ou com alto risco de aspiração, pois reduz a distensão gástrica, o refluxo gastroesofágico, a ocorrência de aspiração e a diarreia. Além disso, esse método permite uma maior oferta calórica e proteica, pois evita as interrupções da infusão e limita a mobilidade e a qualidade de vida do paciente.

A administração em *bolus* consiste na infusão de um volume elevado de dieta em um curto período, geralmente entre 5 e 10 minutos, por meio de uma seringa acoplada à sonda. Esse método é semelhante à alimentação oral, pois provoca uma rápida distensão gástrica e estimula a secreção de hormônios gastrointestinais e a motilidade intestinal. Além disso, esse método é simples, prático e de baixo custo, pois não requer o uso de frascos, equipos ou bombas infusoras. No entanto, a administração em *bolus* também pode causar intolerância gástrica, regurgitação, aspiração, diarreia, desequilíbrio hidroeletrolítico e glicêmico, especialmente se o volume ou a concentração da dieta forem elevados. Esse método é contraindicado para pacientes com disfunção gástrica, intestinal ou esofágica, ou com alto risco de aspiração.

Critérios para escolha do método de administração

A escolha do método de administração da NE deve levar em conta as características do paciente, da dieta, da via de acesso e dos equipamentos disponíveis. Alguns critérios que podem orientar essa escolha são:

- **Condição Clínica do Paciente:** pacientes críticos, instáveis, sedados, em ventilação mecânica, com íleo paralítico, com gastroparesia, com refluxo gastroesofágico, com alto risco de aspiração ou com necessidade de restrição hídrica devem receber a NE por administração contínua, pois esse método oferece maior segurança e tolerância. Pacientes estáveis, conscientes, cooperativos, com função gastrointestinal preservada, com baixo risco de aspiração ou com necessidade de maior oferta calórica e proteica podem receber a NE por administração intermitente ou em bolo, pois esses métodos favorecem a fisiologia e a qualidade de vida;

- **Tipo de Dieta:** dietas poliméricas, hipercalóricas, hiperosmolares ou com fibras devem ser administradas por administração contínua ou intermitente, pois esses métodos permitem uma infusão mais lenta e gradual, evitando a sobrecarga osmótica e a diarreia. Dietas oligoméricas, normocalóricas, isosmolares ou sem fibras podem ser administradas por qualquer método, pois são mais facilmente digeridas e absorvidas;

- **Via de Acesso:** pacientes com sondas nasoentéricas, nasoduodenais ou nasojejunais devem receber a NE por administração contínua, pois esse método reduz o risco de refluxo, aspiração e deslocamento da sonda. Pacientes com sondas nasogástricas, gastrostomias ou jejunostomias podem receber a NE por qualquer método, desde que tenham função gástrica adequada e baixo risco de aspiração;

- **Disponibilidade de Equipamentos:** a administração contínua requer o uso de uma bomba infusora, que pode não estar disponível em alguns cenários, como na atenção domiciliar ou em países de baixa renda. A administração intermitente pode ser realizada por gravidade ou por bomba infusora, dependendo da disponibilidade e da preferência do profissional. A administração em bolo requer apenas o uso de uma seringa, que é um equipamento simples e acessível.

Monitoramento da nutrição enteral

O monitoramento de nutrição enteral é um conjunto de procedimentos que visa avaliar a eficácia, a segurança e a adequação da terapia nutricional enteral em pacientes que necessitam de suporte nutricional. O monitoramento envolve aspectos clínicos, antropométricos, laboratoriais e dietéticos, e deve ser realizado de forma contínua e individualizada, de acordo com as condições e as necessidades de cada paciente. O monitoramento de nutrição enteral é um componente essencial do cuidado integral do paciente, e que pode influenciar nos desfechos clínicos, na qualidade de vida e na sobrevida dos pacientes.

Além disso, permite identificar e corrigir precocemente possíveis complicações, interações medicamentosas, interrupções ou desvios da terapia nutricional enteral, bem como ajustar as metas e as estratégias nutricionais conforme a evolução do paciente.

O monitoramento da NE deve ser realizado por uma equipe multiprofissional, composta por médicos, nutricionistas, enfermeiros, farmacêuticos e outros profissionais envolvidos no cuidado do paciente. A frequência e a intensidade do monitoramento devem ser individualizadas, levando em consideração o estado nutricional, a doença de base, o tipo e a via de administração da nutrição enteral, o tempo de duração da terapia nutricional, entre outros fatores. O monitoramento de nutrição enteral é fundamental para garantir que o paciente receba a nutrição adequada às suas necessidades, evitando riscos de desnutrição, infecção, broncoaspiração, diarreia, obstrução de sonda, entre outros, e contribuindo para a melhora da qualidade de vida e da recuperação do paciente.

Aspectos avaliados no monitoramento da nutrição

O monitoramento de nutrição enteral envolve a verificação de diversos parâmetros, que podem ser divididos em: clínicos, laboratoriais, antropométricos e nutricionais.

- **Parâmetros clínicos** incluem a avaliação do estado geral do paciente, da função gastrointestinal, da presença de sinais e sintomas de intolerância ou complicações; além de sinais de hidratação, balanço hídrico e estado de alerta do paciente;
- **Parâmetros laboratoriais** incluem a dosagem de glicemia, eletrólitos, ureia, creatinina, albumina, proteínas totais, enzimas hepáticas, hemograma, entre outros, de acordo com a condição clínica do paciente e a composição da fórmula enteral;
- **Parâmetros antropométricos** incluem a mensuração do peso diário ou semanal, da altura, do índice de massa corporal, das dobras cutâneas, da circunferência muscular do braço, entre outros, de acordo com a disponibilidade e a viabilidade de cada método;
- **Parâmetros nutricionais** incluem a tolerância à TNE e do volume infundido, distúrbios gastrointestinais, total de calorias e proteínas recebidas.

CONCLUSÃO

Os pacientes que recebem terapia nutricional enteral necessitam de um acompanhamento diário, a fim de garantir o sucesso do plano de cuidado proposto. A implantação de protocolos bem desenhados e indicadores de qualidade podem auxiliar nas melhores práticas relacionadas a administração e monitoramento da NE.

É indispensável garantir que infusão da dieta seja adequada e suficiente para suprir as necessidades energético proteicas estabelecidas, e isso se faz por meio da conscientização de todos os profissionais de saúde sobre a importância da recuperação e manutenção do estado nutricional, bem como redução das taxas de mortalidade, diminuição do risco de infecções e melhora da resposta imunológica.

O monitoramento da administração e os registros da infusão da nutrição enteral, são fundamentais para garantir que os pacientes recebam nutrição adequada e segura. Uma abordagem multidisciplinar envolvendo médicos, nutrólogos, nutricionistas, enfermeiros e farmacêuticos é essencial para o sucesso da terapia nutricional.

PONTOS-CHAVE

- A administração e o monitoramento da Nutrição Enteral são fundamentais para garantir a eficácia e a segurança.
- A administração em bolus consiste da infusão de um volume elevado de dieta em um curto período por meio de uma seringa acoplada a sonda.

REFERÊNCIAS BIBLIOGRÁFICAS

1. Matsuba CST, Ciosak SI, Serpa LF, Poltronieri M, Oliseski MS. Terapia Nutricional: Administração e Monitoramento. Projeto Diretrizes. Agosto 2011. Disponível em: http://www.projetodiretrizes. org.br/projeto_diretrizes/059.pdf
2. Machado SL, Rizzi P, Silva MF. Administração de nutrição enteral em posição prona, volume de extinção gástrica e outros estágios clínicos em pacientes críticos: uma revisão sistemática. Rev. bras. ter intensivo. 2020;32(1):133-42. Disponível em: https://doi.org/10.5935/0103-507X.20200019
3. Couto CFL. Nutrição enteral no paciente crítico: via de administração, avaliação do gasto energético e impacto da adequação nutricional sobre desfechos em curto e longo prazo. 2016. 128 fl. Tese (Doutorado, Programa de Pós-Graduação em Ciências Pneumológicas). Universidade Federal do Rio Grande do Sul / Faculdade de Medicina, Porto Alegre, 2016. Disponível em: http://hdl.handle. net/10183/150736
4. Barreto P. In:Bases da Terapia Nutricional Enteral e Parenteral. 1ªEd. Santana de Parnaíba:Manole; 2023.p30-36
5. Gonçalves VC, Borges RL, Orlandi TAR. Monitoramento da Terapia Nutricional Enteral em Unidade de Terapia Intensiva: Adequação calórico proteica e sobrevida. BRASPEN Journal. 2017;32(4):341-346. Disponível: http://dx.doi.org/10.37111/braspenj.2017.32.4.08
6. Waitzberg DL, Dias M, Isosaki M. Complicações da terapia de Nutrição Enteral (TNE). In: Manual de Boas Práticas em Terapia Nutricional Enteral e Parenteral do HCFMUSP. Atheneu; 3°Edição; 2020. p.281-284;
7. Pinto LM, Ferrer R, Toledo DR. Escolha da Via de Acesso para Terapia Nutricional. In: Terapia Nutricional em UTI. 2ª ed. Rio de Janeiro: Rubio, 2019. p.61-66; p.103-110;

9

MANEJO DAS COMPLICAÇÕES GASTROINTESTINAIS DA NUTRIÇÃO ENTERAL

Hee Jeung Hong

INTRODUÇÃO

A **Terapia Nutricional Enteral** tanto em ambiente hospitalar, quanto domiciliar, pode apresentar riscos de diversas complicações, dentre elas podemos citar as complicações gastrointestinais.

Pacientes mal nutridos em seus extremos, sejam eles desnutridos ou obesos sarcopênicos, com perdas ponderais percentualmente expressivas quanto ao seu peso habitual, são os candidatos mais críticos, cursando com internações prolongadas e possíveis ônus de mal prognostico e desfechos clínicos desfavoráveis.

Agregado a estes fatores, presenciamos o envelhecimento como um fenômeno mundial, expresso através de longevidades cada vez mais longevas.

Essa transição demográfica nos remete a um cenário acompanhado de uma transição epidemiológica com a ascensão de doenças crônico degenerativas.

A senescência em si, pode cursar com quadros de anorexia, hipogeusia, disgeusia, que muitas vezes podem evoluir para senilidade, e estão associadas à polifarmácia, cascata iatrogênica, evoluindo com quadros de má nutrição, sarcopenia, disfagia sarcopênica, redução de capacidades funcionais, necessitando de uma via alternativa de nutrição suplementar ou exclusiva, com passagem de sonda nasoenteral ou confecção de gastrostomia, como via de alimentação, hidratação bem como medicação.

A triagem do risco nutricional, avaliação e intervenções nutricionais precoces, são ações preponderantes para auxílio ao combate da desnutrição intra-hospitalar.

Identificar sinais e sintomas de intolerância a terapia nutricional enteral são de extrema relevância, porém, há a necessidade de um *screening* etiológico que podem ser multifatoriais e, que não são de exclusiva atribuição das dietas enterais.

Visamos compartilhar o manejo das complicações gastrointestinais, tais como a diarreia, onde a infusão das dietas enterais são drasticamente reduzidas ou suspensas, sem correlação com as mesmas, muitas vezes, de origem infecciosa ou, prevalentemente, pelo uso de antibióticos, muitas vezes, em associação, podendo cursar com disbiose intestinal, piorando os quadros de desnutrição, pelas inadvertidas pausas, reduções ou suspensões das dietas.

Citamos como complicações gastrointestinais da Terapia Nutricional Enteral (TNE):

- Gastroparesia.
- Diarreia.
- Constipação.
- Intolerância à dieta enteral.
- Refluxo Gastroesofágico.
- Náuseas e Vômitos.
- Distensão Abdominal.

Segundo o **CAFANE** – *Complications Associated with Enteral Nutrition* –, um estudo longitudinal prospectivo e multicêntrico, foram listados na tabela abaixo as complicações e suas incidências entre mulheres e homens.

Tabela 9.1. Complicações da Terapia Nutricional Enteral

| 1º Distensão abdominal. |
| 2º Refluxo gastroesofágico. |
| 3º Constipação. |
| 4º Diarreia. |
| 5º Êmese. |

Além dessas complicações, temos ainda a pneumonia por aspiração, consequência da gastroparesia e seus sintomas associados.

Gastroparesia

A gastroparesia é caracterizada pelo distúrbio da motilidade gástrica, seja pela perda da força contrátil ou pela dismotilidade da musculatura gástrica, na ausência de qualquer obstrução mecânica, com redução do tempo de esvaziamento gástrico para o intestino. O diagnóstico é realizado pela combinação de sintomas tais como, náuseas, vômitos, saciedade precoce, empachamento e desconforto abdominal. Essa alteração de motilidade, muitas vezes no paciente que recebe dieta enteral, é diagnosticada pela medida do Volume Residual Gástrico (VRG).

Os pacientes com maior risco de gastroparesia são os diabéticos ou os que cursam com a hiperglicemia em ambiente hospitalar, os críticos em ventilação mecânica, com traumatismo craniano, em uso de sedativos, drogas vasoativas ou opioides. A principal consequência nutricional da gastroparesia é a interrupção da oferta da dieta enteral, com consequente déficit calórico-proteico.

Habitualmente, considera-se alto VRG como fator de risco para broncoaspiração; porém, há trabalhos atuais que contestam e, que o valor residual gástrico não parece estar correlacionado com refluxo ou aspiração e, dessa forma, não deve ser avaliado isoladamente como forma de proteção contra pneumonia aspirativa.

O Volume Residual Gástrico não deve ser utilizado rotineiramente para monitorar pacientes de UTI em uso de nutrição enteral. Algumas recomendações de VRG consideram volumes acima de 200-250mL em dois horários consecutivos como importante fator de intolerância à TNE. Outras sugerem reavaliar a dieta enteral e utilizar procinéticos para volumes a partir de 250mL. Alguns hospitais onde o VRG é utilizado como parâmetro para verificação de intolerância à terapia nutricional, valores entre 200 e 500mL devem apontar para a necessidade de implementação de medidas para reduzir o risco de aspiração, mas a cessação da TNE não deve ocorrer por VRG abaixo de 500mL na ausência de outros sinais de intolerância.

Devemos estar atentos à tolerância do paciente ao volume e à velocidade de infusão da dieta enteral. A meta calórico-proteica deve ser atingida, porém, em casos de gastroparesia, as metas sob *underfeeding* precisam ser respeitadas.

A progressão do volume da dieta enteral deve ser lenta e gradual, com adequação, conforme a tolerância do paciente, até atingir a meta nutricional ou até os valores viáveis.

O uso de medicações procinéticas é a estratégia que deve ser adotada para otimizar a oferta de dieta enteral e minimizar os efeitos adversos, principalmente em pacientes que apresentarem intolerância como vômitos ou alto VRG.

Citamos na **Tabela 9.2.**, os procinéticos mais utilizados e as doses preconizadas bem como possíveis efeitos colaterais.

Outra estratégia para controle da gastroparesia é evitar componentes de dieta enteral que retardem o esvaziamento gástrico com alto teor de lipídios, fibras e fórmulas hiperosmolares, bem como evitar também, a infusão de grandes volumes e dietas em *bolus*.

Mais uma estratégia para prevenção das náuseas e vômitos, é a higiene das mãos e equipamentos, confirmação do posicionamento da sonda antes de cada administração de dieta, manutenção da cabeceira do leito elevada em ângulo de 30 a 45 graus durante a infusão da dieta em bomba de infusão contínua (BIC) e, manter o paciente sem se deitar, por 30 a 60 minutos após o seu término, se infusão em sistema gravitacional.

Avaliar prescrição de medicamentos antirrefluxo e procinéticos, inclusive.

A complicação por aspiração é considerada a complicação de maior gravidade na TNE, a qual pode também ter origem em casos de sialorreia e pacientes altamente secretivos.

Tabela 9.2. Medicamentos e dosagem para Manejo de Gastroparesia

Medicamento	M. de Ação	Dosagem	Observação
Metoclopramida	Antagonista dopaminérgico	5-20mg VO 4x dia 10mg IV/IM 3/3h SN 5-10 mg SC 3-4x dia	Efeitos Adversos: Sonolência Dose-dependente Discinesia tardia
Domperidona	Antagonista dopaminérgico	10-40mg VO 3-4x dia	Hiperprolactinemia
Eritromicina	Agonista do Receptor da motilina	125-250mg VO 2-4x dia 1-2mg/kg IV 8/8h	Náuseas, vômitos, cólicas

Adaptado Waitzberg, Dan. 2017.

Diarreia

A diarreia é caracterizada pela presença de três ou mais evacuações líquidas, ou semilíquidas no período de 24 horas, conforme a Organização Mundial da Saúde (OMS). Em adultos hospitalizados, essa incidência pode variar entre 5% a 70% dos pacientes. A larga margem se dá pela diversidade conceitual quanto a consistência, frequência e volume; sendo a mais utilizada, a descrita acima.

Dentre os principais fatores etiológicos encontrados estão uso prolongado de antibióticos e administração de medicações hipertônicas compostas de magnésio ou sorbitol.

Na presença de doença diarreica durante uso de dieta enteral, deve-se atentar para composição e osmolaridade da dieta, a forma e velocidade de infusão, posição da sonda, e presença de lactose na formulação.

As infecções gastrointestinais são as principais causas da diarreia aguda, e estão associadas à contaminação da dieta enteral ou à modificação da flora intestinal. Dentre as causas identificáveis destacam-se: medicações laxativas, hiperosmolares, tempo prolongado de antibioticoterapia, nutrição enteral e intolerância à fórmula (osmolaridade, concentração de lípides e presença de lactose), infecções, fecalomas, isquemia, fístula intestinal, sepse, hipoalbuminemia e desnutrição prévia.

Os antibióticos reduzem a flora bacteriana normal, favorecendo o crescimento de bactérias frequentemente associadas às infecções com aumento de duas vezes até quatro vezes para risco de diarreia. A colonização e infecção intestinal por *Clostidium difficile* é responsável por 15% a 20% dos antibióticos associados à diarreia e colonização de cólon, sendo comum em Unidades de Terapia Intensiva (UTI) com uso de antibioticoterapia múltipla por períodos prolongados. O manejo deve ser por feito através de metronidazol ou vancomicina via enteral e isolamento de contato. Muitas medicações podem causar doença diarreica também por sua hiperosmolaridade, como cloreto de potássio em xarope.

Osmolaridade

A osmolaridade é referente a concentração de componentes hidrolisados; quanto maior quantidade estiver presente na fórmula, maior será a osmolaridade; sendo maiores as chances de efeitos adversos como a diarreia.

- **Classificação da Dietas Enterais conforme a OSMOLARIDADE**
    o **HIPOTÔNICA** <300mOsmol/kg
    o **ISOTÔNICA** 300-350mOsmol/kg
    o **Levemente HIPERTÔNICA** 350-550mOsmol/kg
    o **HIPERTÔNICA** 550-750mOsmol/kg
    o **Acentuadamente HIPERTÔNICA** >750mOsmol/kg

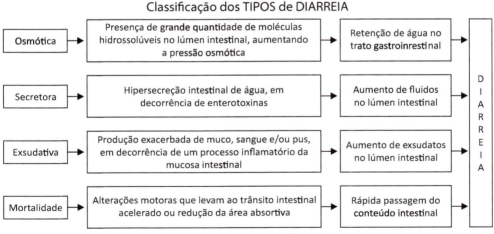

FIGURA 9.1. Classificação dos tipos de diarreia.

Adaptado. Tatsumi, 2019, apud Azevedo, P. 2023.

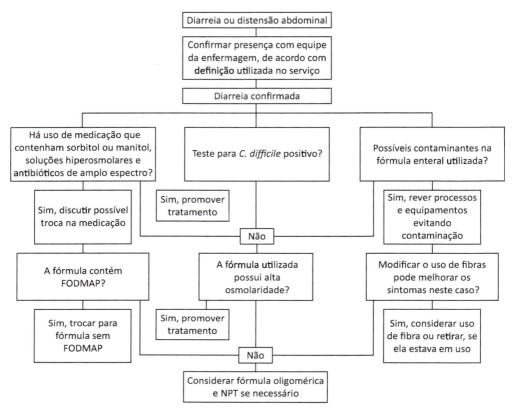

— Protocolo para manejo de diarreia em pacientes sob TNE. Adaptado de Barret, et al., 2009
FODMAP (Fermentable Oligasaccharides, Disaccharides, Monosaccharides e Polyols),
apud, Waitzberg, Dan. Nutrição Oral, Enteral e Parenteral na prática clínica., 5ª ed, Ed, Atheneu, 2017.

FIGURA 9.2. Protocolo para o manejo de diarreia em pacientes sob TNE. Adaptado de: Barret, et al., 2009. FODMAP (Fermentable Oligosaccharides Monosaccharides e Plyols,) apud Waitzberg, Dan. Nutrição Oral, Enteral e Parental na Prática Clínica. 5ª ed., Ed. Atheneu, 2017.

A terapia nutricional não deve ser considerada a principal causa da doença diarreica em pacientes graves hospitalizados. Vários fármacos podem ocasionar diarreia por múltiplos mecanismos:

- má absorção de carboidratos;
- colonização por patógenos;
- toxicidade da mucosa intestinal; e
- efeito osmótico de medicamentos.

Diarreias, com etiologia de uso de antibióticos, se beneficiam da prescrição de simbióticos, com pré e probióticos para tentativa de homeostasia da flora intestinal.

Diarreias por hipoalbuminemia podem levar a edema de mucosa intestinal, alterando a superfície absortiva. O uso de dietas enterais isotônicas são indicadas nestes casos.

A diarreia prolongada pode causar deficiência na absorção de nutrientes, desnutrição e aumento da morbimortalidade. Pode causar anormalidades eletrolíticas e contaminação de feridas cirúrgicas e lesões por pressão.

Se ocorrer diarreia em pacientes gravemente enfermos sob TNE, é importante determinar se está relacionada à dieta enteral ou não.

Depois de descartadas outras causas, as medidas para prevenir, ou a diarreia relacionada com a TNE, incluem a mudança para infusão contínua, mudança para via alternativa em posição gástrica, suspensão de medicamentos que melhorem o peristaltismo gastrointestinal ou laxativos, muitas vezes esquecidos na prescrição; administração de medicamentos obstipantes, mudança do tipo de fórmula de dieta enteral padrão, de polimérica para oligomérica e de menor osmolaridade.

Uma das melhores maneiras de obter sucesso no manejo da TNE é continuar o maior tempo possível sem interrupção ou reduções drásticas, com auxílio de medidas apropriadas, mesmo que ocorram complicações gastrointestinais.

Constipação

É uma complicação frequente em pacientes críticos com terapia nutricional enteral (TNE) bem como dos pacientes em TNE domiciliar, principalmente, os acamados, portadores de síndrome da imobilidade.

É caracterizada pela redução do número de evacuações.

Essa alteração de motilidade é observada, muitas vezes, no paciente que recebe dieta enteral, e é diagnosticada pela medida do volume residual gástrico (VRG). Os pacientes com maior risco de gastroparesia são diabéticos, ou que cursem com a hiperglicemia do paciente gravemente enfermo, aqueles em uso de ventilação mecânica, com trauma craniano, em uso de barbitúricos ou opioides. A principal consequência nutricional da gastroparesia é a interrupção da oferta da dieta enteral, com consequente défice calórico-proteico.

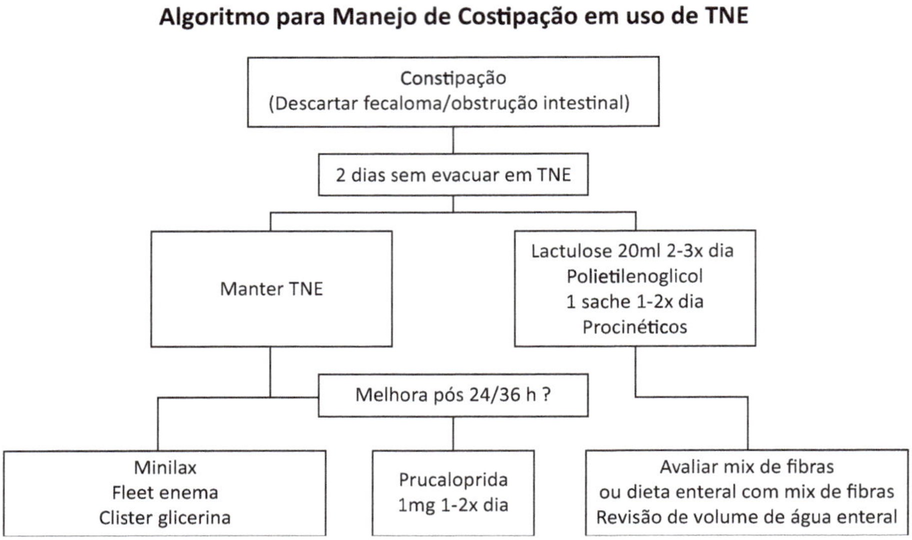

Algoritmo para Manejo de Costipação em uso de TNE

```
┌──────────────────────────────────────┐
│            Constipação                │
│ (Descartar fecaloma/obstrução intestinal) │
└──────────────────────────────────────┘
                  │
      ┌───────────────────────┐
      │ 2 dias sem evacuar em TNE │
      └───────────────────────┘
       │                        │
┌──────────────┐    ┌──────────────────────────┐
│              │    │ Lactulose 20ml 2-3x dia  │
│  Manter TNE  │    │     Polietilenoglicol     │
│              │    │    1 sache 1-2x dia       │
│              │    │      Procinéticos         │
└──────────────┘    └──────────────────────────┘
       │                        │
      ┌────────────────────────┐
      │   Melhora pós 24/36 h ? │
      └────────────────────────┘
    │            │               │
┌─────────┐ ┌──────────┐ ┌──────────────────────────┐
│ Minilax │ │Prucaloprida│ │   Avaliar mix de fibras  │
│Fleet enema│ │1mg 1-2x dia│ │ou dieta enteral com mix de fibras│
│Clister glicerina│ │        │ │Revisão de volume de água enteral│
└─────────┘ └──────────┘ └──────────────────────────┘
```

FIGURA 9.3. Algoritmo para Manejo de Diarreia em Pacientes sob TNE.

Adaptado Piovacari, S. 2017.

Tabela 9.5. Complicações gastrointestinais associadas à TNE e seu manejo clínico

Complicação	Potenciais CAUSAS	Possíveis MANEJOS CLÍNICOS
Náuseas e Vômitos	Grandes volumes de dieta enteral. Efeitos adversos de medicações em uso. Obstrução do Trato gastrointestinal.	Redução do volume ofertado com progressão mais lenta. Alteração de fórmulas para de maior densidade energética por mL. Alteração de medicamentos indutores dos sintomas, quando possível. Uso de procinéticos e antieméticos. Excluir possibilidade de oclusão intestinal.
Gastroparesia	Frequente em pacientes críticos, diabéticos ou agudamente hiperglicêmicos. Uso de medicações que induzem menor esvaziamento gástricocomo opioides, catecolaminas, agentes colinérgicos.	Controle glicêmico. Alteração de medicações indutoras do sintoma, quando possível. Uso de procinéticos. Nutrição enteral em duodeno ou jejuno, com alocação de SNE em posição pós pilórica ou gastrojejunostomias com via gástrica aberta se necessário, ou jejunostomias. Evitar fórmulas hiperlipídicas, hiperosmolares ou com fibras.

Complicação	Potenciais CAUSAS	Possíveis MANEJOS CLÍNICOS
Constipação	Desidratação. Fórmulas de alta absorção, com menor formação de bolo fecal. Distúrbio de motilidade intestinal. Uso de opioides, obstipantes.	Descartar oclusão intestinal, íleo paralitico, pseudo obstrução intestinal. Otimizar oferta hídrica. Considerar o uso de fibras em pacientes idosos, em uso de TNE exclusiva de longa data. Uso de laxativos, combinando os de diferentes mecanismos de ação (osmóticos, emolientes, formadores de bolo fecal, lubrificantes ou estimuladoes da peristalse intestinal). Avaliar substituir medicações que alteram a motilidade intestinal (opioides, sedativos, agentes anticolinérgicos). Manter adequado controle glicêmico.
	Dietas enterais hipertônicas. Uso de agentes osmóticos. KCL solução. Medicamentos indutores. Infecção intestinal. Contaminação da fórmula enteral. Temperatura da dieta enteral. Intolerância a lactose. Ausência de fibras por longos períodos.	Uso de dieta enteral em bomba de infusão contínua, ao invés de intermitente ou em *bolus*. Uso de fórmulas enterais isosmolares, isenta de lactose. Dieta enteral sistema aberto em temperatura ambiente. Troca do sistema de infusão da dieta enteral (equipos, frascos, bolsas de dieta enteral) nos tempos estipulados se ambiente hospitalar, em sistema fechado, a cada 24 h. Se sistema aberto, a cada 4 h. Revisão das medicações (atenção a medicações hiperosmolares, hipertônicas ou que contenham sorbitol, antibióticos de amplo espectro, antiácidos, xaropes com sais de magnésio ou fosfato), com troca do princípio ativo ou fórmula. Uso de fibras solúveis, probióticos ou simbióticos, principalmente se diarréia induzida por antibióticos, com disbiose intestinal. Uso de obstipantes, com cuidados para os que alteram o peristaltismo intestinal. Uso de carbonato de cálcio, zinco. Excluir infecções por SIBO (Super crescimento bacteriano) ou *clostridium difficile*.
Refluxo Gastroesofágico	Pacientes críticos, uso de drogas vasoativas.	Redução do fluxo da dieta enteral. Cabeceira elevada a 30-45 graus para TNE. Sonda nasoenteral em posição pós pilórica. Procinéticos.

Complicação	Potenciais CAUSAS	Possíveis MANEJOS CLÍNICOS
Distensão Abdominal	Hipervolemia podendo levar a lentidão do trânsito intestinal. Suboclusão intestinal, fecaloma. Opióides.	Reduzir velocidade de infusão de dieta enteral com progressão lenta em bomba de infusão contínua. Trocar fórmula com menor teor de fibras ou sem fibras. Procinéticos, Laxativos.
Intolerância a Dieta Enteral	Síndrome disabsortiva. Instabilidade hemodinâmica.	Avaliar alterar fórmulas poliméricas para oligoméricas. Suspender dieta enteral até estabilidade hemodinâmica. Avaliar nutrição parenteral se necessário.

Adaptado, *apud*, Waitzberg, Dan. 2017

Apud Waitzberg, Dan. Nutrição Oral, Enteral e Parental na Prática Clínica. 5ª ed., Ed. Atheneu, 2017. Adaptado de: Imad FB et al., 2010.

CONCLUSÕES

A escolha adequada do tipo de fórmula, da via e modalidade de nutrição enteral, do número de doses, do tempo de administração e do volume infundido podem reduzir e melhorar a incidência de complicações, quando presentes.

Equipes multidisciplinares focadas no acompanhamento dos pacientes é essencial para otimizar os resultados, baseados em conhecimentos e possíveis manejos das complicações mais frequentes relacionadas com TNE.

O manejo eficaz das complicações gastrointestinais da nutrição enteral é crucial para garantir a segurança e a eficácia da terapia nutricional. Estratégias baseadas em evidências, como ajuste da fórmula, monitoramento regular e intervenções farmacológicas quando necessário, são fundamentais para minimizar o impacto das complicações gastrointestinais na nutrição enteral.

Este capítulo oferece uma visão abrangente do manejo das possíveis complicações gastrointestinais mais comuns da nutrição enteral, com as melhores práticas clínicas para orientar o cuidado dos pacientes em terapia nutricional enteral.

PONTOS-CHAVE

- Diarréias de diferentes causas
- Obstipação intestinal
- Gastroparesia e distensão abdominal
- Refluxo gastro esofágico e morbidade

REFERÊNCIAS BIBLIOGRÁFICAS

1. WANDEN-BERGUE, C. et al. Complications Associated with Enteral Nutrition: CAFANE Study. Nutrients. 2019. doi: 10.3390/nu11092041
2. CASTRO et al. Diretriz BRASPEN de Terapia Nutricional no Paciente Grave. 2023
3. Singer P, Blaser AR, Berger MM, Alhazzani W, Calder PC, Casaer MP, et al. ESPEN guideline on clinical nutrition in the intensive care unit. Clin Nutr. 2019
4. DIRETRIZES BRASILEIRA DE TERAPIA NUTRICIONAL BRASPEN - Paciente grave e Terapia Nutricional Domiciliar (2018)
5. Blumenstein I, Shastri YM, Stein J Gastroenteric tube feeding: techniques, problems and solutions. World J Gastroenterol 2014
6. Tatsumi,H. Enteral Tolerance in critically ill patients. J Intensive Care, 2019
7. Azevedo,P. Minicucci, M. Nutrologia em Medicina Interna e Suas Interfaces. Ed. Atheneu. 2022
8. PIOVACARI, SILVIA; TOLEDO, DIOGO; FIGUEIREDO, EVANDRO. Equipe Multiprofissional de Terapia Nutricional, EMTN em Prática. Rio de Janeiro, ATHENEU, 2017
9. Santos, K. Fármacos que podem provocar a doença diarreica. Artigo de Revisão BRASPEN 2014
10. https://www.braspen.org/diretrizes - Sociedade Brasileira de Nutrição Enteral e Parenteral, Diretrizes
11. YASUDA, H. et al. Monitoring of gastric Residual Volume during Enteral Nutrition. The Cochrane Database of Systematic Reviews. 2021
12. Cederholm T, Jensen GL, Correia MITD, et al. GLIM criteria for the diagnosis of malnutrition – A consensus report from the global clinical nutrition community. Clin Nutr. 2018
13. Danielis,M et al. Diarrhoea and Constipation during artificial nutrition in intensive care unit: A prospective observational study
14. WAITZBERG, DAN L. Nutrição Oral, Enteral e Parenteral na prática clínica. 5ª ed, ED, ATHENEU, 2017
15. AZIZ, I. et al. An approach to the diagnosis and management of Rome IV functional disorders of chronic constipation. Expert Review of Gastroenterology and Hepatology. 2020

10

TERAPIA NUTRICIONAL EM ONCOLOGIA: MANEJO DAS TOXICIDADES

Bianca Vasconcellos da Conceição
Carolina Ferraioli Porro

INTRODUÇÃO

- **Estimativa de Câncer no Brasil**

O câncer já é considerado o principal problema de saúde pública no mundo, tendo origem multifatorial, incluindo o envelhecimento e fatores relacionados ao ambiente, como o sedentarismo, alimentação e exposição a poluentes.

Conforme o documento "Incidência de Câncer no Brasil", do INCA, há uma estimativa de 704 mil novos casos de câncer, no triênio de 2023 a 2025, sendo os mais incidentes: de pele não melanoma (31,3%), de mama (10,5%), de próstata (10,2%), de cólon e reto (6,5%), de pulmão (4,6%), e de estômago (3,1%).

Foi observado que nos países com maior Índice de Desenvolvimento Humano (IDH), as taxas de incidência e mortalidade são menores, em comparação àqueles com baixo IDH, pois têm ações para combater o câncer, apostando em prevenção, diagnóstico precoce e tratamento.

- **Desnutrição, Sarcopenia e Caquexia**

É importante identificar a desnutrição, a sarcopenia e a caquexia no paciente oncológico, para atuar com agilidade e assertividade, por meio da nutrição e de toda a equipe multiprofissional, a fim de diminuir a toxicidade durante o tratamento oncológico.

132 EMTN · Equipe Multiprofissional de Terapia Nutricional

É comum que o paciente com câncer possua desnutrição relacionada à doença, que é resultado da inflamação sistêmica gerada por enfermidades, como a neoplasia maligna. As células tumorais ou do sistema imune secretam citocinas pró-inflamatórias que têm três efeitos mais importantes: alterar o metabolismo dos macronutrientes, diminuir o apetite e dar início a uma resposta proteica de fase aguda, consumindo mais energia e aminoácidos essenciais, resultando, assim, em perda muscular.

A desnutrição também pode ser oriunda dos tratamentos antineoplásicos ou de cirurgias, e seu grau dependerá do tipo do tumor e do estágio da doença, assim como a idade do paciente. Aqueles com câncer no trato gastrointestinal superior (esôfago, estômago, pâncreas, fígado, vesícula biliar e ductos biliares) apresentam maior prevalência de desnutrição grave.

Tal condição prejudica a qualidade de vida e favorece a toxicidade durante o tratamento. Estima-se que até 10 a 20% dos pacientes oncológicos venham a óbito pelas consequências da desnutrição e não pelo próprio câncer. E, mesmo que o paciente não venha a óbito, o estado nutricional prejudicado é associado à menor resposta ao tratamento. Neste ponto, percebe-se a importância da nutrição no tratamento oncológico.

A sarcopenia é caracterizada pela perda de massa muscular, com provável astenia, fadiga e limitação da capacidade funcional, comprometendo a qualidade de vida, reduzindo a tolerância ao tratamento, aumentando o risco de toxicidade durante a quimioterapia e diminuindo a sobrevida. É importante destacar que pacientes obesos podem ter tal condição e consequências similares, porém, são comumente negligenciados devido ao seu peso corporal total.

Já a caquexia é definida como uma síndrome multifatorial, com perda progressiva de massa muscular, podendo ser acompanhada ou não de uma perda de massa gorda, levando a um grave declínio funcional.

Ela pode ser dividida em três estágios, conforme o **Quadro 10.1.** a seguir, adaptada do autor:

Quadro 10.1. Estágios da caquexia

Estágios da Caquexia		
Pré-caquexia	Caquexia	Caquexia refratária
Perda de peso igual ou inferior a 5%, alterações metabólicas e anorexia	Perda de peso igual ou maior que 5% ou perda ponderal maior que 2% associada ao IMC <20kg/m², ou sarcopenia associada à perda ponderal de 2% ou mais. Há presença de inflamação sistêmica e consumo alimentar reduzido.	O paciente pode ser classificado nos estágios anteriores, porém, há um catabolismo intenso e não respondem ao tratamento oncológico. Inclui-se pacientes com escore de desempenho abaixo do esperado e aqueles com expectativa de vida menor que 3 meses.

Fonte: adaptado de Waitzberg, 2011.

Principais sintomas e manejos

Sabe-se que mais de 50% dos pacientes que realizam quimioterapia, apresentam disgeusia, mucosite, náusea e vômito, além de complicações oriundas da radioterapia.

Durante o tratamento oncológico, o acompanhamento nutricional é imprescindível para identificar, prevenir e tratar a desnutrição, alterações metabólicas e nutricionais, que impactam na recuperação e sobrevida do paciente. O nutricionista orienta o paciente durante o tratamento, assim como pode prescrever suplementos nutricionais e avaliar, junto à equipe médica, a necessidade de vias alternativas de alimentação (enteral ou parenteral). Independentemente se o tratamento do câncer for curativo ou paliativo, o déficit nutricional é um preditor de menor função física, qualidade de vida diminuída, complicações cirúrgicas e redução da sobrevida.

É importante frisar que, além do acompanhamento com o nutricionista, a equipe multiprofissional se faz necessária para aplicar estratégias que melhorarão o cuidado desses pacientes, visando o sucesso do tratamento e a recuperação deles.

O nutricionista deverá realizar uma avaliação detalhada dos parâmetros clínicos, nutricionais e dos sintomas (**Quadro 10.2.**), para orientação individualizada.

Quadro 10.2. Causas comuns de baixa ingestão alimentar

- Deterioração do paladar, olfato e apetite, como consequência do tumor e/ou terapia.
- Preferências alimentares alteradas/evitação alimentar/aversão alimentar.
- Problemas alimentares (dentes, mastigação).
- Disfagia, odinofagia ou obstrução gastrointestinal parcial/total.
- Saciedade precoce, náuseas e vômitos.
- Dor, xerostomia, saliva pegajosa, dor de garganta, trismo.
- Lesões orais e esofagite.
- Mucosite induzida por radioterapia/quimioterapia.
- Enterite por radiação aguda ou crônica durante e após a radioterapia.
- Depressão, ansiedade.
- Dor.

Ravasco (2019).

Terapia Nutricional Oral (TNO)

O nutricionista deve estar atento à ingestão alimentar do paciente oncológico e prescrever suplementos nutricionais orais quando ele não consegue atender totalmente as suas demandas com a alimentação via oral (menos que 75% em até 5 dias).

Há uma grande variedade de suplementos alimentares disponível no mercado, adaptados às necessidades individuais dos pacientes, incluindo opções hipercalóricas, hiperproteicas, bem como módulos de proteína e gordura. Contudo, se mesmo com a suplementação oral a ingestão de nutrientes for insuficiente, com base no cálculo individualizado (vide **Quadro 10.3.**), recomenda-se avaliar via alternativa de alimentação (enteral e/ou parenteral).

Quadro 10.3. Principais recomendações nutricionais para pacientes oncológicos

	Recomendação calórica	Recomendação proteica
ESPEN (2021)	• 25 a 30 kcal/kg/dia dependendo do estado de desempenho do paciente.	• Mínimo 1g/kg/dia, mas, se possível em torno de 1,5g/kg/dia.
ASPEN (2020)	• 20 a 30 kcal/kg/dia	• 0,8 a 1,5g/kg/dia.
BRASPEN (2019)	• Paciente em tratamento antineoplásico ou paliativo ou sobreviventes do câncer: se eutróficos 25 a 30kcal/kg/dia; • Paciente idoso com IMC < 18,5 kg/m²: 32 a 38 kcal/kg/dia; • Pacientes obesos: 20 a 25 kcal/kg peso atual/dia; • Pacientes com caquexia ou desnutridos: 30 a 35 kcal/kg/dia.	• Paciente em tratamento antineoplásico ou paliativo: acima de 1g e se a inflamação sistêmica for presente considerar 1,2 a 2,0g/kg/dia; • Pacientes com algum grau de desnutrição: 1,2 a 1,5g/kg/dia; • Pacientes sobreviventes do câncer: 0,8 a 1g/kg/dia; • Pacientes sarcopênicos: entre 1,2 a 1,5g/kg/dia; • Pacientes com falência renal aguda ou crônica o fornecimento de proteína não deverá exceder 1,0 a 1,2g/kg/dia.
	Doses próximas a 2,0g de proteínas/kg/dia são indicadas para suportar balanço proteico positivo, se função renal normal, especialmente, se a desnutrição, inflamação, resistência à insulina e o sedentarismo estiverem presentes.	
SOCIEDADE BRASILEIRA DE ONCOLOGIA (2021)	• Paciente gravemente desnutrido: convém cautela ao estimar a oferta calórica inicial para evitar a síndrome de realimentação; • Na fase de recuperação, a quantidade pode chegar até 35kcal/kg/dia. No entanto, estudos recentes mostram que alguns pacientes podem alcançar um gasto energético acima de 35kcal/kg/dia.	• Paciente gravemente desnutrido: 2,5g/kg/dia.

Imunonutrição

A terapia nutricional com nutrientes imunomoduladores é recomendada para pacientes oncológicos que irão realizar procedimento cirúrgico. Entre os principais imunonutrientes estão os ácidos graxos ômega-3, conhecidos por suas propriedades anti-inflamatórias e imunomoduladoras; a arginina, um aminoácido essencial para diversos processos biológicos como a síntese proteica, a proliferação celular e a cicatrização; e os nucleotídeos, fundamentais na síntese de proteínas celulares e no metabolismo energético.

Embora não haja um consenso sobre a dose ideal de cada imunonutriente, recomenda-se o consumo de cerca de 500mL diários de bebidas contendo esses nutrientes de 7 a 14 dias antes da cirurgia, dependendo do estado nutricional do paciente.

A imunonutrição tem sido associada à redução da incidência de complicações infecciosas em pacientes em risco nutricional ou desnutridos, além de contribuir para a diminuição do tempo de internação hospitalar e dos custos associados ao tratamento.

Orientação aos Pacientes

No Hcor, os pacientes recebem uma orientação nutricional direcionada ao tratamento (quimioterapia, radioterapia ou imunoterapia), para manejo adequado e ágil dos sintomas, para não impactar no seu estado nutricional.

Além do acompanhamento de nutricionista no ambulatório e na unidade de internação, o folder de orientações nutricionais durante a quimioterapia e radioterapia é entregue aos pacientes, para trazer de forma lúdica e fácil, a explicação do que fazer, se apresentarem algum sintoma.

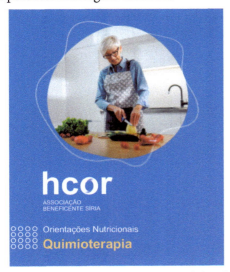
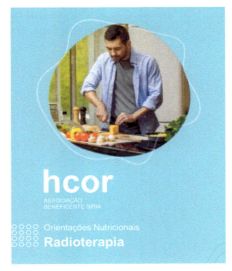

Figura 10.1. Folder de orientações nutricionais.

Fonte: Hospital do coração – 2024.

O que há em comum entre eles é a explicação sobre a higienização correta dos alimentos e as boas práticas em alimentação.

Sobretudo durante a quimioterapia, a imunidade tende a diminuir e é preciso ter segurança na ingestão dos alimentos. Para isso, é necessário:

- Manipular os alimentos com as mãos limpas.
- Comprar alimentos dentro da validade, com sua embalagem íntegra.
- Não consumir carne mal passada ou crua, assim como não ingerir gema de ovo mole.
- Desprezar o alimento todo, caso apresente um foco de bolor.
- Não ingerir alimentos vendidos a granel, assim como as oleaginosas.
- Evitar comprar frutas já cortadas.
- Higienizar os alimentos que serão consumidos crus, cumprindo os seguintes passos:
  1. Selecionar o alimento e jogar fora suas raízes e partes estragadas.
  2. Lavar em água corrente, para tirar sujidades, como terra.
  3. Imergir o alimento na solução clorada (1 col. de sopa para cada litro de água) por 15 minutos, ou conforme orientação do fabricante.
  4. Desprezar a água e enxaguar com água potável.
  5. Retirar o máximo possível de água do alimento e guardar, de preferência dentro da geladeira.

Além de tais orientações básicas, os folders contam com os manejos dos principais sintomas, nos diferentes tratamentos, conforme quadro a seguir.

10 · Terapia Nutricional em Oncologia: Manejo das Toxicidades

Quadro 10.4. Principais toxicidades e respectivos manejos nutricionais

Sintoma	Manejo nutricional
Inapetência	Aumentar o fracionamento das refeições. Variar o cardápio. Utilizar temperos que mais gosta.
Náusea e vômitos	Ficar afastado da cozinha durante o preparo das refeições. Evitar os alimentos gordurosos e doces. Consumir alimentos leves como frutas e sucos naturais, de preferência, mais cítricos (exceto se apresentar mucosite). Sucos naturais com gengibre são um grande aliado devido à sua função antiemética. Exemplo de receita: INGREDIENTES: Suco de laranja-lima (150ml) Suco de ½ limão (10ml) Hortelã a gosto. Gengibre a gosto MODO DE PREPARO: Bater tudo no liquidificador. Para um melhor frescor, utilizar gelo na preparação.
Mucosite e odinofagia	Evitar alimentos ácidos, salgados, picantes, duros e secos. Ingerir alimentos mais macios. Consumir alimentos em temperatura ambiente.
Xerostomia	Introduzir mais molhos, caldos e sopas. Ingerir maior volume de líquidos durante o dia.
Disgeusia	Utilizar mais temperos naturais para dar mais sabor. Preparar pratos mais coloridos para estimular apetite.
Diarreia	Suspender os alimentos laxativos e preferir alimentos obstipantes. Aumentar a hidratação ao longo do dia.
Obstipação intestinal	Aumentar o consumo de alimentos ricos em fibras, como frutas, verduras cruas e cozidas e legumes. Aumentar a hidratação ao longo do dia.

Sintoma	Manejo nutricional
Anemia	Consumir alimentos ricos em ferro, como carne vermelha, hortaliças verde-escuras e leguminosas. Ingerir alimentos fonte de vitamina C (frutas cítricas, por exemplo) junto aos alimentos ricos em ferro, pois, ela otimiza a absorção de ferro não-heme, presente nos vegetais. Evitar a ingestão de alimentos ricos em cafeína e cálcio nas refeições principais, para que não haja "competição" na absorção do ferro.
Esofagite	Evitar alimentos com cafeína, chocolate, frutas cítricas e leite integral. Fracionar as refeições durante o dia. Não ingerir líquidos durante as refeições.

Fonte: autoria própria.

CONCLUSÃO

A desnutrição é considerada o principal distúrbio nutricional, devido ao catabolismo. Estudos mostram que a presença de células malignas leva a uma alteração metabólica, que altera o estado nutricional desses pacientes, uma vez que o tumor compete por nutrientes.

Fatores como perda de peso, inapetência e sintomas que abalam a ingestão alimentar habitual do paciente, aumentam o risco de desnutrição e influenciam negativamente na resposta ao tratamento, levando a um risco de infecções, diminuindo a qualidade de vida, aumentando a morbidade, o custo do tratamento e o tempo de internação hospitalar.

Uma avaliação nutricional precoce e individualizada é fundamental em pacientes oncológicos, desde o início até o fim do tratamento, com o objetivo de mensurar o risco nutricional ou identificar algum grau de desnutrição.

Portanto, é necessária uma intervenção nutricional assertiva nessa população, para recuperar ou manter o seu estado nutricional e minimizar os efeitos colaterais dos tratamentos, com o intuito de melhorar a qualidade de vida e o prognóstico da doença.

PONTOS-CHAVE

- A desnutrição é o principal distúrbio nutricional devido ao catabolismo proveniente do câncer.
- A caquexia é uma síndrome multifatorial, com perda progressiva de massa muscular, podendo ser acompanhada ou não de uma perda de massa gorda, levando a um grave declínio funcional.
- A sarcopenia é perda de massa muscular, com provável astenia, fadiga e limitação da capacidade funcional, comprometendo a qualidade de vida.

- Terapias antineoplásicas consistem em um tratamento sistêmico que inibem ou previnem o crescimento e disseminação das células cancerígenas.
- A terapia nutricional deve ser iniciada, assim que verificar aceitação alimentar abaixo de 75% em até 5 dias ou em casos de desnutrição moderada a grave.
- O acompanhamento e avaliação nutricional precoce são fundamentais em pacientes oncológicos.

REFERÊNCIAS BIBLIOGRÁFICAS

1. Instituto Nacional de Câncer, Estimativa 2023: incidência de câncer no Brasil [internet]. Rio de Janeiro: [publisher unknown]; 2022 [cited 2023 Dez 15]. 29-31 p. Available from: https://www.inca.gov.br/sites/ufu.sti.inca.local/files//media/document//estimativa-2023.pdf
2. Arends J, Baracos V, Bertz H, Bozzetti F, Calder PC, Deutz NEP, et al. ESPEN expert group recommendations for action against cancer related malnutrition. Clinical Nutrition [Internet]. 2017 [cited 2023 Dez 15]; 36. Available from: https://www.clinicalnutritionjournal.com/article/S0261-5614(17)30228-5/fulltext
3. Ryan AM, Power DG, Daly L, Cushen SJ, Ní Bhuachalla Ē, Prado CM. Cancer-associated malnutrition, cachexia and sarcopenia: the skeleton in the hospital closet 40 years later. Proceedings of the Nutrition Society. Cambridge University Press [Internet]. 2016 [cited 2023 Dez 15];75(2):199–211. Available from: https://www.cambridge.org/core/journals/proceedings-of-the-nutrition-society/article/cancerassociated-malnutrition-cachexia-and-sarcopenia-the-skeleton-in-the-hospital-closet-40-years-later/11C5216B25630EA977C6F64364FB1712
4. Muscaritoli M, Arends J, Bachmann P, Baracos V, Barthelemy N, Bertz H, et al. ESPEN practical guideline: Clinical Nutrition in câncer [Internet]. 2021 [cited 2023 Dez 15]; 40. Available from: https://www.clinicalnutritionjournal.com/article/S0261-5614(21)00079-0/fulltext
5. Silva FRM, Oliveira MGO, Souza ASR, Figueroa JN, Santos CS. Factors associated with malnutrition in hospitalized cancer patients: a croos-sectional study. Nutr J [Internet]. 2015 [cited 2023 Dez 15]; 14: 123. Available from: https://www.ncbi.nlm.nih.gov/pmc/articles/PMC4676158/
6. Horie LM, Barrére APN, Castro MG, Alencastro MG, Alves JTM, Bello PPD, et al. Diretriz Braspen de Terapia Nutricional no Paciente com Câncer e Braspen recomenda: Indicadores de Qualidade em Terapia Nutricional. BRASPEN J [Internet]. 2019 [cited 2023 Dez 15]; 34 (Supl 1):1-32. Available from: https://www.braspen.org/_files/ugd/a8daef_19da407c192146e085edf67dc0f85106.pdf
7. Peñas RL, Majem M, Perez-Altozano J, Virizuela J.A, Cancer E, Diz P, et al. SEOM clinical guidelines on nutrition in cancer patients. Clinical and Translational Oncology [Internet]. 2019 [cited 2023 Dez 15]; 21:87–93. Available from: https://link.springer.com/article/10.1007/s12094-018-02009-3
8. Associação Brasileira de Cuidados Paliativos. Consenso brasileiro de caquexia/ anorexia. Revista Brasileira de Cuidados Paliativos [Internet]. 2011 [cited 2023 Dez 15]; 3 (3) - Suplemento 1. Available from: https://edisciplinas.usp.br/pluginfile.php/4972350/mod_resource/content/1/CONSENSO--BRASILEIRO-DE-CAQUEXIA-ANOREXIA-EM-CUIDADOS-PALIATIVOS_-2011.pdf
9. Ravasco P. Nutrition in Cancer Patients. J Clin Med [Internet]. 2019; 8(8): 1211. Available from: https://www.ncbi.nlm.nih.gov/pmc/articles/PMC6723589/
10. Instituto Nacional de Câncer José Alencar Gomes da Silva. Consenso nacional de nutrição oncológica [Internet]. 2016. Available from: https://www.inca.gov.br/sites/ufu.sti.inca.local/files/media/document/consenso-nutricao-oncologica-vol-ii-2-ed-2016.pdf
11. Aguilar-Nascimento JE, Salomão AB, Waitzberg DL, DockNascimento DB, Correa MITD, Campos ACL, et al. Diretriz ACERTO de intervenções nutricionais no perioperatório em cirurgia geral eletiva. Rev Col Bras Cir. 2017;44(6):633-48. Available from: https://www.scielo.br/j/rcbc/a/QrQS3Xxq5ztxp5RtCwr3JNz/?format=pdf&lang=pt

11

DISPOSITIVOS PARA TERAPIA NUTRICIONAL ENTERAL

Ricardo T. Prete
Evelyn Aparecida do Nascimento

INTRODUÇÃO

A **Terapia de Nutrição Enteral** tem uma história longeva, com relatos desde 3500 a.C., no antigo Egito, porém a maior parte dos avanços na área se concentraram durante o século XX, tanto no que se relaciona às técnicas de nutrição enteral, quanto às formulações.

Algumas práticas médicas do Antigo Egito incluíam enemas retais com vinho, leite, cevada. Hipócrates e Platão, na Grécia Antiga, foram pioneiros no enfoque da importância de uma dieta balanceada. No século XVI, Capivacceus, inseriu o primeiro tubo para nutrição enteral.

A nutrição artificial começou em 1628 com a descrição detalhada da circulação sanguínea por William Harvey; contudo os maiores avanços transcorreram ao longo do século XX.

A seguir, na **Tabela 11.1.** podemos observar a linha do tempo do desenvolvimento de soluções de nutrição enteral e seus dispositivos de administração.

142 **EMTN** · Equipe Multiprofissional de Terapia Nutricional

Tabela 11.1. Linha do tempo do desenvolvimento de soluções de nutrição enteral e vias de administração

Data	Eventos importantes na história do desenvolvimento da nutrição enteral
Antigo Egito	Uso de enemas de vinho, leite, "*grain broths*".
Séculos XVI e XVII	Uso de sonda nasoenteral e orofaríngea.
1700 a 1800 d.C.	Uso de sonda orogástrica para alimentação com leite, ovos, grãos e whisky.
1800 d.C.	Dispositivos nasoenterais e sonda orogástrica para alimentação com ovos, açúcar, vinho e leite.
1800 d.C.	Sondas retais para consumo de carne crua, whisky, ovo, pâncreas, sangue coagulado.
1910	Inserção da primeira sonda nasoduodenal.
Década de 1910	Introdução de alimentação por gotejamento, experimentos sobre a capacidade absortiva do intestino delgado.
1918	Primeiro caso reportado de alimentação jejunal.
1930-1940	Desenvolvimento do tubo de alimentação por duplo lúmen e descompressivo.
1939	Primeira introdução da caseína hidrolisada.
1940	Desenvolvimento da bomba de infusão de dieta enteral.
Década de 1940	O papel da nutrição enteral na evolução do paciente passou a considerar o balanço nitrogenado do paciente, bem como sua recuperação clínica.
Década de 1940	Cirurgia de inserção de gastrostomia com alimentação pós-operatória precoce.
Década de 1950	Introdução de suplementos em pó industrializados cuja composição contemplava proteínas, lipídeos, carboidratos e 8 vitaminas e 8 minerais.
Década de 1950	Refinamento da metodologia das cozinhas hospitalares no preparo de alimentos sólidos e liquefeitos.
1955-1965	Institutos de saúde estudaram dietas quimicamente definidas.
Década de 1960	Dieta elementar passou a ser usada para garantir aporte nutricional de pacientes com graves complicações gastrointestinais.
1970	Introdução da distribuição de fontes energéticas na proporção de 30% gorduras, 20% proteínas, 50% carboidratos.
1980-2000	Uso da nutrição enteral para melhora da digestão e absorção de nutrientes, aumento da imunidade, tratamento de feridas, promoção da saúde intestinal e terapia nutricional para manejo de doenças e lesões.

Fonte: Harkness L. The History of Enteral Nutrition Therapy: From Raw Eggs and Nasal Tubes to Purified Amino Acids and Early Postoperative Jejunal Delivery. Journal of the American Dietetic Association. 1º de março de 2002;102(3):399–404.

INDICAÇÕES PARA CADA DISPOSITIVO

A sonda de alimentação enteral permite que a alimentação seja administrada através de um tubo cuja localização pode ser no estômago ou intestino delgado. Deste modo, pacientes com a capacidade de digestão preservada podem atingir o aporte nutricional necessário que a nutrição por via oral não está sendo suficiente. Há uma grande variedade de dispositivos e os mais comuns estão elencados na **Tabela 11.2**.

Tabela 11.2. Tipos de acessos enterais

Dispositivo	Método de inserção	Principais indicações
Sonda nasogástrica/nasoenteral. *Fonte da imagem: autorizado pela Avanos©.*	À beira-leito ou por via endoscópica.	Alimentação de curto-prazo em diversas situações, geralmente, quando a expectativa é de que o paciente será capaz de tolerar a nutrição oral novamente ou até que se trace uma estratégia nutricional de longo prazo.
Sonda nasogastrojejunal *Fonte da imagem: Elshaer M, Gravante G, White J, Livingstone J, Riaz A, Al-Bahrani A. Routes of early enteral nutrition following oesophagectomy. annals. setembro de 2016;98(7):461–7.*	Via endoscópica	Pacientes com gastroparesia grave.

144 **EMTN** · Equipe Multiprofissional de Terapia Nutricional

Dispositivo	Método de inserção	Principais indicações
Gastrostomia Endoscópica percutânea (PEG) *Fonte da imagem: autorizado pela Avanos©.*	Via endoscópica	Pacientes neurológicos onde há pouca ou nenhuma ingesta oral e uma via enteral é necessária, porém não a longo prazo.
Gastrostomia de reposição (balonada). *Fonte da imagem: autorizado pela Avanos©.*	À beira-leito ou por via endoscópica.	Sonda de escolha para substituição da PEG quando necessário.

Dispositivo	Método de inserção	Principais indicações
Gastrostomia de baixo perfil *Fonte da imagem: autorizado pela Avanos©.*	À beira-leito ou por via endoscópica	Opção de sonda para substituição da PEG ou da gastrostomia de reposição quando necessário.
Gastrojejunostomia *Fonte da imagem: autorizado pela Avanos©.*	Via endoscópica	Pacientes com gastroparesia grave que já possuam uma estomia de alimentação.
Gastrostomia guiada por fluoroscopia (RIG) utilizando sonda de reposição (balonada)	Via Raio-X	Semelhante às indicações anteriores, quando não for possível passar a sonda endoscopicamente.

Dispositivo	Método de inserção	Principais indicações
Jejunostomia *Fonte da imagem: Elshaer M, Gravante G, White J, Livingstone J, Riaz A, Al-Bahrani A. Routes of early enteral nutrition following oesophagectomy. annals. setembro de 2016;98(7):461–7.*	Cirurgicamente, via endoscópica ou radiológica.	Para pacientes que não conseguem absorção gástrica dos nutrientes e necessitam de alimentação diretamente pelo jejuno (intestino delgado).

Fonte: Simons S, Remington R. The percutaneous endoscopic gastrostomy tube: a nurses guide to PEG tubes. Medsurg Nursing 2013; 22(2): 77–83; Elshaer M, Gravante G, White J, Livingstone J, Riaz A, Al-Bahrani A. Routes of early enteral nutrition following oesophagectomy. annals. setembro de 2016;98(7):461–7

CONEXÕES ENFIT E SEGURANÇA DO PACIENTE

Os erros de conexão em sistemas de administração de dieta enteral são comuns e uma triste realidade em todo o mundo.

Um erro de conexões ocorre quando uma solução, medicamento ou dieta é acidentalmente infundido em um local inadequado como artérias, veias, órgãos ou outros compartimentos, levando a danos leves, graves ou mesmo à morte.

Mais de 160 casos de erros de conexões enterais foram reportados em uma revisão abrangendo o período entre 1972-2010, levando os pacientes à morte em 18% dos casos.

O CUSTO DOS ERROS

Além do imensurável impacto em sofrimento humano e perda de produtividade, o custo financeiro pode ser quantificado e nos leva a crer que o investimento em segurança do paciente é o mais vantajoso.

De acordo com uma análise de 765.651 óbitos de pacientes, em 2007, realizada pela Agência para Pesquisa e Qualidade em Saúde, o custo para os hospitais em que esses pacientes morreram por erros de conexão foi de US$ 26.035 dólares, ou seja, 2,7 vezes a mais do que àqueles que saíram vivos do hospital.

É importante ressaltar que quando um evento sentinela ocorria em 2013, como a sepse ou tromboembolismo que acontecia quando a nutrição enteral era erroneamente administrada por via endovenosa, o custo médio por internação hospitalar era aumentado em mais de US$ 18.000.

A ERA DA MUDANÇA

Impulsionados pelos catastróficos eventos relatados em 2010, foi criada a *International Standards Organization* (ISO) 80369-3, que culminou em 2013 com a formação do grupo *Global Enteral Device Supplier Association* (GEDSA) determinando um novo padrão de conexões enterais.

Esse grupo é formado por fabricantes, distribuidores e especialistas de todo o mundo com o objetivo de introduzir e padronizar a nova conexão, denominada ENFit (**Figura 11.1.**).

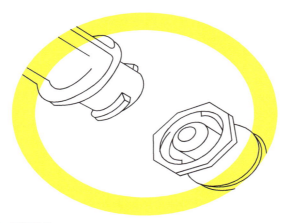

Figura 11.1. Conexão ENFit®.

Fonte: Guenter P. ENFit® Feeding Tube Connectors: A Primer for the Radiology Nurse. Journal of Radiology Nursing. dezembro de 2016;35(4):296–9.

Em 2019, o Comitê de Enfermagem da Sociedade Brasileira de Nutrição Parenteral e Enteral (BRASPEN) lançou a campanha intitulada "**Mantenha-se Conectado**": 9 passos importantes para promover a segurança nos erros de conexão em Terapia Nutricional.

Essa campanha teve como base um mnemônico criado por enfermeiros especialistas em terapia nutricional, destacando as principais recomendações relacionadas aos cuidados com conexões enterais (**Figura 11.2.**).

C	Certifique as linhas de infusão.
O	Oriente pacientes e responsáveis.
N	Notifique eventos adversos.
E	Evite adaptações.
C	Confira o sistema em dupla.
T	Treine a equipe permanentemente.
A	Adquira equipamentos exclusivos para TNE.
D	Desenvolva indicações de qualidade.
O	Otimiza o ambiente seguro.

Figura 11.2. Mnemônico "Conectado" e suas definições.

Fonte: Matsuba CST, Serpa LF, Maciqueira SR, Prete RT, Minutti A, Silva CRM, et al. Campanha "Mantenha-se Conectado": 9 passos importantes para promover a segurança nos erros de conexão em Terapia Nutricional, 2019.

A transição das conexões está ocorrendo globalmente e estima-se que sua conclusão esteja próxima de 100% na União Europeia, Austrália e Nova Zelândia. O Brasil e a China iniciaram esse processo apenas em 2021 e têm um longo caminho pela frente.

CONCLUSÃO

Os dispositivos enterais para alimentação são fundamentais para a reabilitação dos pacientes desnutridos ou em risco de desnutrição. A transição das conexões para a nova tecnologia ENFit® é um momento bastante desafiador para as instituições de saúde, profissionais, pacientes e cuidadores e a educação é a chave para a mudança ser menos tortuosa.

PONTOS-CHAVE

- O enfermeiro deve participar ativamente na escolha do acesso para terapia nutricional do paciente.
- Os erros de conexão ainda são frequentes e esse assunto deve fazer parte das pautas de reunião das Comissões de Risco e Segurança do Paciente das instituições de saúde.

REFERÊNCIAS BIBLIOGRÁFICAS

1. Harkness L. The History of Enteral Nutrition Therapy: From Raw Eggs and Nasal Tubes to Purified Amino Acids and Early Postoperative Jejunal Delivery. Journal of the American Dietetic Association. 1º de março de 2002;102(3):399–404.
2. Vassilyadi, F.; Panteliadou, A.K. Hallmarks in the history of enteral and parenteral nutrition: From antiquity to the 20th century. Nutr. Clin. Pract. 2013, 28, 209–217.

3. Druml C, Ballmer P, Druml W et al. ESPEN guideline on ethical aspects of artificial nutrition and hydration. Clin Nutr 2016; 35(3):545–556. https://doi.org/10.1016/j.clnu.2016.02.006.
4. Simons S, Remington R. The percutaneous endoscopic gastrostomy tube: a nurses guide to PEG tubes. Medsurg Nursing 2013; 22(2): 77–83.
5. Guenter, P; Cusack, M. Misconnections and the emergence of enteral nutrition connectors for patient safety. **Infusion**, 2020; 26 (5), 26-9.
6. Simmons D, Symes L, Graves K, Guenter P. Tubing misconnections: Normalization of deviance. Nutr Clin Pract. 2011;26:286-293.
7. Zhao, Y., and Encinosa, W. The Cost of End-of-Life Hospitalizations, 2007. HCUP Statistical Brief #81. November 2009, revised April 2010. Agency for Healthcare Research and Quality, Rockville, MD.
8. Torio CM, Moore BJ. National Inpatient Hospital Costs: The Most Expensive Conditions by Payer, 2013 HCUP Statistical Brief #204 May 2016. Agency for Healthcare Research and Quality, Rockville, MD.
9. Matsuba, C. S. T., Serpa, L. F., Maciqueira, et al. Campanha "Mantenha-se Conectado": 9 passos importantes para promover a segurança nos erros de conexão em Terapia Nutricional. *BRASPEN Journal*, 2019: *34*(1), 24-31.

12

ATUAÇÃO DO FARMACÊUTICO COMO INTEGRANTE DA EMTN

Júlia Brito Vasques

INTRODUÇÃO

Este capítulo descreve quais as atribuições do farmacêutico como integrante da Equipe Multiprofissional de Terapia Nutricional (EMTN). O farmacêutico tem atuação tanto em questões logísticas e administrativas, quanto clínica (interações fármaco x nutriente), sendo responsável por diversas etapas que garantem a segurança e qualidade para terapia nutricional.

Segundo a Resolução RDC n.º 503, de 27 de maio de 2021, o farmacêutico é membro obrigatório da Equipe Multiprofissional de Terapia Nutricional (EMTN), sendo responsável pelas atribuições descritas abaixo.

Aquisição, Armazenamento e Distribuição de Dietas Enterais e Parenterais

A padronização das nutrições enterais e parenterais de uma instituição de saúde devem ser definidas pela EMTN, considerando o perfil dos pacientes que serão atendidos, embasamento científico e melhor custo-benefício. Após definida a padronização, o farmacêutico deve adquirir as dietas e controlar o fluxo de dispensação e reposição do estoque conforme consumo.

O armazenamento das dietas deve ser feito em local específico, mantendo sempre o controle de temperatura e umidade. O Instituto para Práticas Seguras no Uso de Medicamento (ISMP) considera as nutrições parenterais como medicamentos potencialmente perigosos, caso a instituição siga a recomendação e considere o item de alta vigilância ou alto risco, o processo de dispensação e armazenamento deve seguir as orientações preconizadas, como local de segregado e identificado com a cor vermelha, dispensação separada e recebimento mediante protocolo e/ou somente para enfermeiro responsável do setor.

A dispensação das dietas deve ser realizada conforme prescrição médica. Em casos de suplementos e dietas enterais, a prescrição pode ser feita por um nutricionista.

Aquisição, Armazenamento e Distribuição de Produtos Necessários para Terapia Nutricional

A aquisição dos produtos relacionados à terapia nutricional também é atribuição do farmacêutico, que deve avaliar quais insumos, como equipos, extensores, conectores, seringas e adaptadores, serão necessários. Como medidas de segurança, os materiais relacionados as dietas enterais apresentam cor diferenciada, como azul ou lilás, e conexões que não possuem encaixe nos acessos venosos (conexão *spike*), criando uma barreira que evita a infusão em local inadequado.

O armazenamento desses itens deve obedecer aos mesmos critérios estabelecidos na RDC 360/2020 que dispõe sobre as Boas Práticas de Distribuição, Armazenagem e Transporte de Medicamentos.

Qualificação de Fornecedores

É responsabilidade do farmacêutico garantir que os fornecedores de dietas enterais, parenterais e suplementos sejam qualificados.

A qualificação dos fornecedores deve ocorrer tanto para fabricantes e distribuidores, quanto para as farmácias de manipulação, sempre atendendo às Boas Práticas de Fabricação e critérios legais.

Avaliação da Prescrição

As nutrições parenterais podem ser industrializadas ou adquiridas por um serviço de manipulação terceirizado. No caso das nutrições parenterais manipuladas, as apresentações são personalizadas conforme as necessidades do paciente.

Para realizar a manipulação, o médico prescreve em receituário específico ou sistema informatizado próprio da Farmácia de Manipulação. O farmacêutico analisa a prescrição, verificando a concentração, via de administração em acesso venoso central ou periférico, de acordo com a osmolaridade da solução e possíveis incompatibilidades físico-químicas.

Outro ponto importante é a orientação que as dietas parenterais sejam administradas em via exclusiva.

12 · Atuação do Farmacêutico como Integrante da EMTN — 153

Nos pacientes em uso exclusivo de sonda ou demais vias alternativas de alimentação, o farmacêutico irá analisar as possibilidades de administração de medicamentos por essas vias e as possíveis interações entre fármaco e nutrientes.

Interações Fármaco x Nutrientes

As interações entre fármacos e nutrientes podem afetar a farmacocinética e farmacodinâmica dos medicamentos e consequentemente sua ação terapêutica. Por isso é importante que a equipe multidisciplinar conheça os mecanismos de tais interações para buscarem alternativas, avaliem o risco-benefício e/ou realizem o monitoramento adequado.

Interações referentes a farmacocinética influenciam na administração, absorção, distribuição, metabolização e excreção dos fármacos. Alguns fatores alteram a biodisponibilidade dos medicamentos, seja por características próprias como solubilidade, forma farmacêutica, tempo de liberação ou fatores individuais como idade, ingesta de alimentos e patologias.

A ingestão de alimentos altera o pH gastrointestinal, afetando a desintegração de cápsulas, drágeas ou comprimidos, e consequentemente a absorção do princípio ativo. A alteração do pH também afeta o tempo de absorção dos fármacos de acordo com suas características químicas, por exemplo, fármacos ácidos, como naproxeno, ácido acetilsalicílico e sulfadiazina são mais rapidamente absorvidos em meio ácido.

Outra alteração que a ingesta de alimentos causa é o aumento da circulação *esplâncnica*. Dietas hiperproteicas e hiperlipídicas elevam o fluxo sanguíneo gastrointestinal, o que pode acarretar diminuição do efeito de primeira passagem, elevando assim a disponibilidade de alguns fármacos, incluindo a classe de betabloqueadores.

Já as interações farmacodinâmicas, influenciam os efeitos fisiológicos, bioquímicos e moleculares dos fármacos.

Um exemplo comum de interação farmacodinâmica é a interação entre levodopa e dieta hiperproteica, a interação acontece por uma competição pelos sítios de absorção entre os aminoácidos e o medicamento pelos sítios de absorção tanto na absorção intestinal, quanto na penetração no cérebro, devido a maior afinidade dos aminoácidos, a levodopa tem ação terapêutica inibida.

Outro exemplo de interação farmacodinâmica é a interação entre o anticoagulante oral Varfarina e a Fitomenadiona (Vitamina K). A vitamina K é auxilia na formação de ácido gama carboxiglutâmico, presente nos fatores de coagulação fatores II, VII, IX e X e a Varfarina inibe a enzima hepática vitamina-k-epóxi-redutase, responsável pela carboxilação do ácido que possibilita a ativação, ou seja, a vitamina K tem ação antagonista com a Varfarina, por isso o uso concomitante desse fármaco com esse medicamento deve ser acompanhado. Essa vitamina é encontrada em alimentos como verduras e também como complemento de dietas enterais.

A interação também pode afetar a absorção adequada dos nutrientes por efeitos dos fármacos. Essa alteração pode ser dar por alteração de pH gastrointestinal (por exemplo: Isoniazida), aceleração do esvaziamento gástrico (por exemplo: Ampicilina) ou indução enzimática, ou seja, aumento de níveis enzimáticos ou a velocidade dos processos enzimáticos. Os anticonvulsivantes, como Carbamazepina, Fenitoína e Fenobarbital, são indutores da enzima hepática Citocromo P450, ou seja, responsável pelo catabolismo da vitamina D3, formando produtos inativos e reduzindo a sua biodisponibilidade e consequentemente causando uma redução nos níveis séricos de cálcio.

O uso frequente de laxantes, como óleo mineral, afeta a absorção de fosfatos e de vitaminas lipossolúveis como A, D, E e K fosfatos devido à diminuição do tempo de trânsito intestinal. Esse medicamento diminui também a absorção de cálcio, por isso o uso excessivo pode provocar raquitismo em crianças e osteomalácia em adultos.

Manipulação de Nutrição Parenteral

Conforme preconizado na Portaria MS/SNVS n.° 272, de 8 de abril de 1998, a manipulação de **Nutrição Parenteral** (NP) deve ser realizada em um estabelecimento que atenda à legislação sanitária vigente (Federal, Estadual, Municipal), com instalações e equipamentos específicos para a preparação da Nutrição Parenteral, em área asséptica, atendendo ainda às exigências das Boas Práticas de Preparação de Nutrição:

- **Área de dispensação:** Área de atendimento ao usuário, destinada especificamente a receber, avaliar e dispensar a prescrição médica.
- **Conservação:** Manutenção em condições higiênicas e sob refrigeração controlada a temperatura de 2 °C à 8 °C da NP, assegurando sua estabilidade físico-química e pureza microbiológica.
- **Controle de Qualidade:** Conjunto de operações (programação, coordenação e execução) para verificar a conformidade dos produtos farmacêuticos, correlatos, materiais de embalagem e nutrição parenteral com as especificações estabelecidas.
- **Formulação Padronizada:** Toda formulação para Nutrição Parenteral, sob prescrição médica, cujos componentes são previamente estabelecidos, com estudos de estabilidade realizados e prazo de validade definido, podendo ser empregado para diversos pacientes.
- **Material de Embalagem:** Recipientes, rótulos e caixas para acondicionamento da NP.
- **Preparação Extemporânea:** Toda Nutrição Parenteral para início de uso em até 24h após sua preparação, sob prescrição médica, com formulação individualizada.
- **Procedimento Asséptico:** Operação realizada para preparar Nutrição Parenteral com a garantia da sua esterilidade.

- **Recipiente:** Embalagem primária destinada ao acondicionamento da Nutrição Parenteral, de vidro ou plástico, que atendam aos requisitos estabelecidos no anexo III.
- **Sessão de Manipulação:** tempo decorrido para uma ou mais manipulações da Nutrição Parenteral, sob as mesmas condições de trabalho, por um mesmo manipulador, sem qualquer interrupção do processo.

Controle de validade

As nutrições enterais e suplementos geralmente apresentam prazo de validade mais curto, sendo necessário um controle rigoroso para otimização do estoque. Outro ponto fundamental é a comunicação interdisciplinar, para não haver perda por vencimento, assim como as alterações de padronização ou mudança de perfil da instituição.

As apresentações parenterais industrializadas possuem validade mais longa, entretanto as manipulações individualizadas devem seguir as recomendações de prazo de validade do fabricante, observando as diferenças de estabilidade da bolsa sob refrigeração e em temperatura ambiente.

Participação de estudos de farmacovigilância

No caso de reações adversas ou queixas técnicas referente às dietas, cabe ao farmacêutico realizar o reporte junto ao fornecedor ou fabricante, bem como realizar o acompanhamento do processo e histórico de notificações.

As notificações podem ser feitas por qualquer profissional envolvido em qualquer uma das etapas, desde o recebimento até a administração e aparecimento de reações adversas.

O farmacêutico deve estimular que as equipes realizem as notificações para o processo ser o mais seguro possível.

CONCLUSÃO

O farmacêutico é parte fundamental da Equipe Multiprofissional de Terapia Nutricional (EMTN), trazendo conhecimentos técnicos referentes a:
- Aquisição, com fornecedores qualificados e homologados;
- Armazenamento, de acordo com legislação vigente; e,
- Distribuição estabelecendo fluxos seguros de dispensação de dietas enterais e parenterais e produtos necessários para a terapia nutricional.

Além de conhecimentos referentes a cadeia logística, o farmacêutico analisa as prescrições de nutrições parenterais e possíveis interações entre nutrientes e medicamentos, que podem afetar tanto a resposta terapêutica dos medicamentos quanto a absorção de nutrientes.

PONTOS-CHAVE

- O farmacêutico tem múltiplas funções dentro da EMTN, sendo fundamental no cuidado ao paciente com TNE e TNP.
- O monitoramento dos pacientes sob TNE e TNP pelo farmacêutico é um diferencial para as instituições de saúde.

REFERÊNCIAS BIBLIOGRÁFICAS

1. Agência Nacional de Vigilância Sanitária (Brasil). Resolução n.º 63, de 06 de julho de 2000. Regulamento Técnico para a terapia de nutrição enteral. Diário Oficial da União 7 jul 2000;Seção 1.
2. Manual da equipe multidisciplinar de terapia nutricional (EMTN) do Hospital Universitário da Universidade de São Paulo – HU/USP– São Paulo: Hospital Universitário da Universidade de São Paulo; São Carlos, Editora Cubo, 2014.
3. Da Cruz AKP, Júnior GPA, Guimarães JP, Eduardo AMLN, Lima ADL, Andrade IA. Terapia nutricional e as atribuições do farmacêutico na equipe multiprofissional. In: Farmácia: Pesquisa, produção e difusão de conhecimentos 3. 1. ed. São Paulo: Atena Editora; 2023. p. 103-14.
4. Equipe multiprofissional de terapia nutricional (EMTN). Regimento interno da equipe multiprofissional de terapia nutricional. Dispõe do Regulamento Técnico para fixar os requisitos mínimos exigidos para a Terapia de Nutrição Parenteral e Enteral. Empresa Brasileira de Serviços Hospitalares; Hospital Universitário de Santa Maria; Universidade Federal de Santa Maria. Ago 2021. REG. SUPRIN/UAC.014. p. 3-11.
5. Rocha FS, Fernandes MFG, Pereira JM, Silva JF. Manejo de doenças e pragas em rosa-do-deserto. In: Cultivo e Manejo da Rosa-do-Deserto. São José dos Pinhais: Editora Brazilian Journals, 2021. p. 139-59.
6. Fisberg RM, Slater B, Barros RR, Lima FD de, Cesar CLG, Carandina L, et al. Índice de Qualidade da Dieta: avaliação da adaptação e aplicabilidade. Rev Nutr. 2004; 17(3):301–18. https://doi.org/10.1590/S1415-52732004000300003.
7. Koziolek M, Alcaro S, Augustijns P, Basit AW, Grimm M, Hens B, et al. The mechanisms of pharmacokinetic food-drug interactions - A perspective from the UNGAP group. Eur J Pharm Sci. 2019; 15(134):31-59. https://doi.org/10.1016/j.ejps.2019.04.003.
8. Malta DC, Duncan BB, Schmidt MI, Machado ÍE, Silva AG da, Bernal RTI, et al. Prevalência de diabetes mellitus determinada pela hemoglobina glicada na população adulta brasileira, Pesquisa Nacional de Saúde. Rev bras epidemiol. 2019; 22(Suppl 2):E190006.SUPL.2. https://doi.org/10.1590/1980-549720190006.supl.2.

13

DISPOSITIVOS PARA TERAPIA NUTRICIONAL PARENTERAL

Solange Antonia Lourenço

INTRODUÇÃO

A infusão da terapia nutricional por via intravenosa denominada **Nutrição Parenteral** (NP) é considerada um importante recurso terapêutico para a maioria dos pacientes, hospitalizados ou não, que por condições clínicas não conseguem atingir a meta de 60% das necessidades nutricionais necessárias por via gastrointestinal. Por vezes, a utilização desta via representa uma condição prioritária de atendimento.

Algumas indicações para a utilização da NP são: trato gastrointestinal não funcionante ou infusão enteral insuficiente; condições que impeçam o uso do trato gastrointestinal por mais de 10 dias em adultos; fístula gastrointestinal; pancreatite aguda; síndrome do intestino curto, dentre outras.

A contraindicação de uso da NP é percebida quando o risco de sua utilização supera o benefício deste aporte nutricional, por exemplo, em pacientes hemodinamicamente instáveis, insuficiência cardíaca com retenção hídrica ou em pacientes com insuficiência renal aguda sem tratamento dialítico.

Em alguns casos, quando a nutrição enteral não atinge a meta nutricional adequada, recomenda-se o uso da **Nutrição Parenteral Suplementar** (NPS). Em pacientes graves, as diretrizes atuais sugerem que a NPS seja utilizada somente após a primeira semana de internação e após tentativa de administração da terapia nutricional enteral que resultou em fracasso.

Historicamente a administração por via intravenosa bem-sucedida foi demonstrada por Dudrick *et al.*, na década de 1960 e marcou um grande avanço na utilização deste tipo de terapia nutricional.

É considerada de curta duração quando o tempo de infusão não excede a 15 dias. Quando supera este período é considerada de longa duração. A composição da NP é uma solução contendo dextrose, aminoácidos, eletrólitos, vitaminas, minerais, oligoelementos e emulsões lipídicas, dentre outros produtos. Para a infusão por via intravenosa é necessário a utilização de dispositivos de acesso vascular (DAV) periféricos ou centrais. A escolha do dispositivo mais adequado e o manejo correto com essa via de acesso venoso são fundamentais para minimizar eventos adversos e garantir o sucesso da terapia.

As complicações relacionadas ao uso da NP podem ser divididas em mecânicas, infecciosas, metabólicas ou nutricionais. Podem ser consideradas agudas na vigência de hiperglicemia, problemas com a hidratação e balanço de eletrólitos, alterações lipídicas e síndrome de realimentação ou crônicas quando pode acontecer trombose do acesso venoso, infecções e complicações hepáticas.

É fundamental perceber que algumas destas complicações se associam a distúrbios funcionais com potencial risco de vida, sendo necessário que medidas sejam tomadas para tratamento e prevenção de novas ocorrências. A síndrome da realimentação é uma complicação nutricional decorrente da reintrodução alimentar inadequada, que merece destaque nos pacientes sujeitos à nutrição parenteral, que são desnutridos ou que passaram um longo período sem suporte nutricional.

As complicações associadas ao uso dos dispositivos e a NP possuem como causas principais a presença de um dispositivo de acesso vascular (DAV) inserido em um vaso sanguíneo, sua indicação que pode estar incorreta, a inadequação do tipo de cateter, e o posicionamento inadequado da ponta do dispositivo quando falamos em dispositivo de acesso central.

A adequação do tipo de cateter tem relação com o volume, a composição e a concentração da solução utilizada, além do tempo previsto para infusão da terapia.

A utilização de um DAV com infusão de NP exige um monitoramento contínuo por parte dos profissionais de saúde para mitigar ocorrências que podem ser graves. Deve haver todos os cuidados já padronizados por órgãos regulatórios e protocolos institucionais quanto ao manuseio e manipulação das bolsas de NP. Para um melhor controle, sua infusão deve ser realizada por bomba de infusão contínua e fluxo programado para 24h com troca programada de bolsa e equipo sendo realizada pelo enfermeiro. É importante realizar monitorização laboratorial e clínica dos pacientes, com medição diária do peso, balanço hidroeletrolítico, balanço nitrogenado, monitorização quanto aos distúrbios de fluidos e balanço ácido básico.

Critérios para escolha do DAV para infusão da NP

A triagem nutricional é um passo primordial a ser realizado antes da indicação da NP como terapia primária para diminuir os riscos de complicações agudas e crônicas decorrentes de alterações metabólicas. A partir daí se define qual cateter será necessário para esta infusão.

Vários são os critérios que precisam ser considerados na escolha do melhor dispositivo venoso para administração da NP. São eles:

- Condições clínicas do paciente.
- Histórico de acesso vasculares prévios.
- Condições da rede venosa.
- Resultado atual de exames sanguíneos.
- Local da sua utilização (ambiente hospitalar ou domiciliar).
- Tempo de utilização da terapia.

Para uma adequada infusão da NP, devemos garantir uma via segura conforme a osmolaridade da solução a ser utilizada. A osmolaridade dessas soluções podem chegar a ser de 3 a 8 vezes maiores que a osmolaridade sérica normal, o que irá definir qual o tipo de dispositivo (periférico ou central) indicado para a infusão, evitando-se riscos de complicações agudas e crônicas relacionadas aos dispositivos.

A composição dos nutrientes, incluindo carboidratos, aminoácidos, eletrólitos, minerais e vitaminas é o que contribui na constituição desta osmolaridade. Porém, o item que mais contribui para o aumento da osmolaridade é a glicose, que pode chegar a concentrações acima de 12% e não podem ser administradas por via periférica.

A infusão das soluções com alta osmolaridade em vasos pequenos com baixo fluxo sanguíneo podem causar flebites e tromboflebites, que são inflamações na túnica íntima do vaso e que podem levar a infecções e aumentar o tempo de internação do paciente. Para essas soluções é necessário o uso de cateteres centrais cuja ponta deve estar posicionada preferencialmente na junção cavo-atrial ou em veia cava inferior no caso de pacientes pediátricos. Veias centrais são vasos sanguíneos de maior calibre localizados na região torácica onde a hemodiluição é maior, o que evita danos a esses vasos, evitando-se a ocorrência de flebites e tromboflebites.

No hall de cateteres centrais podemos utilizar cateteres tunelizados (classificados como média permanência) e não tunelizados (de curta permanência), além dos cateteres totalmente implantados (longa permanência), incluindo-se nesta lista o cateter central de inserção periférica (PICC), considerado de média a longa permanência.

Atualmente, com o desenvolvimento de novos compostos farmacêuticos com menor osmolaridade e tecnologias em dispositivos cada vez melhores, tem aumentado a possibilidade de utilização da via periférica para terapias de curto prazo.

Como informação importante, qualquer que seja o DAV para administração da NP, sua infusão deve ser realizada em via EXCLUSIVA, ou seja, nunca deve ser realizada concomitante a outras infusões, porque podem ocorrer precipitações e aumentar o risco para contaminação.

ACESSO VENOSO PERIFÉRICO

O **acesso venoso periférico** está indicado para terapias de curto prazo, ou seja, menos de 15 dias, com uso de soluções de baixa osmolaridade (até 900mOsm/L) para pacientes adultos. Em crianças menores, segundo a literatura, considera-se até 450mOsmo/L.

Segundo a *Infusion Nurse Society* (INS) soluções com pH inferior a 5 e superior a 9 e osmolaridade superior a 900mOsm/L devem ser administradas somente por cateteres centrais, assim como formulações de NP contendo mais de 10% de dextrose, devido ao risco de trombose venosa profunda (TVP).

Então devemos saber que para infusões por acesso periférico existe uma limitação de infusão relacionado a composição e osmolaridade da solução.

A obtenção do acesso venoso periférico pode ser realizada por meio dos seguintes dispositivos:

- Cateteres periféricos curtos (dispositivos com comprimentos até 6cm);
- Cateteres periféricos longos (acima de 6 a 15cm). Também denominados mini-midlines;
- Cateteres de linha média denominados Midline (acima de 15cm), posicionados em linha axilar.

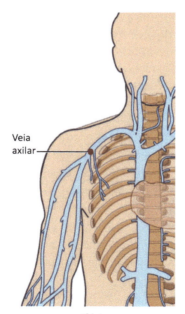

Figura 13.1. Obtenção do acesso venoso periférico.

Foto extraída da empresa Vygon Espanã 2023.

A técnica de inserção destes dispositivos pode ser realizada por punção percutânea (punção direta ou as cegas), ou com a técnica de Seldinger, também denominada micropunção, utilizando-se a ultrassonografia vascular (USV), ou a tecnologia da transiluminação principalmente para pacientes com acesso venoso difícil. O tempo de permanência destes dispositivos varia conforme as orientações do fabricante e protocolos institucionais baseados em órgãos regulatórios Agência de Vigilância Sanitária – ANVISA.

A punção venosa periférica é uma das diversas etapas que fazem parte da terapia intravenosa e é definida como a inserção de um cateter periférico no interior de uma veia. Ela oferece um acesso rápido e fácil as veias, permitindo a aplicação contínua e intermitente dos medicamentos e soluções, de forma a produzir alterações sistêmicas imediatas.

Atualmente existem estudos que indicam quais os melhores locais para realização da punção para mitigar os riscos em relação aos eventos adversos que ocorrem com acessos periféricos como: flebites; tromboflebites; infiltração; extravasamento; deslocamento e perda acidental do dispositivo. Além de promover o melhor conforto para o paciente.

A correta adesão aos protocolos de prevenção de infecção de corrente sanguínea associada aos acessos periféricos na realização do procedimento de punção venosa, tanto na inserção como na manutenção do dispositivo é medida essencial para mitigar o risco de infecção.

ACESSO VENOSO CENTRAL

Quando a solução, que será utilizada, só pode ser infundida por **acesso venoso central** devido à osmolaridade, vários fatores precisam ser avaliados para a melhor indicação do dispositivo. É necessária uma avaliação rigorosa do histórico de rede venosa do paciente, se a infusão será no ambiente hospitalar ou não e o tempo previsto para a infusão da terapia.

Os dispositivos mais comumente utilizados são os cateteres centrais de inserção central (CCIC) inseridos pela equipe médica ou por vasculares, considerados de curta permanência. Esses dispositivos devem ser utilizados por até 30 dias de sua instalação. É um tipo de dispositivo muito utilizado em pacientes críticos.

No caso de uso do PICC, as principais veias utilizadas são as veias dos membros superiores como primeira escolha para adultos, porém as veias da região cefálica, membros inferiores e região cervical também são utilizadas para inserção deste dispositivo em neonatos e crianças menores.

Estes cateteres, em geral, possuem de dois a três lúmens. Podem ser de silicone ou poliuretano. A técnica de punção pode ser por punção direta ou Seldinger, com ou sem o uso da ultrassonografia vascular. É um cateter que tem um tempo de manutenção prolongado e preferencialmente utilizado para pacientes desospitalizados.

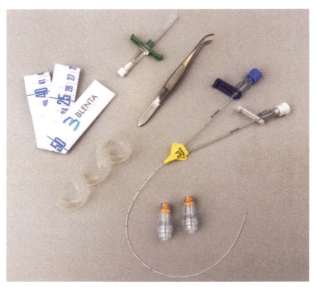

Figura 13.2. Componentes necessários para a implantação de um PICC.

Foto do acervo da empresa Blenta Medical.

Para pacientes que necessitam fazer uso da NP por tempo prolongado pode ser necessário a utilização de cateteres tunelizados que possuem um tempo de permanência maior pós-inserção. Sua técnica de inserção inclui a tunelização do tecido subcutâneo, evitando a infecção extraluminal pela presença do cuff de Dracon, tecnologia presente nesses cateteres. São exemplos Hickman, Broviac, e os PICCs tunelizados. Um cateter tunelizado muito utilizado para hemodiálise denominado Permcath também pode ser utilizado como via de acesso para este tipo de infusão.

Cateteres totalmente implantados do tipo Port-a-cath também podem ser utilizados para este fim, contudo não são os mais adequados para esta prática. Esses dispositivos são implantados, em geral para uso na quimioterapia, ou seja, para infusões a longo prazo. Consta de duas porções: cateter de silicone e câmara (geralmente de aço inoxidável). O cateter é introduzido com a mesma técnica usada para o semi-implantável. Após a tunelização subcutânea, o cateter é conectado à câmara, próximo à região deltapeitoral, paraesternal ou abdominal, onde serão introduzidas as soluções por meio de uma agulha específica. Por ser totalmente implantável, proporciona maior conforto, sendo mais bem aceito pelos pacientes e, quando não está em uso, não necessita de curativos locais.

Permanecem no mercado as controvérsias quanto ao uso de cateteres impregnados com antissépticos (sulfadiazina de prata e clorexidina) na redução do risco de infecções de corrente sanguínea por via extraluminal, para pacientes com infecções de corrente sanguínea frequentes.

Um ponto importante na utilização de cateteres centrais é que o posicionamento da ponta do dispositivo deve estar no local ideal indicado pela INS para se evitar complicações posteriores, como exemplo a TVP. O local ideal determinado pelos órgãos regulatórios é na junção cavo atrial (JCA) quando o dispositivo é inserido pela região superior e na veia cava inferior quando inseridos por veias dos membros inferiores.

Atualmente a localização da ponta do cateter pode ser realizada por métodos de imagem como fluoroscopia ou Raio-X, ou ainda com o uso de eletrocardiograma intracavitário no momento da inserção. O eletrocardiograma intracavitário já é utilizado como opção na inserção do PICC. Segue a imagem pós-inserção de cateteres que utilizam esta tecnologia.

O uso de um cateter para infusão de NP por via femoral quando a punção for realizada na região inguinal, não é indicado clinicamente devido ao alto risco infeccioso da região. Sua utilização pode acontecer quando é a única indicação venosa existente.

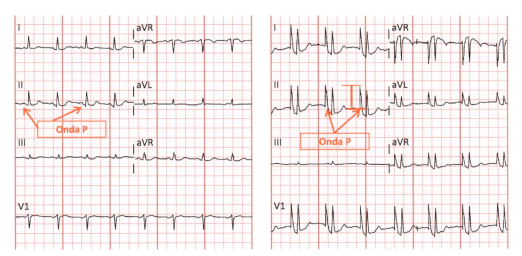

Figura 13.3A e 3B. Eletrocardiogramas de superfície e intracavitário.

A adesão pela equipe multiprofissional aos Bundles de prevenção de infecção de corrente sanguínea é ponto fundamental na utilização e manutenção dos cateteres centrais. Eles são aplicados tanto no momento da inserção como na manutenção dos dispositivos.

Para evitarmos complicações após a inserção de um dispositivo com posicionamento central, algumas contribuições técnicas são necessárias:
- Completa adesão aos bundles de inserção e de manutenção.
- O uso da ultrassonografia vascular para realização da punção é fortemente indicado, visto que a literatura demonstra menor risco de complicações na punção e assertividade garantida.

- A avaliação posterior do posicionamento adequado da ponta do cateter é altamente necessária, para evitar complicações de infusão.
- As boas práticas na manutenção do dispositivo contribuem muito para êxito na administração da NP.

Cateteres venosos centrais são as principais escolhas para o uso de NP de longo prazo, e no que se relaciona a complicações associadas a eles, podemos encontrar **complicações agudas** e **crônicas**. As complicações agudas na inserção mais comuns são: pneumotórax, mau posicionamento do cateter e punção arterial. Cabe ressaltar a importância do USG guiado para diminuir a incidência destas complicações.

No que diz respeito as complicações crônicas, as infecções são muito prevalentes. Os agentes etiológicos mais vistos são gram-positivos, como *Staphylococcus aureus,* mas também Gram-negativos, como a *Klebisiella pneumoniae*. A escolha da técnica adequada para punção e a higiene correta das mãos na manipulação desses dispositivos, estão entre algumas medidas que podem ser realizadas para diminuir a incidência das infecções. A TVP é a complicação crônica vascular mais comum. A monitorização diária tem um papel importante na prevenção dessas ocorrências.

A decisão para a utilização da NP deve ser individualizada, com base na análise prévia dos benefícios e dos seus riscos. Além disso, é aconselhável que a equipe multiprofissional responsável pelo caso realize monitoramento de forma contínua, incluindo quesitos clínicos e laboratoriais do paciente. Sua interrupção deve ser considerada tão logo houver a possibilidade de alimentação oral/enteral, sendo feita de maneira transicional para a via alimentar optada. A equipe profissional de pacientes submetidos à NP deve sempre incluir o acompanhamento contínuo multidisciplinar (médico, nutricionista e enfermagem) para reconhecimento e diminuição dos efeitos adversos e não desejados. Com isso, busca-se diminuir os riscos de morbimortalidade pelo uso de DAV.

CONCLUSÃO

Nas últimas décadas os grandes avanços farmacêuticos e nos dispositivos para acessos venosos contribuíram muito para uso seguro da NP em contribuição a intervenção nutricional. O uso adequado dessas tecnologias contribui para mitigar o risco de complicações e maximizar o benefício clínico desta terapia.

A nutrição parenteral é uma forma de alimentação importante para aqueles pacientes que não conseguem se nutrir de maneira adequada. Torna-se indicada principalmente para pacientes desnutridos ou com risco de desnutrição, em que a via enteral não seja uma opção viável.

A adequada indicação do DAV, instalação e cuidados com os cateteres é missão de toda a equipe multiprofissional é e uma forma de assegurar que o paciente obtenha os benefícios esperados da terapia.

PONTOS-CHAVE

- O monitoramento do acesso para terapia nutricional deve ser realizado rotineiramente para prevenção de complicações e educação do paciente e familiares.
- A tecnologia é uma grande aliada na inserção dos acessos para nutrição parenteral.

REFERÊNCIAS BIBLIOGRÁFICAS

1. Mendes NT, CRVC, ALPN, et al., editors. Manual de enfermagem em emergências: Acesso Venoso. 2ª edição rev. ed. São Paulo: Atheneu; 2019. 473 p. 1 vol. ISBN: 978-85-388-0923-4.
2. Parry DC, Belém LF, Lima JC, Araujo VC. Alimentação parenteral: principais complicações decorrentes de seu uso. Brazilian Journal of Health Review Curitiba, 2022. mai/jun; v.5, n.3: p.10089-10098. ISSN: 2595-6825 DOI:10.34119.
3. Barreto P, Alves JTM. Bases da Terapia Nutricional Enteral e Parenteral. Capítulo 9, Indicação, vias de acesso e método de administração de nutrição parenteral. 2019 1ª edição. Editora Manole p. 133 a 139 ISBN: 978-85-204-6475-5.
4. Dudrick SJ, Wilmore DW, Vars HM, Rhoads JE. Long-term total parenteral nutrition with growth, development, and positive nitrogen balance, Surgery. (1968);64(1):134-42.
5. Lappas BM, et al. "Parenteral nutrition: indications, access, and complications." Gastroenterology Clinics 47.1 (2018): 39-59.
6. Pittiruti M, et al. "ESPEN guidelines on parenteral nutrition: central venous catheters (access, care, diagnosis and therapy of complications)." Clinical nutrition 28.4 (2009): 365-377.
7. Worthington P; et al. When is parenteral nutrition appropriate?." Journal of parenteral and Enteral Nutrition 41.3 (2017): 324-377.

14

ATUAÇÃO DO FISIOTERAPEUTA NA EMTN

Kessy Lima Ruas
Laiza Cruz Khalil
Luzia NorikoTakahashi Taniguchi

INTRODUÇÃO

A fraqueza adquirida intra-hospitalar tem um impacto significativo na evolução dos pacientes durante a permanência na UTI, hospitalização e após a alta. Nos últimos anos, foram observadas pesquisas e esforços para minimizá-la.

A perda de massa muscular grave, uma característica do desenvolvimento da **Fraqueza Adquirida na UTI** (FAUTI) e da incapacidade funcional pós-UTI, é uma complicação comum em pacientes com doenças críticas. O prejuízo da homeostase da proteína muscular resulta na redução da massa e força muscular, que são preditores independentes de sobrevida. Aproximadamente 80% dos sobreviventes de doenças críticas continuam a apresentar limitações ao exercício, diminuição na qualidade de vida, aumento nos custos gerais com a saúde e uma maior utilização dos serviços de saúde, que podem variar de 12 meses até 5 anos após a alta da UTI.

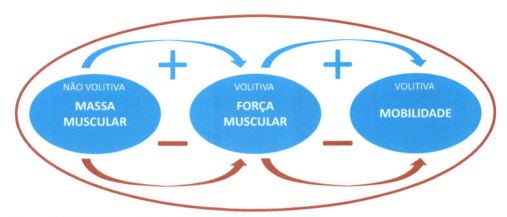

Figura 14.1. Tríade de avaliação do paciente grave.

Imagem ilustra a interdependência dos itens da avaliação. Adaptada de Machado JC et al.

A reabilitação e a terapia nutricional desempenham papéis importantes na prevenção da fraqueza e atrofia muscular, ajudam na fase de recuperação e minimizam os efeitos catabólicos durante a internação. A combinação de exercícios e nutrição adequados maximiza os efeitos do treinamento em indivíduos saudáveis e também aplica-se aos pacientes gravemente enfermos durante sua fase de recuperação, o que contribui para a melhoria na qualidade de vida.

Intervenções protocoladas de reabilitação e terapia nutricional são necessárias, assim como avaliações específicas para promover a recuperação desses pacientes. As intervenções nutricionais precisam ser direcionadas para preservar e reconstruir a massa muscular. Concomitantemente, as intervenções nutricionais devem ser combinadas com exercícios estruturados, progressivos e prescritos pela fisioterapia.

COMPETE AO FISIOTERAPEUTA:

- Realizar avaliação, diagnóstico e tratamento fisioterapêutico; identificar os pacientes com perda de massa muscular e/ou fraqueza muscular significativa.
- Estabelecer o plano terapêutico diário segundo a avaliação funcional e as metas pré-estabelecidas de alcance funcional para alta de setores emergenciais ou alta hospitalar.
- Checar meta calórica e proteica para elaborar terapia adequada individualizada.

INTEGRAR O CUIDADO COM A EQUIPE MULTIPROFISSIONAL E DE TERAPIA NUTRICIONAL (EMTN)

- Discussão com a equipe da nutrição e/ou EMTN para alinhar adequação da intensidade da terapia conforme o quadro clínico e o balanço da oferta e consumo calórico-proteico ou vice-versa.
- Necessidade de integrar o cuidado com a nutrição quando há a suplementação calórico-proteica antes e/ou após a fisioterapia.
- Realizar os procedimentos de higiene brônquica e de vias aéreas superiores sempre que a secreção pulmonar presente. Atentar para aumento da quantidade ou piora do aspecto, e caso identifique risco de broncoaspiração, sinalizar e integrar o cuidado com equipe multiprofissional.
- Realizar medidas terapêuticas para conforto respiratório com ventilação não invasiva em presença de insuficiência respiratória e alinhar os cuidados de tempo de uso, horário de retirada e alinhamento sempre que necessário com equipe multidisciplinar para alimentação e/ou necessidade de suplementação alimentar com a terapia nutricional enteral.
- Em casos de desmame da ventilação mecânica, garantir o tempo mínimo de jejum pré-extubação, conforme protocolo institucional e integração deste cuidado com a equipe multidisciplinar, evitando, dessa forma, o jejum prolongado desnecessário.

Orientar o paciente, familiar ou responsável legal e cuidador formal quanto aos cuidados necessários na atenção à debilidade física, otimizando:

- Importância da reabilitação para a melhora funcional do paciente.
- Estratégias motoras para conservação de energia.
- Adequação do horário de atividade motora e/ou atividades de vida diária respeitando intervalos de repouso pré e pós-ingesta alimentar.
- Atividades para estímulo de posturas antigravitacionais que favoreçam a reestruturação funcional toracoabdominal e melhora de tônus muscular.

Tabela 14.1. Métodos de avaliação de força muscular e mobilidade:

Avaliação	Nome	Descrição	Interpretação
Equilíbrio Marcha Função de MMII	SPPB (Short Physical Performance Battery)	Envolve 03 testes: Teste equilíbrio: habilidade de permanecer em pé com os pés em 3 posições diferentes: - Lado a lado (Score 0-1) - Um do lado e o outro pé deslocado metade na frente (Semi Tandem) (Score 0-1) - Um na frente do outro (Tandem) (Score: 0-2) Teste velocidade de marcha numa distância de 4 metros, tempo: 0 = incapaz 1 = > 8,7s 2 = 6,21 a 8,7s 3 = 4,82 a 6,2s 4 < 4,82s Teste levantar 5x da cadeira, o mais rápido possível, tempo: 0 = incapaz de completar 1 = ≥ 16,7s 2 = 13,7 a 16,69s 3 = 11,2 a 13,69s 4 = ≤ 11,19s	Score total: Equilíbrio: __/4 pontos Velocidade marcha: __/4 pontos Levanta cadeira: __/4 pontos Resultado: __/12 pontos (soma dos testes) Score e classificação da limitação: 0-3: Severa 4-6: Moderado 7-9: diminuída 10-12: muito leve/ausente
Marcha Mobilidade Função de MMII	Timed Up and Go (TUG)	Os participantes são instruídos a levantar da cadeira, andar por três metros, dar a volta e retornar para a cadeira e se sentar.	Score de mobilidade: <10s: Normal 10-20s: diminuição leve ou normal para idosos frágeis; baixo risco de quedas 20-30s: diminuído; risco de queda moderado >30s: muito diminuído, alto risco de quedas.

Avaliação	Nome	Descrição	Interpretação
Mobilidade Grau de gravidade paciente crítico-UTI	Escala de mobilidade Perme	Para a avaliação de mobilidade, uma ferramenta volitiva é a Perme Score, escala composta por 5 domínios, com notas que variam em cada domínio.	Quanto maior a nota, maior a mobilidade do paciente e menor necessidade de assistência e uma pontuação baixa indica baixa mobilidade e maior necessidade de assistência.

Domínio	Pontuação
Estado Mental	0-3
Potenciais Barreiras	0-4
Força Funcional	0-4
Mobilidade no leito	0-6
Transferên-cias	0-9
Marcha	0-3
Endurance	0-3
Total	**0-32**

Avaliação	Nome	Descrição	Interpretação
Marcha	Teste de caminhada de 6min	Avalia mobilidade e condição cardiorrespiratória. Participantes são instruídos a caminhar em ritmo acelerado que possa manter durante todo o teste. O participante não poderá utilizar dispositivos auxiliares (exceto bengala). Os critérios para interrupção do teste são palpitações, dor torácica, constrição, sensação de opressão, dispneia, sensação de desmaio, cabeça vazia ou instabilidade postural, dor nos membros inferiores, vertigem e fadiga muscular. A distância do TC6' é calculada pela soma da distância entre voltas (checar e marcar a distância do local a ser realizado) mais a distância percorrida durante a última volta.	Considera-se deficiente de mobilidade o participante incapaz de completar pelo menos, 332 metros (velocidade de caminhada de 0,8m/s).
Força muscular	Força de apreensão das mãos (Handgrip)	Notas de corte para múltiplas faixas etárias, classificando a força esperada para idade e gênero e, também, para perfis específicos.	No escore diagnóstico da sarcopenia é usado a nota de corte 16kg, para mulheres, e 27kg, para homens. De doenças. **

14 · Atuação do fisioterapeuta na EMTN   173

Avaliação	Nome	Descrição			Interpretação
Força muscular de membros superiores e inferiores	Escala MRC (Medical Research Council).	**Movimentos**	**Grau de força muscular**		Pontuação máxima é 60 e a mínima, 0. Considerada fraqueza muscular valores < 48.
		Abdução de ombro.	0 – nenhuma contração visível.		
		Flexão de cotovelo.	1 – contração visível sem movimento do segmento.		
		Extensão de punho.	2 – movimento ativo com eliminação da gravidade.		
		Flexão de quadril.	3 – movimento ativo contra a gravidade.		
		Extensão de joelho.	4 – movimento ativo contra a gravidade e resistência mínima.		
		Dorsiflexão de tornozelo.	5 – força normal.		

**No escore de fragilidade, essa ferramenta também é utilizada para quantificar a força. Em pacientes graves, a nota de corte em mulheres é 7kg e, em homens, 11kg, para identificar FAUTI (Fraqueza Adquirida na Unidade de Terapia Intensiva).

Classificação Perme Score; Força de Apreensão das Mãos (Handgrip); Escala MRC (Medical Research Council) - Adaptados de Machado JC et al.

Classificação SPPB (Short Physical Performance Battery), Timed Up and Go (TUG), caminhada de 6 minutos – Adaptados de Billot et al.

INTERVENÇÕES

Mobilização Precoce

Mobilização é um termo amplo que engloba movimentos ativos, como exercício, mover-se ativamente ou rolar na cama, sentar-se à beira da cama, sentar-se fora da cama, em uma cadeira, ficar em pé e andar com ou sem auxílio. É uma intervenção segura e com baixa incidência de eventos adversos.

Uma metanálise demonstrou que a mobilização precoce foi eficaz na prevenção da ocorrência da FAUTI, diminuindo o tempo de internação na UTI e no hospital, além de melhorar a funcionalidade. O fisioterapeuta deve avaliar o melhor momento para iniciar e progredir com a mobilização, juntamente com outros membros da equipe multidisciplinar. Em alguns casos, o paciente pode não apresentar contraindicações para a mobilização, mas o uso de sedativos ou o estado de coma podem dificultar a realização da mobilização precoce. Nesses casos, pode ser necessário a utilização de outros recursos, como o cicloergômetro e eletroestimulação neuromuscular.

Cicloergômetro

É definido como um dispositivo estacionário cíclico, operado de forma mecânica ou elétrica, que possibilita a realização de exercícios passivos, ativos ou resistidos. O uso do cicloergômetro tem se mostrado uma opção segura para a mobilização precoce, podendo ser empregado na recuperação da capacidade funcional de pacientes críticos.

A literatura ainda carece de estudos que estabeleçam recomendações específicas quanto ao tempo de utilização, carga e progressão do exercício. No entanto, é digno de nota que o seu uso tem sido associado a resultados positivos em vários desfechos, incluindo o aumento da força muscular inspiratória e periférica, redução da sensação de fadiga e dispneia, além de contribuir para a alta da UTI e alta hospitalar.

Estimulação Elétrica Neuromuscular (EENM)

A EENM tem sido amplamente adotada na pesquisa e na prática clínica como uma ferramenta para a preservação e/ou recuperação funcional, tanto em indivíduos saudáveis como em indivíduos com alguma disfunção muscular. Sua aplicação consiste em uma série de estímulos intermitentes nos músculos esqueléticos superficiais, com o objetivo principal de promover contrações musculares visíveis devido à ativação das fibras nervosas musculares.

A EENM pode ser utilizada para:

- Preservar a massa e a função muscular durante períodos prolongados de desuso ou imobilização, como, por exemplo, em pacientes críticos internados em unidades de terapia intensiva.

- Recuperar a massa e a função muscular após longos períodos de desuso ou imobilização.
- Melhorar a função muscular em diferentes populações, como idosos, atletas e na reabilitação de pacientes com doenças cardiopulmonares.

A EENM pode ser uma estratégia fisioterapêutica para a mobilização precoce nesses pacientes. Os objetivos da EENM em pacientes críticos incluem:

- Reduzir o tempo de ventilação mecânica e o tempo de internação na UTI.
- Melhorar a funcionalidade dos pacientes.
- Prevenir o desenvolvimento da FAUT e da polineuropatia periférica.
- Manter ou aumentar a massa, a força e o volume muscular.

Tabela 14.2. Parâmetros de EENM para pacientes críticos em UTI

Tipo de corrente	Pulsadas, bifásicas, simétricas, retangulares
Frequência (Hz)	15 a 100Hz.
Duração dos pulsos (µs)	500 a 1000µs.
Intensidade da corrente (mA)	Intensidade deve ser ajustada de acordo com a contração muscular visível correspondente ao limiar motor ou até a intensidade máxima tolerada, variando de 15mA a 150mA, deve-se ajustar durante o tratamento segundo a resposta do paciente.
TON/TOFF	Incremental: 2s/6s, 4s/8s, 5s/15s. Evitar fadiga muscular.
Tempo de tratamento	Iniciar com tempo de 15 minutos e ir aumentando até 30min por intervenção. Uma vez ao dia. Observar a fadiga e ajustar o tempo segundo a resposta.
Frequência	Uma ou duas vezes ao dia.
Local de aplicação	Quadríceps associado a outros grupos musculares como isquiotibiais ou tibial anterior e nas proximidades dos pontos motores. Pode ser realizado em membros superiores a critério da equipe.
Tamanho dos eletrodos	Recomenda-se a utilização de eletrodos 5x7cm ou maior dependendo a área muscular a ser tratada.

Adaptado de Assobrafir, EENM em pacientes adultos críticos. O fisioterapeuta deve realizar os ajustes dos parâmetros de acordo com o protocolo institucional.

Sempre que for possível, os protocolos de EENM deverão ser instituídos em caráter progressivo e continuados mesmo após a alta do paciente da UTI e hospitalar. Diversos recursos com essa finalidade poderão ser ofertados aos pacientes, seja no ambiente hospitalar, domiciliar ou ambulatorial, até a recuperação da sua capacidade funcional.

Exercícios resistidos

Os exercícios de fortalecimento muscular apresentam benefícios para a saúde geral, sistemas cardiovascular e osteomuscular, sendo de fundamental importância nos pacientes com sarcopenia e/ou osteopenia.

Em idosos com sarcopenia, evidências mostraram que o exercício resistido de alta ou moderada intensidade, com ou sem nutrição, e a combinação de exercício resistido com treinamento aeróbio e de equilíbrio foram as intervenções mais efetivas para melhorar a qualidade de vida. A adição de intervenções nutricionais ao exercício teve um efeito maior na força de preensão manual do que o exercício isolado e um efeito semelhante em outras medidas de função física.

A escolha da intervenção adequada se apoia em dois pilares: oferta proteica e reabilitação motora. Sabe-se que intervenções nutricionais e exercícios resistidos podem ter um papel na melhora da massa muscular, força muscular e velocidade da marcha. Também foi observado que o exercício de alta intensidade (resistidos) teve melhores resultados quando comparado aos exercícios de baixa intensidade (aeróbios) em pacientes pós-COVID-19 com sarcopenia secundária à doença renal crônica em relação a força muscular, função física e qualidade de vida.

Outra pesquisa focou em 3 aspectos: exercício resistido, resistência combinada com outras formas de exercício e exercício combinado com suplementação nutricional, do qual o exercício resistido foi um foco em comum, desta maneira, foi concluído que o exercício resistido combinado com suplementação nutricional têm vantagens significativas na prevenção e reabilitação de pacientes sarcopênicos com o potencial de retardar a deterioração muscular.

Há vários tipos de equipamentos que podem ser utilizados para o fortalecimento muscular. Pesos livres, halteres, caneleiras com pesos variados, faixas elásticas com diferentes graus de resistência, entre outros. A carga ou peso, para cada exercício ou movimento, deve ser individualmente ajustada, além de se ter a devida atenção à execução dos movimentos para que a técnica e a postura sejam corretas.

Existem diferentes protocolos para exercícios resistidos, com variações na quantidade de séries para cada exercício, em geral, de 1 a 3, e no número de repetições, que pode oscilar entre 6 e 20. A intensidade dos exercícios resistidos pode ser ajustada de acordo com a intensidade relativa da força máxima e pode ser expressa em função da carga máxima possível para realizar uma repetição máxima (Teste de 1 repetição máxima ou 1RM). Carga de intensidade leve seria até 30% de 1RM; intensidade média, entre 30 e 60 ou 70% de 1RM; e intensidade alta, acima de 60 ou 70% de 1RM.

Desta maneira, podemos observar que a avaliação determinará a escolha do exercício, repetição e intensidade de forma individualizada para atingir o objetivo almejado como força, hipertrofia e/ou resistência muscular. Vale ressaltar que as intervenções devem ser monitoradas e programadas futuras reavaliações para mensurar a evolução de cada paciente.

CONCLUSÃO

Podemos concluir que um desfecho favorável para pacientes com déficit nutricional e/ou disfunção muscular, é necessário a sinergia da equipe multidisciplinar na identificação de potenciais riscos, correta avaliação, monitoração e intervenção, evidenciando assim a importância do cuidado integrado, da fisioterapia e da EMTN.

PONTOS-CHAVE

- A atuação da fisioterapia em conjunto com a equipe multiprofissional é crucial para a prevenção e reversão da fraqueza muscular adquirida.
- Reabilitação muscular e terapia nutricional são parceiras inseparáveis e devem ser valorizadas.
- As intervenções recomendadas são mobilização precoce, EENM, cicloergômetro e exercícios resistidos.

REFERÊNCIAS BIBLIOGRÁFICAS

1. Nakano H, Naraba H, Hashimoto H, Mochizuki M, Takahashi Y, Sonoo T, et al. Novel protocol combining physical and nutrition therapies, Intensive Goal-directed REhabilitation with Electrical muscle stimulation and Nutrition (IGREEN) care bundle. Critical Care 2021; 25:415.
2. Machado JC, Castro MG, Ceniccola GD, Giacomassi IW, Giorelli GV, Isola AM, et al. Bundles do combate à fraqueza adquirida na unidade de terapia intensiva. BRASPEN J 2021; 36 (2): 131-44.
3. Morton RW, Murphy KT, McKellar SR, Schoenfeld BJ, Henselmans M, Helms E, et al. A systematic review, meta-analysis and meta-regression of the effect of protein supplementation on resistance training-induced gains in muscle mass and strength in healthy adults. Br J Sports Med. 2018;52(6):376–384.
4. Nakamura K, Nakano H, Naraba H, Mochizuki M, Takahashi Y, Sonoo T, Hashimoto H, Morimura N. High protein versus medium protein delivery under equal total energy delivery in critical care: a randomized controlled trial. Clin Nutr. 2021;40(3):796–803.
5. Billot et al. Preserving Mobility in Older Adults with Physical Frailty and Sarcopenia: Opportunities, Challenges, and Recommendations for Physical Activity Interventions. Clinical Interventions in Aging 2020:15 1675–1690.
6. Zang K, Chen B, Wang M, Chen D, Hui L, Guo S, et al. The effect of early mobilization in critically ill patients: a meta-analysis. Nurs Crit Care. 2020;25(6):360-7.
7. Muniz, V. D. A. S. (2023). Utilização do cicloergômetro na proposta de auxiliar a mobilização precoce em pacientes críticos: uma revisão sistemática. *Research, Society and Development*, *12*(5), e6612536896-e6612536896.
8. Sbruzzi G, Plentz RDM. O uso de agentes eletrofísicos na reabilitação cardiopulmonar e metabólica. In: In: Associação Brasileira de Fisioterapia Cardiorrespiratória e Fisioterapia em Terapia Intensiva;

Martins JA, Karsten M, Dal Corso S, organizadores. PROFISIO: Programa de Atualização em Fisioterapia Cardiovascular e Respiratória: Ciclo 5.2018.

9. Associação Brasileira de Fisioterapia cardiorrespiratória e Fisioterapia em Terapia Intensiva – Assobrafir. EENM em pacientes adultos críticos/COVID19, 2020.

10. Carvalho T, Milani M, Ferraz AS, Silveira AD, Herdy AH, Hossri CA, et al. Diretriz Brasileira de Reabilitação Cardiovascular Arq Bras Cardiol. 2020; 114(5):943-987,

11. Shen Y, Shi Q, et al. Review J Cachexia Sarcopenia Muscle. 2023 Jun;14(3):1199-1211. doi: 10.1002/jcsm.13225.

12. Yoshimura Y, Wakabayashi H, Yamada M, Kim H, Harada A, Arai H. Interventions for treating sarcopenia: a systematic review and meta-analysis of randomized controlled studies. J Am Med Dir Assoc. 2017;18(6):553.

13. Ibrahim AA, Dewir ST, et al. Influences of high vs. low-intensity exercises on muscle strength, function, and quality of life in post-COVID-19 patients with sarcopenia: a randomized controlled trial. Eur Rev Med Pharmacol Sci. 2023 Oct;27(20):9530-9539. doi:10.26355/eurrev_202310_34126.

14. Zang W, Chen H, et al. Research trends and hotspots of exercise for people with sarcopenic: A bibliometric analysis. Medicine (Baltimore) 2023 Dec 15;102(50):e35148. doi: 10.1097/MD.0000000000035148.

15

ATUAÇÃO DO FONOAUDIÓLOGO NA EMTN

José Ribamar do Nascimento Junior
Rômulo Heitor Melo de Sá

INTRODUÇÃO

Os cuidados relacionados à alimentação, em receber a nutrição adequada quanto a eficiência em realizá-la e a sua segurança são aspectos fundamentais para garantir o melhor cuidado centrado no paciente e priorizar o desfecho clínico o mais adequado possível, sendo este um objetivo que deve ser comum para toda a equipe que oferece a assistência integral ao paciente.

A **Equipe Multiprofissional de Terapia Nutricional** (EMTN) tem um papel fundamental no atendimento das necessidades dos pacientes hospitalizados com alterações na alimentação. Dentre os profissionais atuantes nesta equipe, o fonoaudiólogo é o profissional habilitado para avaliar e reabilitar pacientes com alterações na biomecânica da deglutição (**Disfagia**), promovendo segurança e eficiência durante a assistência no processo de habilitação e/ou reabilitação da via oral, bem como sugerir, com a equipe, via alternativa de alimentação e participar também no processo do seu desmame.

Conforme parecer de 2016, do Conselho Federal de Fonoaudiologia, que "Dispõe sobre a participação do Fonoaudiólogo na Equipe Multidisciplinar de Terapia Nutricional", no artigo 1, "É função do fonoaudiólogo, que integra a Equipe Multiprofissional de Terapia Nutricional realizar avaliação, diagnóstico e tratamento fonoaudiológico, bem como o gerenciamento das disfagias orofaríngeas nos diversos ciclos de vida".

A fim de garantir melhores práticas em saúde, é preciso modificar o modelo assistencial do cuidado e a forma de entrega do desfecho clínico incorporando cada vez mais profissionais que participem do tratamento desses pacientes disfágicos de forma positiva e com contribuições essenciais, objetivando a ampliação da gestão e a entrega do resultado, onde o Fonoaudiólogo tem papel fundamental, para em ação conjunta, participar do grupo de trabalho da EMTN e de forma ativa na construção dessa linha de cuidado assistencial.

É consenso que a detecção precoce do risco para disfagia é fundamental para evitar as complicações. Para isso, pode-se aplicar um instrumento de identificação do risco antes de qualquer tipo de alimentação por via oral e, na presença de risco, esse paciente deve ser encaminhado para avaliação fonoaudiológica (Matsuba *et al,.* 2021).

A **Disfagia** é uma alteração relacionada ao desempenho da forma de engolir o alimento, saliva e/ou secreções, desde a boca até o estômago, podendo comprometer o ato da alimentação na eficiência e segurança desse processo. A disfagia pode acarretar desidratação, desnutrição, alterações pulmonares, quadros de sarcopenia grave e suas complicações podem desencadear quadros de pneumonia aspirativa e o aumento do risco de óbito. Aproximadamente de 3 a 29% dos pacientes sofrem de desnutrição e disfagia, levando a uma diminuição de massa muscular sistêmica, redução de força e atrofia muscular (Ueshima *et al.*, 2022).

A **Sarcopenia** é descrita como uma síndrome clínica que se caracteriza pela gradual e progressiva perda de massa muscular, mais especificamente a musculatura esquelética, e consequentemente acarreta perda de força e desempenho físico. Já a **Disfagia Sarcopênica**, é a alteração na deglutição acarretada pela sarcopenia, onde a diminuição da massa muscular acomete diretamente a função do sistema estomatognático, quanto a força e mobilidade, e da deglutição, caracterizado pela diminuição da força e mobilidade da língua, da contração faríngea e deterioração da resistência muscular da deglutição como um todo.

É importante destacar a fraqueza muscular, que é muito frequente na unidade de terapia intensiva, e pode ser devido a doenças específicas, como a Neuromuscular, ou como um distúrbio secundário, enquanto os pacientes recebem tratamentos direcionados para outras condições clínicas sendo definida como fraqueza muscular adquirida na UTI, sua prevalência é variável com uma mediana de 43% nos principais estudos (Vanhorebeek *et al.*, 2020). A sua interferência na funcionalidade e consequente atenuação para a fragilidade é inquestionável, podendo impactar diretamente na biomecânica da deglutição, favorecendo assim maior tempo de internação e custos para a saúde pública e/ou privada.

Sabe-se que no paciente crítico, com suporte ventilatório mecânico invasivo e com suporte de alimentação artificial, após a sua extubação, pode chegar até 67% o aparecimento da disfagia, variando de acordo com doença de base e o suporte de tratamento realizado, ou seja, é alta a incidência e é imprescindível e indiscutível a necessidade do profissional fonoaudiólogo para condução e transição da alimentação artificial para via oral de forma segura e eficaz, impactando positivamente na redução de possíveis eventos adversos de broncoaspiração além de contribuir para melhores desfechos em saúde (Singer *et al.*, 2023).

A disfagia é um fator de risco independente para a má nutrição devido à diminuição da ingestão oral de nutrientes, que por sua vez interfere negativamente na síntese dos músculos esqueléticos, levando ao desenvolvimento da sarcopenia. Logo, a disfagia e sarcopenia entram em um ciclo vicioso, onde um retroalimenta o outro, como sugere a **Figura 15.1.** a seguir:

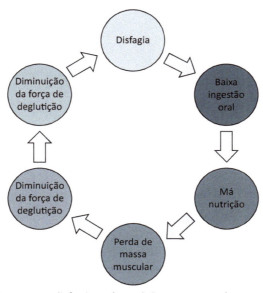

Figura 15.1. Ciclo Vicioso entre disfagia, má nutrição e sarcopenia.

A intervenção multidisciplinar e interdisciplinar é necessária para a reabilitação da disfagia sarcopênica. A soma do tratamento de diferentes especialidades, equalizada e integrada no cuidado centrado na pessoa com sarcopenia, favorecendo uma reabilitação precoce e gradativa.

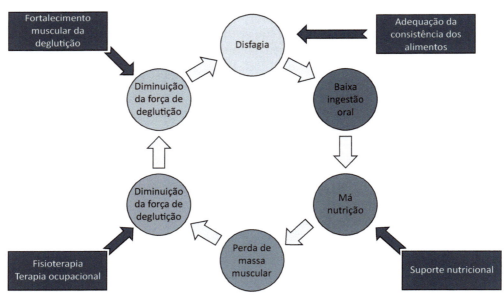

Figura 15.2. Intervenção multidisciplinar na quebra do ciclo viciosa entre disfagia, má nutrição e sarcopenia.

Além de todos os fatores anteriormente citados, é importante destacar que pacientes com disfagia podem apresentar maior tempo de internação (cerca de 40%), e a mortalidade é 13 vezes maior, quando comparados aos pacientes sem disfagia e os custos em saúde variam conforme a doença de base, comorbidades, dispositivos para alimentação, perfil hospitalar, infraestrutura de reabilitação e dinâmica da equipe multiprofissional, estimando um custo adicional que varia de R$ 32.000 a R$ 73.000 (Matsuba *et al.*, 2021).

RESPONSABILIDADES DO FONOAUDIÓLOGO DENTRO DA EMTN

O fonoaudiólogo assume papel fundamental na composição do time assistencial da EMTN participando com a construção de metas compartilhadas e com objetivos conjuntos para a melhora da qualidade de vida, contribuindo para melhor eficiência das intervenções terapêuticas.

Assim é importante destacar em quais processos e atividades esse profissional se insere na linha de cuidado juntamente a equipe multiprofissional de terapia nutricional:

- **Identificação do risco para Disfagia:** O processo de identificação é fundamental para a organização de uma assistência direcionada e com foco na necessidade da disfunção. É preciso desenvolver estratégias e ações para que essa identificação seja cada vez mais precoce e mais assertiva, direcionando, se positivo, a uma avaliação do especialista. Esse processo de identificação pode ser realizado por qualquer membro da equipe, uma vez que servirá para nortear a assistência necessária. Algumas ferramentas podem ser utilizadas para execução desse processo como, *Triagens de risco*, que, em geral, em nossa prática clínica, se baseia na identificação de fatores de risco que podem levar a disfagia ou a eventos adversos de broncoaspiração. Também pode ser baseado a partir do desenvolvimento e aplicação de questionários e entrevistas, específicas da Fonoaudiologia, com pacientes, familiares, cuidadores, para identificar pontos de atenção que gerem o aumento do risco. A partir desta identificação é realizada a tomada de decisão quanto ao momento de avaliação direta e/ou indireta da deglutição a fim de verificar sua segurança e eficiência pelo fonoaudiólogo especialista.

- **Avaliação clínica da Deglutição:** A avaliação é realizada por um profissional habilitado e especialista, com um olhar analítico para detecção de possíveis comprometimentos no processo de deglutição que possa influenciar negativamente a segurança em iniciar e/ou manter uma alimentação por via oral de forma segura, eficiente e exclusiva. Uma vez identificada a disfunção na deglutição, o fonoaudiólogo determina a necessidade de adaptação da consistência, a utilização de manobras posturais e/ou para proteção de vias aéreas, para verificação sua influência na funcionalidade, ou a contraindicação da manutenção da alimentação por via oral bem como a sugestão de via alternativa de alimentação, neste caso. Após a avaliação, o fonoaudiólogo determina o diagnóstico fonoaudiológico envolvendo a gravidade da disfagia a partir de ferramentas validadas, como a escala DOSS (*Dysphagia Outcome and Severity Scale*), segundo a doença de base, e escalas de funcionalidade da ingestão por via oral e de recomendação podem ser utilizadas, como, por exemplo, a escala FOIS (*Functional Oral Intake Scale*) e ASHA NOMS, respectivamente. É de responsabilidade do fonoaudiólogo realizar a prescrição da consistência alimentar, podendo a partir da sua avaliação verificar o volume da dieta por via oral mais seguro, do ritmo de oferta e utensílios que se adequam melhor a garantia da administração da dieta por via oral bem como a prescrição do espessante para o preparo e consistência adequada dos líquidos. Para melhor padronização da consistência alimentar a Iniciativa Internacional de Padronização da Dieta para Disfagia (IDDSI – *International Dysphagia Diet Standardisation Initiative*), para garantir a classificação correta das consistências alimentares destinadas aos pacientes com alterações da deglutição, proporcionando cuidado integrado e redução de prescrição, preparo e dispensação incorreta da consistência do alimento é uma opção adequada para inclusão nos processos de cuidado da disfagia, consequentemente minimiza possíveis eventos adversos de broncoaspiração. Quando for necessário, exames complementares como Videofluoroscopia da Deglutição e Videoendoscopia da Deglutição podem ser utilizados para agregar os seus resultados e assim direcionar melhor o tratamento. Outros exames utilizados pela equipe multiprofissional da EMTN podem servir como direcionadores assistenciais como a Bioimpedância e o teste de preensão palmar.

- **Programa Terapêutico Fonoaudiológico:** o programa terapêutico fonoaudiológico deve ser construído de acordo com a disfunção da deglutição e sua gravidade, considerando as necessidades do paciente não deixando de lado o respeito às suas vontades, proporcionando um equilíbrio para influenciar positivamente na adesão ao tratamento e consequentemente melhor desfecho em saúde. Dentro das intervenções nesse processo destaca-se:

  o *Modificações de consistências:* utilização de manobras compensatórios e/ou de proteção de vias aéreas, exercícios ativos com foco em ampliar a mobilidade, força, sensibilidade das estruturas que participam do processo de deglutição bem como a utilização de recursos como eletroestimulação, incentivadores respiratórios, bandagem elástica, fotobiomodulação, dentre outros. Vale ressaltar que os recursos por si só não são responsáveis pela melhora da disfunção ou condição muscular, devendo ser sempre utilizados como alternativa ao tratamento convencional e a partir de raciocínio clínico bem definido.

- **Alinhamento e Compartilhamento de Metas e Condutas:** Uma comunicação e alinhamento efetivo e conjunto por toda a equipe multiprofissional tem impacto fundamental no alcance de resultados funcionais. É importante que não haja falha de comunicação e que as metas e o cuidado integrado sejam realizados com clareza por todos tanto em caráter de reabilitação ou de manutenção do aspecto funcional. Uma equipe alinhada no tratamento dos pacientes determina melhores resultados na diretriz assistencial do cuidado, não esquecendo que o envolvimento da família e do próprio paciente em ter o conhecimento e a participação ativa no percurso do tratamento amplia a recuperação em saúde e status funcional geral. O cuidado não deve ser limitado somente durante o período de internação, ou seja, é importante construir estratégias para a continuidade no pós-alta hospitalar.

MONITORAMENTO DOS PROCESSOS A PARTIR DE INDICADORES DE QUALIDADE

Dentro do escopo da intervenção fonoaudiológica é de grande importância a construção da linha de todo o processo assistencial para estruturar o segmento do atendimento a ser oferecido, categorizar e processualizar as etapas do cuidado incluindo essa assistência no rol de apoio institucional favorecendo a junção da prática clínica baseada em evidência e garantir melhor acesso à saúde transformando o paradigma profissional em uma estrutura sólida dentro das organizações que evidencia e reconhece seus processos e seus resultados (Nascimento Junior, 2023).

Não adianta somente executar as intervenções sem ter de fato dados do quão estão sendo úteis para o resultado em saúde. É necessário medir o que se oferece para saber se tem implicação positiva para a assistência. A monitorização do cuidado implicado pela equipe de fonoaudiologia junto à EMTN se faz necessária a fim de garantir a atenção plena e de qualidade. Para tal, são elaborados e monitorados indicadores de processos e resultados avaliando a qualidade dos cuidados essenciais ao paciente e atividades de apoio aos serviços. A incidência de pacientes com Disfagia que estão inseridos na Diretriz Assistencial da EMTN e a Taxa de retorno de dieta via oral de forma segura e exclusiva nos pacientes com suporte de via alternativa de alimentação podem ser alguns dos exemplos de indicadores úteis a serem utilizados.

A determinação dos indicadores dependerá dos processos de intervenções que serão executados, ou seja, a escolha deverá ser particular e de acordo com a estrutura setorial da execução das atividades.

CONCLUSÃO

O cuidado integrado é essencial para otimizar o tratamento dentro da diretriz assistencial da EMTN. Considerar a junção do plano terapêutico multiprofissional conjunto como ferramenta proporciona uma melhor tomada de decisão e direciona o melhor tratamento com base na necessidade. O fonoaudiólogo é fundamental no papel da equipe multiprofissional de terapia nutricional e deve ser ativo dentro de todo o processo.

PONTOS-CHAVE

- A atuação do fonoaudiólogo é fundamental para uma EMTN de qualidade, fornecendo importantes subsídios para a reabilitação da deglutição dos pacientes.
- O fonoaudiólogo tem um papel importante dentro da equipe, realizando o acompanhamento dos pacientes, alinhamento das condutas e monitoramento dos indicadores.

REFERÊNCIAS BIBLIOGRÁFICAS

1. Brasil. Parecer CFFa nº 40, de 18 de fevereiro de 2016. "Dispõe sobre a participação do Fonoaudiólogo na Equipe Multidisciplinar de Terapia Nutricional". DIsponível em: https://www.sbfa.org.br/portal2017/themes/2017/departamentos/artigos/resolucoes_29.pdf
2. Matsuba CST, Serpa LF, Pereira SRM. 2021. "Diretriz BRASPEN de Enfermagem Em Terapia Nutricional Oral, Enteral e Parenteral." Braspen Journal, September. Disponível em: https://www.braspen.org/_files/ugd/66b28c_8ff5068bd2574851b9d61a73c3d6babf.pdf
3. Ueshima J, Shimizu A, Maeda K, Uno C, Shirai Y, Sonoi M, Motokawa K, Egashira F, Kayashita J, Kudo M, Kojo A, Momosaki R. Nutritional Management in Adult Patients With Dysphagia: Position Paper From Japanese Working Group on Integrated Nutrition for Dysphagic People. J Am Med Dir Assoc. 2022 Oct;23(10):1676-1682. doi: 10.1016/j.jamda.2022.07.009. Epub 2022 Aug 17. PMID: 35985419
4. CHEN, Kuan-Cheng et al. Sarcopenic dysphagia: A narrative review from diagnosis to intervention. Nutrients, v. 13, n. 11, p. 4043, 2021.

5. Vanhorebeek I, Latronico N, Van den Berghe G. ICU-acquired weakness. Intensive Care Med. 2020 Apr;46(4):637-653. doi: 10.1007/s00134-020-05944-4. Epub 2020 Feb 19. PMID: 32076765; PMCID: PMC7224132.

6. Singer P, Blaser AR, Berger MM, Calder PC, Casaer M, Hiesmayr M, Mayer K, Montejo-Gonzalez JC, Pichard C, Preiser JC, Szczeklik W, van Zanten ARH, Bischoff SC. ESPEN practical and partially revised guideline: Clinical nutrition in the intensive care unit. Clin Nutr. 2023 Sep;42(9):1671-1689. doi: 10.1016/j.clnu.2023.07.011. Epub 2023 Jul 15. PMID: 37517372

7. Nascimento Junior JR. Gestão Hospitalar *In:* Feitosa ALF; Depoli GT; Nunes MCA. Mapas Conceituais em Fonoaudiologia: Fonoaudiologia Hospitalar. 1. ed. Editora Booktoy. 2023.

16

ATUAÇÃO DA EQUIPE MULTIPROFISSIONAL NA PREVENÇÃO DA BRONCOASPIRAÇÃO

Adriana Fátima Dutra
Thamires Cabral Diniz
Tatiane Machado da Silva

INTRODUÇÃO

A **broncoaspiração** ocorre quando há entrada de substâncias nas vias aéreas inferiores, como partículas de alimentos decorrentes de uma deglutição deficitária, resíduos da orofaringe ou conteúdo gástrico, tendo o potencial de desencadear episódios de pneumonia aspirativa. Essas complicações acarretam um notável aumento das taxas de doenças e óbitos, resultando em um tempo de internação prolongado, e aumentando consideravelmente os custos hospitalares.

A literatura demonstra que a incidência de broncoaspiração está correlacionada com diversos fatores que incluem o histórico de doenças neurológicas, evidências ou antecedentes de disfagia, a utilização de dispositivos como sonda de alimentação, tubo orotraqueal e traqueostomia, o uso de medicamentos que deprimem o sistema nervoso central, resultando em diminuição do nível de consciência, história prévia ou pós-operatório imediato de cirurgias de cabeça e pescoço, condições gastrointestinais que possam causar refluxo gastroesofágico, doenças pulmonares e sarcopenia.

Durante a internação hospitalar, alimentação por via oral exclusiva pode ser inviável devido às condições clínicas de cada paciente que contraindicam essa prática. Nesses casos, torna-se necessário recorrer a métodos alternativos de alimentação, seja de forma exclusiva ou complementar, de curto ou longo prazo, através de um dispositivo nasoenteral ou gastrostomia. Entretanto, é importante destacar que as vias alternativas de alimentação não estão isentas de riscos, incluindo a possibilidade de aspiração de secreções para as vias respiratórias. O uso de dispositivos alternativos para alimentação pode estimular o refluxo gastroesofágico, o que, por sua vez, aumenta o risco de aspiração de conteúdo gástrico para os pulmões, podendo desencadear infecções respiratórias.

Em estudos relacionados ao diagnóstico de sarcopenia, é evidente que a diminuição da funcionalidade global do paciente, decorrente da perda fisiológica, destaca a importância da celeridade na identificação do diagnóstico, bem como, das intervenções precoce, para mitigar o risco de complicações (pneumonia aspirativa, asfixia, desidratação, desnutrição) e desfechos desfavoráveis ao paciente.

Outras pesquisas conduzidas especialmente entre indivíduos afetados por distúrbios do sistema nervoso central, como acidente vascular cerebral, quadros demências e doenças neurológicas degenerativas, estabeleceram uma ligação entre a presença de disfagia neurogênica e o risco de pneumonia aspirativa. Dependendo da localização, extensão e gravidade do acometimento cerebral, os indivíduos com distúrbios neurológicos podem apresentar alterações na sensibilidade intraoral, atraso no início do ato de deglutição, disfunção motora da faringe.

As alterações identificadas em pacientes portadores de doenças pulmonares conseguem afetar a coordenação entre as funções de deglutição e respiração. Indivíduos afetados por tais doenças são particularmente propensos a desequilíbrios nessa sincronia, elevando consideravelmente o risco de contrair infecções respiratórias.

Em casos de condições respiratórias graves, quando o aporte ventilatório não invasivo não é o suficiente, e se faz necessário a intubação orotraqueal, o uso desse dispositivo para a ventilação mecânica invasiva, apresenta-se na literatura com um relevante preditor para aumento do risco de broncoaspiração, pois a presença do tubo orotraqueal e/ou traqueostomia, podem interferir no funcionamento motor e sensorial da laringe, alterando um dos principais mecanismos de proteção das vias aéreas inferiores contra aspiração laringotraqueal.

Dessa forma, a identificação precoce do risco de broncoaspiração surge como um aspecto de suma importância no contexto de pacientes hospitalizados. Isso não apenas permite o apoio da equipe multiprofissional para garantir o melhor cuidado e segurança do paciente, mas também facilita a implementação de intervenções clínicas apropriadas, que refletem os cuidados especializados de cada área de atuação. Nesse sentido, a prontidão na detecção desses riscos é essencial para promover a segurança, a saúde e o bem-estar dos pacientes, contribuindo para uma abordagem mais eficaz e abrangente na assistência multiprofissional.

A Importância da identificação do risco de broncoaspiração

A manifestação da broncoaspiração nem sempre é evidente, através de sintomas clínicos clássicos, como tosse, engasgos (logo após ou durante as refeições), desconforto respiratório, entre outros. Isso ocorre por conta da diminuição do reflexo de tosse que acompanha algumas condições clínicas e também pelo próprio processo de envelhecimento, dessa forma, a broncoaspiração pode ocorrer de maneira silenciosa e recorrente.

Não é incomum que os sinais de broncoaspiração ou condições que propiciam/aumentam o risco não sejam detectadas durante o período de internação, consequentemente as medidas preventivas não são implementadas e o paciente apresente sucessivas complicações respiratórias. Por isso é fundamental a elaboração e implementação de um protocolo multidisciplinar de prevenção de broncoaspiração.

Quando e como avaliar o risco de broncoaspiração na prática

Para aumentar as chances de detecção, o rastreio para identificação do risco de broncoaspiração deve ser realizado por profissionais da linha assistencial para todos os pacientes hospitalizados, através de critérios para a classificação do risco. É importante que cada instituição, determine de forma clara e objetiva quais serão os critérios utilizados, qual o profissional será responsável por essa avaliação, bem como sua periodicidade.

Abaixo alguns exemplos de **critérios e condições clínicas que determinam maior risco** para broncoaspiração. Consideramos "em risco" o paciente que apresentar pelo menos uma das condições descritas:

Quadro 16.1. Critérios de risco para broncoaspiração

Diagnósticos neurológicos (Demência, AVC, ELA, convulsão):
• Doença de Parkinson.
• Delirium.
• Sonolência excessiva.
• Sarcopenia grave (redução de força determinando limitação da mobilidade).
• Antecedente de cirurgia de cabeça e pescoço.
• Dispositivos (tubo orotraqueal, traqueostomia, gastrostomia, sonda nasoenteral).

Além dos critérios e condições clínicas listadas no quadro anterior, é importante se atentar aos sinais de alteração funcional da alimentação, que também indicam risco para broncoaspiração, entre eles:

- Necessidade de assistência motora ou de talheres adaptados para a alimentação;
- Tempo de refeição prolongado (geralmente maior que 30 minutos);
- Preferência por alimentos de consistência pastosa.

Sinais clínicos de broncoaspiração

Além dos critérios de risco e sinais de alteração funcional da alimentação que conferem maior risco ao paciente, precisamos estar atentos, pois em alguns casos, o paciente já apresenta sinais clínicos, que indicam que a broncoaspiração já está ocorrendo. Exemplo:

- Engasgos durante as refeições.
- Tosse durante ou logo após as refeições.
- Cansaço expressivo durante ou após as refeições.
- Infecções respiratórias de repetição.

A avaliação dos critérios de risco para broncoaspiração deve ser realizada na admissão do paciente e diariamente, durante todo o período de internação, pois se trata de um risco dinâmico que pode se agravar a depender de alterações do quadro clínico do paciente.

Em geral, essa avaliação é realizada pelo enfermeiro, visto que é o profissional com maior contato com o paciente. A capacitação e a educação permanente da equipe de enfermagem para a detecção dessa condição são fundamentais.

A partir da detecção do risco, algumas ações importantes devem ser adotadas:

- Sinalização visual do risco (deve ser realizada de forma clara para a equipe assistencial, familiares e cuidadores, através de pulseiras ou placas de sinalização beira leito).
- Prescrição das principais intervenções relacionadas ao risco.
- Acionamento da equipe de fonoaudiologia.

Medidas preventivas para broncoaspiração

Assim que o risco de broncoaspiração for detectado, devemos prescrever e implementar as principais medidas preventivas, bem como, envolver toda a equipe multidisciplinar, paciente e família acerca desse cuidado.

Principais medidas preventivas a serem prescritas:

- Manter a cabeceira do leito elevada entre 30 e 45 graus.
- Realizar as refeições apenas na posição sentada (mínimo 60 graus).
- Realizar higiene oral três vezes ao dia.
- Não ofertar alimentos se o paciente estiver sonolento.

16 · Atuação da Equipe Multiprofissional na Prevenção da Broncoaspiração

Além dessas medidas é importante reforçar as orientações relacionadas ao uso de espessante (caso o paciente esteja fazendo uso), consistência da dieta ofertada e posicionamento durante as refeições.

A Atuação da equipe de fonoaudiologia

A triagem fonoaudiológica é uma ferramenta de extrema importância para a assistência, uma vez que permite ao profissional identificar de forma precoce os critérios de risco de broncoaspiração, bem como traçar um plano de cuidado, como a avaliação especializada, planejamento terapêutico e orientações, tendo como objetivo garantir a segurança do paciente e reduzir os impactos relacionados ao risco de broncoaspiração no âmbito hospitalar.

Ao identificar sintomas durante a triagem fonoaudiológica, o paciente é encaminhado para uma avaliação fonoaudiológica especializada com o objetivo de identificar, gerenciar e prevenir eventuais alterações na deglutição que, por sua vez, elevam potencialmente o risco de broncoaspiração.

A disfagia é caracterizada como uma dificuldade de deglutir alimentos e/ou líquidos, podendo ser causada por uma variedade de fatores, incluindo condições neurológicas e alterações estruturais. Entre as possíveis origens estão o traumatismo craniano, acidente vascular encefálico, doenças neuromusculares degenerativas, câncer de cabeça e pescoço, demências e encefalopatias. Além disso, alterações orgânicas em cavidade oral, faringe, laringe, esôfago e doenças pulmonares podem refletir em uma desordem na biomecânica da deglutição e aumentar o risco de broncoaspiração, desidratação, perda ponderal e até mesmo ao óbito.

A avaliação fonoaudiológica permite verificar a integridade das estruturas que participam da fase oral e faríngea da deglutição, bem como avaliar os mecanismos de proteção de vias aéreas inferiores durante a ingestão por via oral.

Durante a avaliação especializada, após a identificação dos fatores que resultaram no quadro de disfagia orofaríngea, quando necessário, é realizado adaptações na dieta oral visando uma ingestão segura.

Após avaliação e tomada de decisão, o paciente é incluído em um programa terapêutico com o objetivo de recuperar as funções afetadas conforme a sua condição fisiopatológica subjacente. O processo de reabilitação fonoaudiológica envolve a aplicação de técnicas passivas e/ou ativas para restabelecer o funcionamento das estruturas envolvidas no processo de deglutição de forma eficaz, possibilitando, assim, ao fortalecimento da musculatura orofaríngea e melhor resposta dos mecanismos de proteção das vias aéreas inferiores para uma reintrodução de dieta por via oral de forma segura.

Com o objetivo de mitigar os fatores que podem agravar a situação de pacientes com risco de broncoaspiração, a intervenção fonoaudiológica, aliada aos cuidados de uma equipe multidisciplinar, desempenha um papel fundamental na prevenção de pneumonias aspirativas ao gerenciar a decisão de alimentação por via oral. Entre os procedimentos de rotina, estão incluídos:

- Orientações sobre postura adequada.
- Observação do comportamento do paciente e seu nível de consciência antes e depois das refeições.
- Monitoramento da condição pulmonar, supervisão das sondas de alimentação e implementação de práticas de higiene oral.

Em resumo, um esforço preventivo coordenado por uma equipe multidisciplinar competente e dedicada, tem um impacto significativo na qualidade da assistência prestada à comunidade. A implementação de boas práticas de cuidado e uma abordagem aprimorada para gerenciar as alterações na deglutição não apenas melhora a qualidade de vida dos pacientes, mas também resulta em internações de curto prazo e reduz os custos hospitalares. Isso reflete o compromisso em adotar medidas adequadas para prevenir o risco de aspiração, promovendo, assim, uma assistência mais eficaz e segura.

Atuação da equipe de nutrição

O rastreio e a identificação de pacientes com risco para disfagia é fundamental, uma vez que a sua presença está associada a uma alteração do prazer e do modo de se alimentar, impactando diretamente no estilo de vida e no estado nutricional dos indivíduos, entre outros fatores.

A abordagem da equipe multidisciplinar, incluindo fonoaudiólogos, médicos, enfermeiros, farmacêuticos, nutricionistas, psicólogos, é fundamental para o cuidado centrado e eficaz a essa população, uma vez que cada membro trabalha em sua esfera profissional, mas que podem juntos estabelecer planos individualizados por meio de um cuidado unificado centrado nas demandas de cada caso.

O nutricionista possui considerável responsabilidade no acompanhamento clínico desses pacientes, estando sob sua responsabilidade a realização da triagem nutricional; avaliação do estado nutricional e bioquímica; análise da ingestão alimentar domiciliar e no ambiente hospitalar; análise da via de alimentação; prescrição dietética; indicação de suplemento nutricional oral ou de via alimentar alternativa. Esse profissional deve realizar as adaptações necessárias conforme o grau de disfagia, conforme conduta fonoaudiológica, atentando-se para as consistências, bem como para as restrições alimentares.

Na prática, um ponto fundamental para o cuidado, é a triagem nutricional. Essa ferramenta permite a identificação dos indivíduos desnutridos ou em risco de desnutrição.

Estudos brasileiros demonstram que a desnutrição em idosos é comum com uma variabilidade de 30% a 60% no momento da admissão hospitalar, além disso, dados mostram que há perda de peso durante o período de internação, onde 59,6% apresentam perda e 30,6% apresenta perda acima de 2kg. Dessa forma, é de suma importância que o nutricionista faça uma avaliação detalhada do padrão alimentar do indivíduo, questionando a sua aceitação alimentar, adaptações de consistência prévias, e queixas como engasgo, tosse, durante ou logo após as refeições.

As informações acerca do rastreio do risco de broncoaspiração realizado pela equipe de enfermagem, são compartilhadas com a equipe de nutrição, isso contribui para uma avalição mais assertiva e individualizada de cada paciente.

É de atribuição do nutricionista a prescrição de suplementos nutricionais diante pacientes disfágicos. O mesmo deve elaborar um plano alimentar individualizado, respeitando as preferências do paciente, bem como a palatabilidade do alimento, além de oferecer a textura/consistência adequada conforme o grau de disfagia e conduta fonoaudiológica.

O uso de via alternativa de alimentação, em geral, é indicado frente a situações clínicas que apresentam alto grau de catabolismo (em que as necessidades nutricionais do paciente, não são supridas exclusivamente com a ingestão via oral), quando a alimentação via oral pode aumentar o risco de broncoaspiração ou pneumonia aspirativa, e em casos de pacientes neurológicos com quadros de disfagia grave.

CONCLUSÃO

Mediante todos os aspectos que englobam o risco para broncoaspiração e a disfagia, a integração do cuidado, bem como a comunicação efetiva entre os membros da equipe multiprofissional, são fundamentais para o sucesso no tratamento desses pacientes. Cada área da equipe multidisciplinar, deverá atuar segundo as necessidades identificadas em cada caso, compreendendo as demandas fisiológicas e psicológicas do paciente.

A discussão multidisciplinar, diária nas unidades, é uma estratégia que garante o compartilhamento das informações mais relevantes com todo o grupo, tornando a comunicação efetiva e a elaboração do plano terapêutico mais assertiva. Além disso, é fundamental o envolvimento do paciente e família acerca desse cuidado.

PONTOS-CHAVE

- A prevenção da broncoaspiração exige uma atuação interdisciplinar.
- A detecção precoce do risco de broncoaspiração é a chave do sucesso para a prevenção de eventos adversos graves.

REFERÊNCIAS BIBLIOGRÁFICAS

1. Carmo, L. F. dos S., Santos, F. A. A. dos, Mendonça, S. C. B. de, & Araújo, B. C. L. (2018). Management of the risk of bronchoaspiration in patients with oropharyngeal dysphagia. Revista CEFAC, 20(4), 532–540. https://doi.org/10.1590/1982-021620182045818.
2. Amorim, C. da S. The incidence of bronchoaspiration and the impact of prevention in patients admitted to a tertiary hospital Brazilian Journal of Development. Curitiba, v.7, n.11, p.109939-109949, nov.2021; doi:10.34117/bjdv7n11-562.

3. Ferrucci, J. L., Sassi, F. C., Medeiros, G. C. de, & Andrade, C. R. F. de. (2019). Comparação dos aspectos funcionais da deglutição e indicadores clínicos em pacientes com traumatismo cranioencefálico em UTI. CoDAS, 31(2), e20170278. https://doi.org/10.1590/2317-1782/20182017278.
4. Medeiros, G. C. de, Sassi, F. C., Zambom, L. S., & Andrade, C. R. F. de. (2016). Correlation between the severity of critically ill patients and clinical predictors of bronchial aspiration. Jornal Brasileiro de Pneumologia: Publicação Oficial Da Sociedade Brasileira de Pneumologia e Tisiologia, 42(2), 114-120. https://doi.org/10.1590/s1806-37562015000000192.
5. Lima, M. S. de, Sassi, F. C., Medeiros, G. C. de, Jayanthi, S. K., & Andrade, C. R. F. de. (2020). Precisão diagnóstica para o risco de broncoaspiração em população heterogênea. CoDAS, 32(5), e20190166. https://doi.org/10.1590/2317-1782/20202019166.
6. Bispo, M. de M., Dantas, A. L. de M., Silva, P. K. de A., Fernandes, M. I. da C. D., Tinôco, J. D. de S., & Lira, A. L. B. de C. (2016). The nursing diagnosis of aspiration risk in critical patients. Escola Anna Nery, 20(2), 357–362. https://doi.org/10.5935/1414-8145.20160049.
7. Vista do Doença pulmonar obstrutiva crônica: análise da deglutição em pacientes hospitalizados. (n.d.). Pucsp.br. Retrieved December 22, 2023, from https://revistas.pucsp.br/index.php/dic/article/view/32274/25038.
8. Silveira, I. R. da, Maia, F. de O. M., Gnatta, J. R., & Lacerda, R. A. (2010). Higiene bucal: prática relevante na prevenção de pneumonia hospitalar em pacientes em estado crítico. Acta Paulista de Enfermagem, 23(5), 697–700. https://doi.org/10.1590/s0103-21002010000500018.
9. Di Pede, C. et al. Dysphagia in the elderly: focus on rehabilitation strategies. Aging Clin. Exp. Res., v. 28, n. 4, p. 607-617, 2016.
10. Chen, P-C. et al. Systematic review and meta-analysis of the diagnostic accuracy of the water swallow test for screening aspiration in stroke patients. J. Adv. Nurs., v. 72, n. 11, p. 2575-2586, 2016.
11. O'Keeffe, S. T. Use of modified diets to prevent aspiration in oropharyngeal dysphagia: is current practice justified? BMC Geriatr., v. 18, n. 1, p. 167.
12. Najas M et al. I Consenso Brasileiro de Nutrição e Disfagia em Idosos Hospitalizados – Barueri, SP: Minha Editora, 2011.
13. Beck AM, Kjaersgaard A, Hansen T, Poulsen I. Systematic review and evidence based recommendations on texture modified foods and thickened liquids for adults (above 17 years) with oropharyngeal dysphagia – An updated clinical guideline. Clin Nutr. 2018 Dec;37(6 Pt A):1980-1991.
14. DiBardino DM, Wunderink RG. Aspiration pneumonia: a review of modern trends. J Crit Care. 2015 Feb;30(1):40-8.
15. Flynn E, Smith CH, Walsh CD, Walshe M. Modifying the consistency of food and fluids for swallowing difficulties in dementia. Cochrane Database Syst Rev. 2018 Sep 24;9:CD011077.
16. Loeb MB, Becker M, Eady A, Walker-Dilks C. Interventions to prevent aspiration pneumonia in older adults: a systematic review. J Am Geriatr Soc 2003; 51:1018.
17. Marik PE. Aspiration pneumonitis and aspiration pneumonia. N Engl J Med 2001; 344:665.
18. Gaspar M do R de F, Pinto G de S, Gomes RHS, Santos RS, Leonor VD. Avaliação da qualidade de vida em pacientes com disfagia neurogênica. Revista CEFAC [internet]. 2015; 17(6):1939–45. Disponível em: https://www.scielo.br/scielo.php?pid=S1516-18462015000801939&script=sci_arttext&tlng=pt
19. Silva LM de L, Lima CR de, Cunha DA da, Orange LG de. Disfagia e sua relação com o estado nutricional e ingestão calórico-proteica em idosos. Revista CEFAC [Internet]. 2019; 21(3): 15618. Disponível em: https://www.scielo.br/j/rcefac/a/wdQt3ZRQg6MvLxWdrRKKVKj/abstract/?lang=pt.
20. McGinnis CM, Homan K, Solomon M, Taylor J, Staebell K, Erger D, et al. Dysphagia: Interprofessional Management, Impact, and Patient-Centered Care. Nutrition in Clinical Practice. [internet]. 2018; 34(1):80-95. Disponível em: https://pubmed.ncbi.nlm.nih.gov/30580461/.
21. Sociedade Brasileira de Geriatria e Gerontologia. I Consenso brasileiro de nutrição e disfagia em idosos hospitalizados. [internet]. São Paulo; 2011. Disponível em: https://sbgg.org.br/wp-content/uploads/2014/10/Consenso_Brasileiro_de_Nutricao1.pdf.

22. Sociedade Brasileira de Nutrição Parenteral e Enteral. Diretriz BRASPEN de terapia nutricional no envelhecimento. [internet]. BRASPEN J 2019; 34 (Supl 3):2-58. Disponível em: https://www.braspen.org/_files/ugd/a8daef_13e9ef81b44e4f66be32ec79c4b0fbab.pdf.

23. Gouveia LG, Oliveira A. Nutritional risk and associated factors in elderly patients with congestive heart failure in a Brazilian cardiology hospital. Revista Brasileira de Geriatria e Gerontologia. [internet]. 2014; 17(2): 265-274. Disponível em: https://www.scielo.br/j/rbgg/a/pJBdf6yg6QK3TYLHmSDxjtN/?format=pdf&lang=en.

24. Dalpiaz JS, Bertoni VM, Alves ALS, Bertol D. Estado nutricional e sua evolução durante a internação hospitalar em pacientes idosos. Rev. Bras. Nutr. Clin. [internet]. 2015; 30(1): 34-38. Disponível em: http://www.braspen.com.br/home/wp-content/uploads/2016/11/06-Estado-nutricional-e-sua-e-volu%C3%A7%C3%A3o.pdf.

25. Volkert D, Berner YN, Berry E, Cederholm T, Coti Bertrand P, Milne A, et al. ESPEN Guidelines on Enteral Nutrition: Geriatrics. Clinical Nutrition [Internet]. 2006; 25(2):330–60. Disponível: https://espen.info/documents/ENGeriatrics.pdf

26. Milne AC, Potter J, Vivanti A, Avenell A. Protein and energy supplementation in elderly people at risk from malnutrition. The Cochrane database of systematic reviews [Internet]. 2009;(2):CD003288. Disponível em: https://www.ncbi.nlm.nih.gov/pubmed/19370584.

27. Alvite M de FL, Piovacari SMF, Dock-Nascimento DB. Parecer da BRASPEN sobre prescrição de volume, consistência e suplemento nutricional no paciente disfágico. Braspen Journal [Internet]. 2020; 34(4):418-20. Disponível em: http://arquivos.braspen.org/journal/out-dez-2019/artigos/19-Parecer-BRASPEN-Disfagia.pdf.

28. Silva WA, Pereira CMC, Santos JC de O, Andrade JC, Pellicani AD. ATUAÇÃO DA EQUIPE MULTIPROFISSIONAL DE ASSISTÊNCIA À SAÚDE NA DISFAGIA DO PACIENTE SOB CUIDADOS PALIATIVOS. Revista Interfaces: Saúde, Humanas e Tecnologia. [internet]. 2023; 10(3):1574-81. Disponível em: https://interfaces.unileao.edu.br/index.php/revista-interfaces/article/view/1076.

17

REABILITAÇÃO INTRA-HOSPITALAR

Andressa Beatriz Lessa Santos Pereira
Gabriele Thais Salgado Pereira
Jennifer Karen Oliveira Santos

INTRODUÇÃO

Segundo a **Organização Mundial de Saúde** (OMS – 2011), o processo de reabilitação pode ser conceituado como

"um conjunto de medidas que ajudam pessoas com deficiências ou prestes a adquirir deficiências a terem e manterem uma funcionalidade ideal na interação com seu ambiente".

Desta forma, torna-se evidente como a utilização deste recurso pode minimizar as repercussões de diversos agravos, sendo eles agudos ou crônicos, podendo atenuar disfunções correlacionadas à senescência e contribuir para uma melhor qualidade de vida visto seus benefícios na execução das atividades de vida diária destes indivíduos.

Assim, a reabilitação objetiva o desenvolvimento de fatores como autonomia, mobilidade e capacidade, condições estas que quando pensadas para o público no ambiente hospitalar destinam-se a proporcionar aos pacientes internados as competências e instrumentos capazes de promover uma alta segura. De modo a considerar que o envolvimento destes indivíduos em seu próprio tratamento associa-se também com um maior empoderamento e independência.

Contudo, deve-se considerar que a permanência no ambiente hospitalar pode gerar efeitos como redução de força muscular e debilitação funcional, ocasionando ampliação de incapacidades. Devido a isto, através da atuação de uma equipe multiprofissional faz-se oportuna a prática de uma avaliação precoce com o intuito de detectar de forma antecipada a presença de critérios que conseguirão levar o indivíduo a um quadro de dependência de suas funções, assim como, do diagnóstico de sarcopenia.

Não obstante, a desnutrição intra-hospitalar é considerada um importante problema de saúde pública, não apenas por estar presente em aproximadamente 20 a 50% dos adultos neste ambiente, mas também por possuir relação com modificações na funcionalidade e piores resultados clínicos, graças a sua implicação na lentificação da cicatrização, elevação do risco para surgimento de lesões por pressão e de complicações, acarretando assim, em um maior tempo de estadia no hospital e da probabilidade de óbito.

ATUAÇÃO MULTIPROFISSIONAL

Pensando em todo contexto hospitalar, a internação prolongada pode ocorrer a falta de estímulo funcional, exposições a polimedicamentos, intervenções invasivas, risco ao desenvolvimento de infecções, falta de apetite, sonolência, e por consequência, acentuando mais a síndrome da fragilidade (sarcopenia) em pacientes que já possuem um risco ou acabam desenvolvendo durante a internação. O envolvimento da equipe multiprofissional com a comunicação assertiva e cuidados integrados multidisciplinares é crucial na conscientização destes pacientes, seus familiares e cuidadores principais na participação de sua reabilitação.

Neste cenário, a atuação do nutricionista é intensificada em conjunto com outros profissionais na reabilitação deste paciente, como o fisioterapeuta e fonoaudiólogo, enfermagem, etc. O planejamento dietético tem o objetivo de nutrir, conforme tolerância do paciente, visando a adequação dos nutrientes fornecidos, principalmente em relação à proteína e aminoácidos essenciais ofertada na dieta, seguindo as recomendações das diretrizes ou de um manual de terapia nutricional no idoso/adulto, que engloba estas recomendações para um atendimento de qualidade através da alimentação e caso necessário, na suplementação deste paciente para adequação do anabolismo e reconstrução da força e massa muscular e funcional, como a musculatura da deglutição.

Para que possamos identificar estes pacientes em risco, é necessária a avaliação nutricional na triagem em até 24h após a admissão hospitalar ou retornos que acontecem a cada 7 dias em pacientes primários, 4 dias em pacientes secundários e 3 dias em pacientes terciários.

A AVALIAÇÃO NUTRICIONAL

Avaliação antropométrica

A ferramenta ideal para analisar a proporção de reserva de massa muscular é a bioimpedância que quantifica a proporção de gordura, massa magra e água corporal obtido resultados mais precisos e auxiliando no diagnóstico de sarcopenia, contudo na falta desta ferramenta pode-se substituir pela circunferência da panturrilha (CP) e circunferência do braço (CB) utilizando a fita métrica.

- **A circunferência da panturrilha:**
  - A circunferência da panturrilha, segundo a OMS, é um indicador sensível que auxilia a mensurar a reserva de massa muscular em âmbito hospitalar em pacientes >60 anos.
  - **Mulheres:**
    - >33cm: adequado.
    - < ou igual 33cm: inadequado.
  - **Homens:**
    - >33cm: adequado.
    - < ou igual 33cm: inadequado.

Seguindo estes parâmetros para avaliação antropométrica dos pacientes, a panturrilha abaixo do adequado tanto para homens quanto para mulheres é perceptível a olho nu em pacientes magros. Enquanto pacientes com excesso de peso ou obesidade, em sua maioria, possuem uma circunferência maior, em comparação a massa gorda e não massa magra, é necessário estabelecer valores de ajuste, assim como a imagem abaixo, para obter o valor exato da CP.

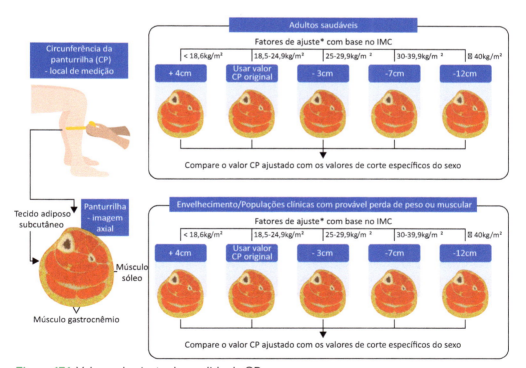

Figura 17.1. Valores de ajuste da medida da CP.

Fonte: Protocolo de muscularidade Linhaum: muscularidade e capacidade funcional. Valores de ajuste da medida da CP (Circunferência da Panturrilha) para adultos saudáveis, idosos e populações clínicas, conforme o IMC.

Desta forma, podemos resumir em pontos, que entre:

- IMC 25-29,9kg/m² = retirar 3cm do valor aferido.
- IMC 30-9,9kg/m²= retirar 7cm do valor aferido.
- IMC > ou igual a 40kg/m²= retirar 12cm do valor aferido.

Assim, após o desconto devido, então podemos classificar a CP se está adequada ou inadequada.

- **Força de preensão palmar**

O índice de massa corporal (IMC) não é suficiente para avaliação do estado nutricional do idoso. Necessário o uso de outro método para associar ao IMC. A ferramenta de preensão palmar (FPP) auxilia na detecção da perda de massa muscular.

Consenso Europeu de Sarcopenia:

- Homens: >27kg
- Mulheres: >16kg

Classificação: normal ou reduzida.

FERRAMENTAS PARA TRIAGEM E AVALIAÇÃO NUTRICIONAL

O processo de envelhecimento pode contribuir na redução da ingestão proteica e calórica, impactando a perca e qualidade da massa muscular e contribuindo no desenvolvimento da sarcopenia. Segundo o estudo **Orçamentos Familiares** (POF) publicado em 2020 analisou que 38% dos idosos consumiam com frequência alimentos fontes de proteínas. O consumo calórico também é importante para evitar o risco de anabolismo muscular.

A sarcopenia ainda não tem um consenso global de sua definição, porém, é vista na literatura e na vivência clínica, como uma condição que ocorre a perda da qualidade funcional e perda da reserva de massa muscular impactando na redução da mobilidade, capacidade física, aumentando o risco de queda e piora na qualidade de vida. Portanto, a avaliação nutricional tem a finalidade de triar os pacientes internados em âmbito hospitalar para diagnosticar, planejar as metas nutricionais e iniciar a terapia nutricional adequada para este paciente.

Conforme a literatura e o manual de atendimento ao adulto e idoso do Hcor existem algumas ferramentas, como o GLIM, que podem ser utilizadas para esta avaliação e que compreendem os seguintes pontos conforme fluxograma abaixo:

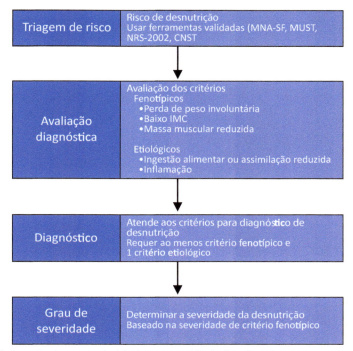

Figura 17.2. Protocolo de muscularidade e capacidade funcional.

Figura retirada do protocolo de muscularidade Linhaum.

Tabela 17.1. Critérios para diagnóstico de desnutrição: requer ao menos 1 critério fenotípico e 1 critério etiológico

Critérios fenotípicos		
Perda de peso não intencional	Baixo IMC kg/m²	Redução da massa muscular
>5% nos últimos 6 meses	< 20kg/m² se <70 anos	Validada por métodos da composição corporal BIA, TC, DXA, US, antropometria (CP, CMB, exame físico)
	< 22kg/m² se >70 anos	
> 10% acima de 6 meses	<18,5kg/m² se <70 anos	
	< 20kg/m² se <70 anos	

CRITERIO ETIOLÓGICOS	
Redução da ingestão ou absorção de nutrientes ⩾ que 50% da recomendação energética por >1 semana, OU Qualquer redução com >2 semanas, OU Outra condição gastrointestinal crônica que afeta a absorção ou digestão de alimentos	Inflamação Doença aguda OU Doença crônica

Figura retirada do protocolo de muscularidade linhaum: protocolo de muscularidade e capacidade funcional.

METAS NUTRICIONAIS

Necessidade calórica:

- Idosos eutróficos: 30kcal/kg/dia.
- Adultos eutroficos: 20-30kcal/kg/dia.
- Idosos com baixo peso: 32-38kcal/kg/dia.
- Adultos em desnutrição: 30-35kcal/kg/dia.
- Adultos Obesos com IMC acima de 30kg/m²: 22-25 kcal de peso ideal.

Necessidade Proteica

- Idoso saudável, na intenção de prevenir a sarcopenia 1,0-1,2g/kg/dia.
- Treinamento de força resistida: 1,6-1,8g/kg/dia. E três refeições principais contendo 0,6g/kg de fontes proteicas de alta biodisponibilidade.
- Idosos em tratamento da sarcopenia 1,2-1,5g/kg/dia.
- Adulto eutrófico: 0,8-2,0g/kg/dia pelo peso atual.
- Adulto desnutrido: 0,8-2,5g/kg/dia pelo peso atual.
- Adulto Obeso com IMC acima de 30kg/m²: 0,8-2,5g/kg/dia pelo peso ideal.

SUPLEMENTAÇÃO.

A resolução do CFN n.º 656, de 15 de junho de 2020, informa que sob competência do profissional nutricionista clínico prescrever suplementos nutricionais necessários para complementar a dieta, sejam vitaminas, minerais, nutrientes isolados ou não. Sendo assim, a prescrição deve conter o esquema posológico, dose, horário de administração e tempo de uso. Desta forma, na impossibilidade de atingimento das metas nutricionais, seja por aceitação alimentar <60% da meta diária, desnutrição, perda de peso, dieta de consistência modificada (pastosa, liquida, batida), necessidades energéticas aumentadas (lesão de pele, DRC, IC, DRC), idosos, sarcopenia, etc. O paciente é abordado sobre a terapia nutricional oral indicada para sua condição clínica.

Na sarcopenia, a indicação seria um suplemento hiperproteico com aminoácidos essenciais para atuarem na síntese da massa muscular, no caso o ideal seria englobar 3 suplementos uma vez ao dia que podem auxiliar na reabilitação como: o whey protein isolado, 2 sachês com 10g cada, totalizando 20g; HMB 1 sachê de 3g; Creatina 1 sachê de 3g. Este último pode ser prescrito por no mínimo 6 meses até 1 ano associado a treino de resistência, enquanto o whey e o HMB, podem ser prescritos por tempo indeterminado.

Whey Protein Isolado

O whey, ou a proteína do soro do leite, possue alto valor biológico de qualidade e favorece o balanço proteico positivo quando comparadas a outras fontes proteicas. O leite possui duas partes proteicas, a whey e a caseína, que em sua composição correspondem a 20% e 80%, respectivamente. O whey corresponde às proteínas do soro do leite sendo obtida por meio de um processo de filtração e concentração proteica e redução de lactose. Este suplemento auxilia na hipertrofia, composição corporal e aumento de massa muscular.

HMB

HMB, é um metabólito de cadeia ramificada do aminoácido L-Leucina, formado no fígado e em células musculares através da transaminação da alfa-cetoisocaproato (KIC), o qual depende de fontes exógenas e endógenas desse aminoácido para sua síntese, atua de forma terapêutica em situações patológicas com acentuado catabolismo proteico, como a sarcopenia e as lesões de pressão. A utilização do HMB promove a síntese proteica de forma significativa e reduz a proteólise, favorecendo o ganho de massa muscular como também o aumento da força muscular.

Creatina

A Creatina, a qual é composta por arginina, glicina e metionina, e nutriente presente em nosso organismo. Durante processo de envelhecimento diminui a produção de creatina e por meio da suplementação exógena é possível melhorar esses estoques entre quatro e seis semanas, principalmente quando em conjunto com a prática de atividade física. A creatina aumenta os estoques de energia intramuscular, atua de forma neuroprotetora e contribui para a melhora da capacidade funcional do idoso, sendo considerado um suplemento completo e de grande destaque.

A MICROBIOTA NA REABILITAÇÃO

A qualidade da microbiota intestinal está muito envolvida na construção da massa muscular. Uma microbiota com bom aporte de fibras solúveis, com efeito, bifidogênico que produz ácidos graxos de cadeias curtas (propionato, butirato e acetato), com benefícios de melhor absorção de fluidos e eletrólitos, trazem também melhor resultados no anabolismo muscular, principalmente em pacientes sarcopênicos e/ou em leitos de UTI, e até mesmo em SEPSE, onde pode auxiliar no desfecho da condição aguda. O que também auxilia na produção de ácidos graxos de cadeia curtas, é o aporte adequado de Ômega 3 ou na impossibilidade na alimentação, a suplementação é indicada de 2-3g/dia.

PROTOCOLO DE REABILITAÇÃO: REABILITA HCOR

No Hospital do Coração, temos o protocolo de reabilitação, englobando as equipes de fisioterapia, nutrição e fonoaudiologia para implementar um protocolo visando a recuperação da força, massa muscular e deglutição de pacientes internados com potencial risco de sarcopenia, conforme tolerância em sua condição clínica.

A sarcopenia é uma condição que, em sua maioria, possui piores desfechos em idosos. Desta forma, o protocolo é aplicado em indivíduos acima de 60 anos. Nesta primeira etapa, o nutricionista responsável pela unidade deverá realizar a triagem e a avaliação nutricional e aplicará a ferramenta de triagem para sarcopenia, o SARF CALF. Pontuando entre 11-20 pontos, o caso é encaminhado para o fisioterapeuta e fonoaudiólogo para triagem e estabilidade deste paciente, conforme escala de funcionalidade, o DEMMI e MCR e manejo da deglutição e via de acesso da terapia nutricional pelo dispositivo BIOFEEDBACK. Conforme discussão em equipe, o paciente iniciará com suplementação de 1 sachê de Creatina (3g),1 sachê de HMB (3g), 2 sachês de whey (20g), conforme fluxograma abaixo:

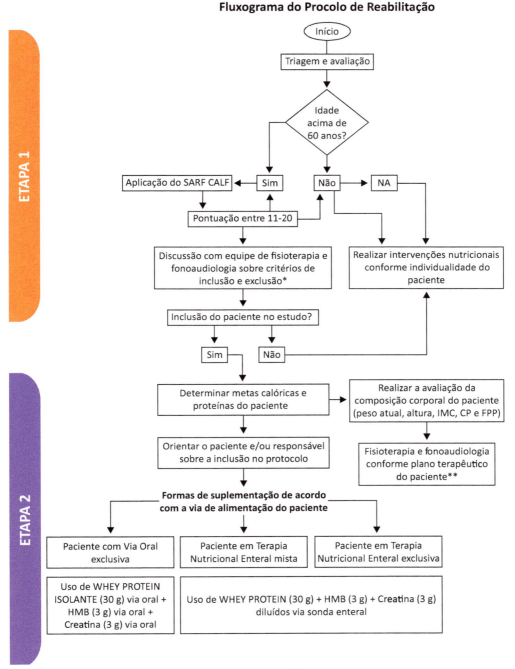

Figura 17.3. Protocolo de reabilitação para pacientes idosos.

Fonte: Protocolo de reabilitação para pacientes idosos da unidade de internação e da unidade de terapia intensiva: Um estudo do tipo antes-depois.

Cartilha de orientação para paciente ou acompanhante

Em caso de via oral, será entregue uma cartilha de como podem ser oferecidos os suplementos para melhor tolerância e aceitação.

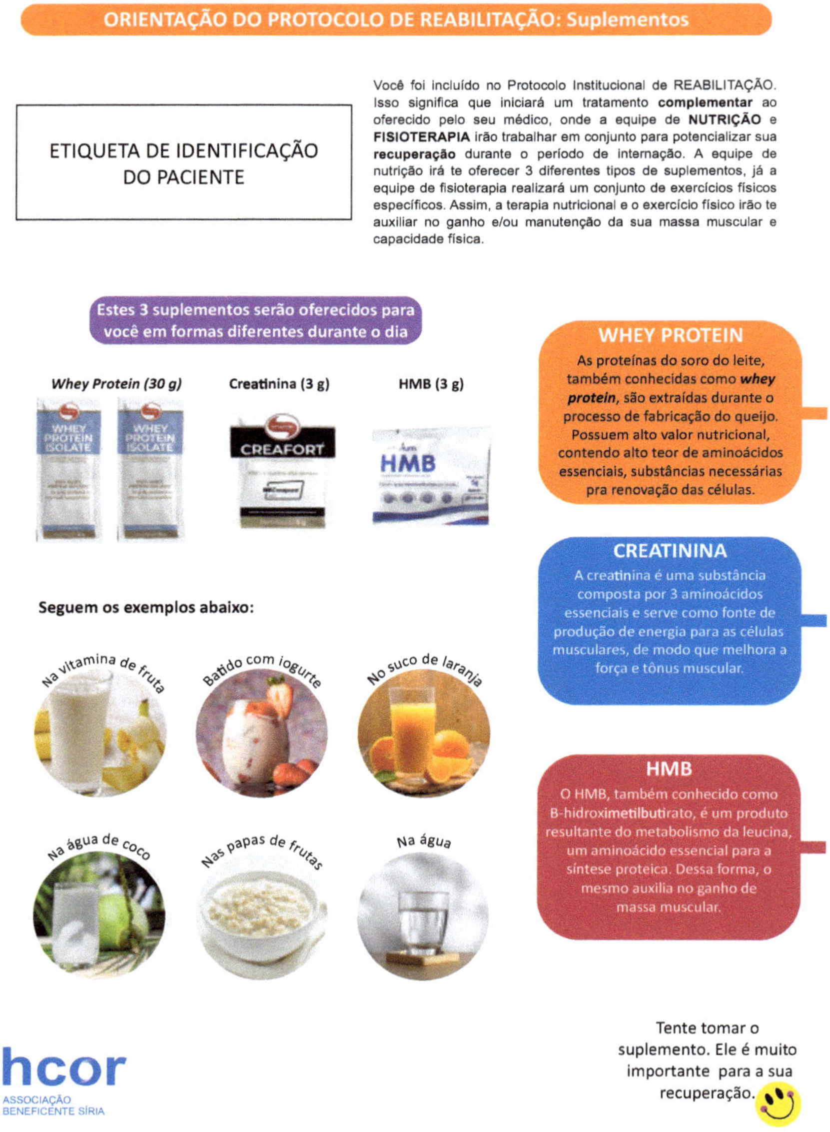

Figura 17.4. Protocolo de reabilitação para pacientes idosos.

Fonte: Protocolo de reabilitação para pacientes idosos da unidade de internação e da unidade de terapia intensiva: Um estudo do tipo antes-depois.

Contraindicações para o protocolo Reabilita HCor

A. Pacientes paliativos.
B. DRC crônicos ou agudizados.
C. Saturação abaixo de 88%.
D. Pacientes descompensados hemodinamicamente e/ou em Sepse.
E. Terapia Nutricional Parenteral.

Pacientes adultos maiores de 18 anos e menores de 60 anos

Será discutido em equipe, para terapia individualizada focada na condição clínica, e se necessário podemos utilizar o protocolo para estes pacientes.

CONCLUSÃO

Com o passar dos anos é evidente o enorme interesse de profissionais da área da saúde sobre a sarcopenia. Os estudos encontrados mostram que o rastreio e a terapia precoce na síndrome da fragilidade são cruciais para evitar piores desfechos clínicos. A comunicação assertiva sobre os treinos resistidos e deglutição combinados com a suplementação, assim como também a participação do paciente e familiares em sua recuperação, tem mostrado bons resultados na reabilitação funcional e muscular.

PALAVRAS-CHAVE

- O processo de reabilitação objetiva melhorar autonomia, mobilidade e capacidade funcional do paciente internado.
- A creatina atua de forma neuroprotetora e contribui para a melhora da capacidade funcional do idoso.

REFERÊNCIAS BIBLIOGRÁFICAS

1. Organização Mundial da Saúde. Relatório mundial sobre a deficiência. 2011.
2. Instituto de Medicina Física e Reabilitação do Hospital das Clínicas da Faculdade de Medicina da Universidade de São Paulo. Reabilitação em sistemas de saúde. 2017.
3. Asanuma D, Momosaki R. Characteristics of rehabilitation services in high-FIM efficiency hospitals after hip fracture. The Journal of Medical Investigation 2019;66:324-327.
4. McKercher JP, Slade SC, Jazayeri JA, et al. Patient experiences of codesigned rehabilitation interventions in hospitals: a rapid review. BMJ Open 2022;12.
5. Licoviski PT, Bordin D, Mazzo DM. Relação entre dependência para realização de atividades básicas de vida diária e risco de sarcopenia em idosos internados. Acta Fisiatr. 2021;28(4):245-250.
6. Toledo DO et al. Campanha "Diga não à desnutrição": 11 passos importantes para combater a desnutrição hospitalar. BRASPEN J 2018:33(1):86-100.
7. Lilian C, Sant A. Macedo. *Manual de Atendimento Nutricional aos Pacientes Adultos e Idosos.* Associação beneficente síria HCOR, 2023.

8. Cruz-Jentoft AJ, Bahat G, Bauer J, Boirie Y, Bruyère O, Cederholm T, et al. Sarcopenia: Revised European consensus on definition and diagnosis. Vol. 48, Age and Ageing. Oxford University Press; 2019. p. 16–31.

9. Cederholm T, Jensen GL, Correia MITD, Gonzalez MC, Fukushima R, Higashiguchi T, et al. GLIM criteria for the diagnosis of malnutrition – A consensus report from the global clinical nutrition community. Clinical Nutrition. 2019 Feb 1;38(1):1–9.

10. Mancini RB, Nascimento RR, Batitucci G, Cornaglia A, Pinto RS, Amaral RAS. Circunferência da panturrilha como preditor de ausência de sarcopenia em idosos institucionalizados: um estudo transversal. Diagn Tratamento. 2020;25(4):167-72.

11. Hengeveld LM, Boer JMA, Gaudreau P, Heymans MW, Jagger C, Mendonça N, et al. Prevalence of protein intake below recommended in community-dwelling older adults: a meta-analysis across cohorts from the PROMISS consortium. J Cachexia Sarcopenia Muscle. 2020 Oct 1;11(5):1212–22.

12. Singer P, Blaser AR, Berger MM, Alhazzani W, Calder PC, Casaer MP, et al. ESPEN guideline on clinical nutrition in the intensive care unit. Clinical Nutrition. 2019 Feb 1;38(1):48–79.

13. Rogeri PS, Zanella R, Martins GL, Garcia MDA, Leite G, Lugaresi R, et al. Strategies to prevent sarcopenia in the aging process: Role of protein intake and exercise. Vol. 14, Nutrients. MDPI; 2022.

14. Bruno CS et al. A IMPORTÂNCIA DA EQUIPE MULTIPROFISSIONAL NA UNIDADE DE TERAPIA INTENSIVA. Facit Business And Technology Journal. QUALIS B1. ISSN: 2526-4281. 2021. Ed. 31; V. 1. p. 27-37.

15. Gabriele TSP, Daiane DS et al. Protocolo de reabilitação para pacientes idosos da unidade de internação e da unidade de terapia intensiva: Um estudo do tipo antes-depois. Hospital do Coração. HCor. 2024.

16. Elton Bicalho S, Thiago Galvão M, Diego VG. Consumo da Whey Protein na prevenção e no tratamento da Sarcopenia em idosos. JIM – Jornal de Investigação Médica. Vol. 2, n. 2, 2021.

17. Bianca Cristina L, Caroline do VC, Fabiane C; BENNEMANN et al. Propriedades funcionais e terapêuticas do beta-hidroxi-beta-metilbutirato (HMB): uma revisão integrativa. Research, Society and Development, v. 9, n. 3, e69932422, 2020.

18. Marina de OV et al. O uso da suplementação hiperproteica e creatina em pacientes idosos paliativos na cognição, funcionalidade e sarcopenia. Saúde coletiva (Barueri). Vol. 11, n. 65, p. 6252-6269, 2021.

19. Viana Hortêncio, et al. O papel dos micronutrientes na microbiota intestinal. Brazilian Journal of Implantology and Health Sciences, 5(5), 2498–2513. 2023.

20. Conselho Federal de Nutricionista. Resolução CFN nº 656, de 15 de junho de 2020. 2020.

18

DESMAME DA TERAPIA NUTRICIONAL ENTERAL – COMO REALIZAR UMA TRANSIÇÃO SEGURA

Daiane Santos de Oliveira
Lídia Marie Miyazaki Cardoso

INTRODUÇÃO

A transição da terapia nutricional enteral para via oral deve ser feita de forma segura e adequada. Quando a ingestão por via oral atingir, pelo menos, 75% das necessidades nutricionais, recomenda-se a suspensão da alimentação por sonda enteral. O desmame da terapia nutricional enteral depende de um processo de reintrodução alimentar gradual e deve ser realizado em consenso com a equipe multiprofissional, avaliando a segurança da deglutição, função gastrointestinal e necessidades nutricionais individualizadas.

A presença do **fonoaudiólogo** é fundamental para o início do desmame; a análise da biomecânica da deglutição estabelece diagnóstico clínico dessa função e caso apresente algum distúrbio, será realizado orientações para evitar o risco de broncoaspiração e/ou reabilitação para disfagia orofaríngea. Além de garantir uma consistência adequada e segura, o volume da dieta deve ser adequado e completo de acordo com padronização de dietas de cada instituição.

O **psicólogo** também desempenha um papel importante durante o período de desmame, uma vez que determina aspectos psicológicos e comportamentais relacionados à alimentação, fornecendo suporte emocional, desenvolvendo estratégias de enfrentamento, colaborando em todas as fases do processo de desmame.

TRANSIÇÃO DA TERAPIA NUTRICIONAL ENTERAL PARA VIA ORAL

Diversos estudos relatam que o tempo prolongado de nutrição enteral pode aumentar o risco de pneumonia por aspiração, e impactar negativamente o processo de deglutição. Portanto, o uso desnecessariamente prolongado deve ser evitado e a transição oportuna para alimentação oral deve ser iniciada quando possível. Existem alguns parâmetros clínicos e funcionais que podem ser avaliados como preditores do sucesso do desmame da Terapia Nutricional Enteral em adultos, como, por exemplo, avaliação da massa muscular esquelética, por se tratar de um indicador clínico relacionado a um desmame bem-sucedido.

Os maiores desafios na transição da alimentação por sonda enteral para a via oral, está relacionado à falta de apetite e saciedade precoce enquanto a nutrição enteral é administrada. Esses desafios podem ser desencadeados por diversos fatores, tais como: distúrbios gastrointestinais e falta de estímulo ao paladar. Nesses casos, recomenda-se que a dieta seja pausada próximo ao horário das refeições, ou pode-se manter a dieta enteral apenas no período noturno, a fim de estimular a ingestão via oral.

A avaliação da ingestão alimentar pode ser realizada por meio de métodos semiquantitativos, que são simples e de fácil aplicabilidade permitindo avaliação visual da ingestão alimentar através de escala visual analógica ou escolha entre as porções consumidas, facilitando a compreensão. Os percentuais de aceitação alimentar, permitem uma avaliação do consumo alimentar mais fidedigno conforme a **Figura 18.1.**, abaixo.

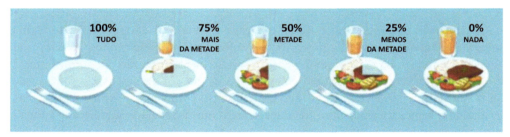

Figura 18.1. Dieta oral no ambiente hospitalar: posicionamento da BRASPEN.

É fundamental que o **nutricionista** realize o acompanhamento da aceitação da dieta hospitalar e do suplemento nutricional oral. A mensuração deve ser registrada em prontuário do paciente conforme a **Figura 18.2.**, abaixo:

18 • Desmame da Terapia Nutricional Enteral – Como Realizar uma Transição Segura

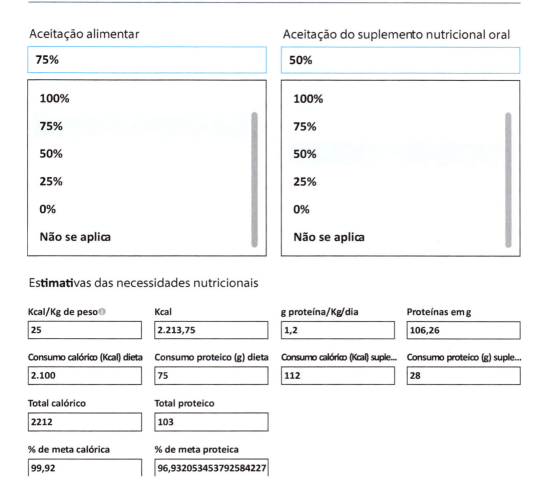

Figura 18.2. Monitoramento da aceitação da dieta e do SNO.

A equipe multiprofissional participa ativamente de todo o processo, discutindo medidas e melhorias para aumentar a aceitação alimentar do paciente em rondas multiprofissionais, compartilhando a meta do cuidado com paciente e família e realizando orientações acerca dos cuidados de prevenção de risco de broncoaspiração conforme a **Figura 18.3.**, matriz abaixo:

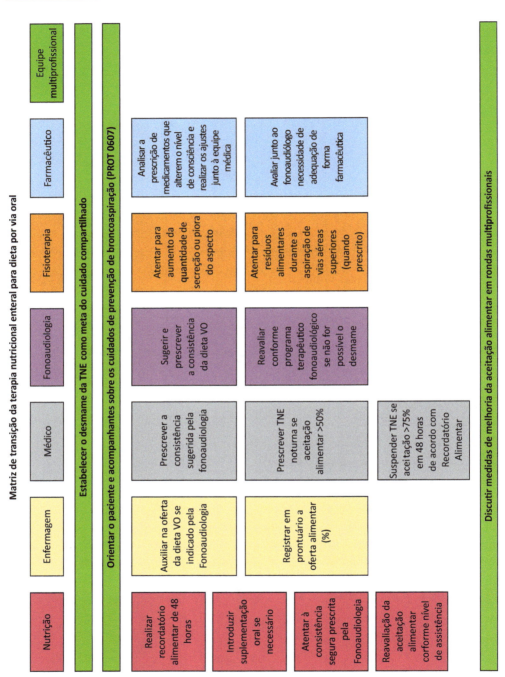

Figura 18.3. Matriz de transição da Terapia Nutricional enteral.

- O fonoaudiológico indica e prescreve a dieta de acordo com avaliação da deglutição e funcionalidade.

- A enfermagem auxilia na oferta da dieta e do suplemento nutricional oral prescrito, estimula o consumo e realiza o registro da quantidade ofertada em percentual no prontuário do paciente.

- O médico e o nutricionista avaliam o consumo alimentar da dieta e do suplemento diariamente, estabelecem o melhor momento para pausar a dieta enteral antes das principais refeições, até mesmo o recebimento da dieta enteral no período noturno (18h-06h) baseado no percentual de aceitação.

- O fisioterapeuta avalia a parte respiratória bem como aumento de secreção ou presença de resíduos durante aspiração de vias aéreas quando necessário.

- O farmacêutico avalia a prescrição médica e analisa as medicações que podem alterar o nível de consciência, avalia também a via de administração dos medicamentos nessa fase de transição.

O nutricionista avalia e indica qual melhor suplemento oral segundo a consistência da dieta, individualidade e necessidades nutricionais do paciente, realiza o recordatório alimentar para quantificar o consumo alimentar conforme a **Figura 18.4.** abaixo:

214 **EMTN** · Equipe Multiprofissional de Terapia Nutricional

hcor
ASSOCIAÇÃO
BENEFICENTE SÍRIA

Dieta Batida

(Etiqueta do Paciente)

Nome: _____

Data de nascimento: _____

IH: _____ Leito: _____

Refeições	Itens da dieta	Valor Kcal por porção	Tudo (100%)	Mais da metade (75%)	Metade (50%)	Memos da metade (25%)	Nada (0%)
Desjejum	Café (250 ml)	4,7					
	Leite desnatado (250 ml)	88,5					
	Mingau 200 g (1 sopeira)	252,1					
	Papa de frutas **80 g (1 potinho)**	60,4					
	Açúcar refinado 15 g (3 sachês)	58,1					
	Adoçante 3,2 g (2 sachês)	6,0					
Colação	Iogurte light 180 g (1 pote)	57,9					
Almoço	Sopa 200 g (1 sapeira)	136,7					
	Arroz ou **massa bati**da 80 g	143,1					
	Prato principal batido 100 g	150,8					
	Guarnição (90 g)	76,2					
	Papa de fruta **80 g (1 potinho)**	60,4					
	Doce (1 unidade)	55,1					
	Suco 20 ml (1 caixinha)	97,8					
Lanche da tarde	Café (250 ml)	4,7					
	Leite desnatado (250 ml)	88,5					
	Vitamina de frutas 200 g (1 copo)	118,9					
	Papa de frutas **80 g (1 potinho)**	60,4					
	Açúcar refinado 10 g (2 sachês)	38,7					
	Adoçante 3,2 (2 sachês)	6,0					
Jantar	Sopa 200 g (1 sopeira)	136,7					
	Arroz ou **massa bati**da (80 g)	143,1					
	Prato principal batido (100 g)	150,8					
	Guarnição (90 g)	76,2					
	Papa de fruta **80 g (1 potinho)**	60,4					
	Doce (1 unidade)	55,1					
	Suco 200 ml (1 caixinha)	97,8					
Ceia	Chá (1 xícara de chá)	1,6					
	Mingau 200 g (1 sopeira)	252,1					
	Açúcar refinado 15 g (3 sachês)	58,1					
	Adoçante 3,2 g (2 saches)	6,0					
SNO 1:							
SNO 2:							
	Valor Calórico						
	Valor Proteico						

Figura 18.4. Modelo de Recordatório Alimentar.

Fatores que contribuem para o paciente não se alimentar o suficiente:

- Inapetência.
- Polifarmácia (uso de Antibióticos).
- Disgeusia.
- Náuseas e vômitos.
- Jejum para exames e/ou cirurgias.
- Falta de auxílio e de assistência no momento das refeições.
- Cansaço.
- Paciente se alimenta em menor quantidade habitualmente.
- Não gostou do cheiro, sabor ou aparência do prato.
- Porcionamento e temperatura inadequada.
- Oferta de um alimento ou dieta diferente do adequado.
- Impossibilidade de escolha do cardápio de acordo com as preferências alimentares.
- Realização de procedimentos no horário das refeições.

Atualmente a literatura recomenda evitar restrições dietéticas desnecessárias, como a restrição de sódio, lactose, glúten, açúcar ou gordura, em pacientes que não apresentam benefícios com essa prática, pois isso pode afetar negativamente a aceitação alimentar devido à percepção de monotonia ou insatisfação com as opções de alimentos disponíveis.

CONCLUSÃO

A equipe multiprofissional atua diretamente no processo de transição da dieta enteral para a por via oral, e deve ser coordenado e gradativo à medida que avança cada etapa, garantindo segurança e o aporte nutricional adequado. Cada membro desempenha um papel fundamental, e em conjunto definem o momento mais preciso da retirada da sonda de forma eficiente e segura.

PONTOS-CHAVE

- A transição da Terapia Nutricional Enteral para via oral deve ocorrer de forma segura.
- Existem diversos fatores que interferem na aceitação alimentar no ambiente hospitalar, como inapetência e saciedade precoce.
- A equipe multiprofissional participa ativamente em todo o processo de desmame da Terapia Nutricional Enteral ou Parenteral.

REFERÊNCIAS BIBLIOGRÁFICAS

1. Piovacari, S.M. F; Toledo, D.O; Figueiredo, E.J.A. Equipe multiprofissional de terapia nutricional - EMTN em prática. Rio de Janeiro, 2017

2. Borges Dock Nascimento D, Campos L, Carolina M, Dias, Emília M, Fabre S, et al. Dieta oral no ambiente hospitalar: posicionamento da BRASPEN. Available from:https://www.braspen.org/_files/ugd/cbac6c_c13f08ab27df42fea0ece85b44651a8f.pdf)

3. Carmo LFS, Santos FAA, Mendonça SCB, Araújo BCL. Management of the risk of bronchoaspiration in patients with oropharyngeal dysphagia. Rev. CEFAC. 2018;20(4):532-40

4. Krom H, de Winter JP, Kindermann A. Development, prevention, and treatment of feeding tube dependency. European Journal of Pediatrics. 2017 Apr 13;176(6):683–85

5. Hyun Woo Lee, Kim DH, Kwang Nam Jin, Hyo Jin Lee, Lee J, Tae Yeon Park, et al. Association between successful weaning from nasogastric tube feeding and thoracic muscle mass in patients with aspiration pneumonia. Medicine. 2023 Jul 28;102(30)

6. Frade Pinheiro, F. J. Suzuki, V. Y., Torres Madeiro Leite, J. A., & Santos De Oliveira Filho, R. (2022). Manual de implantação do serviço de terapia nutricional para hospital oncológico. Advances in Nutritional Sciences, 2(1)

7. Thibault R, Abbasoglu O, Ioannou E, Meija L, Ottens-Oussoren K, Pichard C, et al. ESPEN guideline on hospital nutrition. Clin Nutr. 2021;40(12):5684-709

8. Boullata JI, Long Carrera A, Harvey L et al. Aspen safe practices for enteral nutrition therapy. J Parenter Enteral Nutr. 2017; 41(1):15-103.

19

TRIAGEM E AVALIAÇÃO NUTRICIONAL DO PACIENTE CARDIOPEDIÁTRICO HOSPITALIZADO

Natane Aparecida Vieira de Souza Carvalho

INTRODUÇÃO

As **Cardiopatias Congênitas** (CC) são caracterizadas por anormalidades estruturais e funcionais do coração e/ou grandes vasos presentes desde o nascimento, podendo ou não estar relacionada com fatores ambientais. Independentemente da natureza do defeito cardíaco, essas condições elevam o risco de desnutrição devido à elevação do gasto energético causado pelo aumento do metabolismo, em virtude das condições clínicas inerentes às alterações cardíacas.

A desnutrição nas crianças impacta negativamente no crescimento e desenvolvimento neurocognitivo, fato constante e particularmente evidente entre os cardiopatas congênitos. A prevalência de desnutrição nessa população varia de 24 a 90%, conforme o método de avaliação e o tipo de cardiopatia. Dentre os fatores responsáveis por esse fenômeno, destaca-se o inadequado aproveitamento biológico dos nutrientes disponíveis por má absorção intestinal e a reduzida ingestão calórica, podendo estes contribuírem, cada um ou em combinação, para um déficit pôndero-estatural nessas crianças.

Nesse contexto, a avaliação nutricional na criança hospitalizada tem como objetivos diagnosticar o estado nutricional, identificando as crianças desnutridas ou em risco nutricional, mais suscetíveis a complicações; além de possibilitar a identificação de carências nutricionais específicas de macro e micronutrientes e definir a necessidade de terapia nutricional especializada.

Didaticamente, estruturamos o capítulo para sugerir os passos necessários para execução da avaliação nutricional desde a internação do paciente, culminando no diagnóstico nutricional.

A AVALIAÇÃO NUTRICIONAL

Passo 1: Triagem Nutricional

A triagem nutricional consiste em um procedimento rápido, executável por qualquer membro da equipe de saúde, que objetiva avaliar o risco nutricional precocemente, nas primeiras horas da admissão do paciente, possibilitando a programação da frequência de reavaliação e possível intervenção, instituindo a terapia nutricional com brevidade.

Atualmente, não há um consenso sobre o método ideal de triagem para risco de desnutrição na admissão e durante o período de hospitalização. Existem algumas ferramentas disponíveis na literatura, mas nenhuma ainda completamente validada:

- *Pediatric Nutritional Risk Score.*
- *Subjective Global Nutritional Assessment.*
- *STAMP tool.*
- *Pediatric Yorkhill Malnutrition Score.*
- *Screening Tool Risk on Nutritional status and Growth (Strongkids).*

A Sociedade Brasileira de Pediatria (SBP) recomenda a utilização dessa última tanto no momento da admissão hospitalar, quanto na consulta ambulatorial, por ser acessível e de aplicabilidade fácil e rápida.

O *Strongkids* (**Quadro 19.1.**) foi desenvolvido por pesquisadores holandeses, com aplicação em 44 hospitais, em indivíduos com idades entre 1 mês e 18 anos. É composto por itens que avaliam presença de doença de alto risco ou previsão de cirurgia de grande porte; perda de massa muscular e adiposa pela avaliação clínica subjetiva; diminuição da ingestão alimentar e perdas nutricionais (diarreia e vômitos); perda ou não ganho de peso (em menores de um ano de idade). Cada item contém uma pontuação, fornecida quando a resposta à pergunta for positiva e o somatório dos pontos identifica o risco nutricional.

Após a triagem, os pacientes que apresentarem risco devem ser submetidos à avaliação do estado nutricional para identificar o diagnóstico nutricional e planejar a terapia segundo as instruções da ferramenta.

19 · Triagem e Avaliação Nutricional do Paciente Cardiopediátrico Hospitalizado **219**

Quadro 19.1. Ferramenta de triagem *Strongkids*

Triagem de risco nutricional – STRONGkids
Impressão do médico ou nutricionista:
1. Avaliação clínica subjetiva – o paciente apresenta estado nutricional prejudicado de acordo com a avaliação clínica subjetiva?   Sim ( ) 1 ponto   Não ( ) 0 ponto Exemplos: ( ) redução de massa muscular e/ou gordura subcutânea reduzidas ( ) face emagrecida
2. Doença de alto risco – existe alguma doença de base que pode causar desnutrição ou cirurgia de grande porte prevista?   Sim ( ) 1 ponto   Não ( ) 0 ponto Exemplos: ( ) anorexia nervosa ( ) displasia broncopulmonar (até 2 anos de idade) ( ) doença celíaca ( ) fibrose cística ( ) queimaduras ( ) câncer ( ) Aids ( ) doença inflamatória intestinal ( ) doença cardíaca crônica ( ) doença hepática crônica ( ) doença renal crônica ( ) trauma ( ) pancreatite ( ) síndrome do intestino curto ( ) deficiência mental/paralisia cerebral ( ) doença muscular ( ) doença metabólica ( ) prematuridade (idade corrigida 6 meses) ( ) pré ou pós de cirurgia de grande porte ( ) doença não especificada (classificada por um médico)
1. Ingestão alimentar e perdas – apresenta alguns dos itens abaixo nos últimos dias? ( ) Diarreia (>5 vezes por dia) ( ) Vômito (>3 vezes por dia) ( ) Diminuição da ingestão alimentar durante os últimos dias antes da internação (não incluindo jejum para procedimento ou cirurgia eletivos) ( ) Recomendação de intervenção nutricional preexistente ( ) Incapacidade de ingestão alimentar adequada por causa de dor
1. Perda de peso ou pouco ganho de peso – houve perda de peso ou nenhum ganho de peso nas últimas semanas ou meses?   Sim ( ) 1 ponto   Não ( ) 0 pontos Exemplos: ( ) perda de peso (crianças > 1 ano) ( ) não ganho de peso (crianças < 1 ano)

Risco de desnutrição e necessidade de intervenção

Escore	Risco	Intervenção
4-5 pontos	Alto	Consulte um médico e um nutricionista para fazer um diagnóstico completo, orientação nutricional individual e acompanhamento. Comece prescrevendo pequenas porções de alimento até o diagnóstico definitivo.
1-3 pontos	Médio	Consulte um médico para um diagnóstico completo, considere uma intervenção nutricional com um nutricionista. Verifique o peso duas vezes por semana e avalie o risco nutricional após uma semana.
0 pontos	Baixo	Não é necessária intervenção nutricional. Verifique o peso regularmente e avalie o risco nutricional toda semana (ou de acordo com o protocolo do hospital).

Fonte: Adaptado de Carvalho, 2013

Passo 2: Anamnese nutricional e história clínica

A anamnese compreende a história clínica e nutricional, antecedentes pessoais e familiares, além de avaliação socioeconômica e cultural, do estilo de vida e da rotina diária. As informações devem ser obtidas no momento da internação segundo a faixa etária:

a) Período neonatal (0 a 28 dias)
- Peso, comprimento, idade gestacional e perímetro cefálico ao nascer.
- Intercorrências ou doenças no primeiro mês de vida e internações hospitalares.
- Antecedentes nutricionais: informações sobre aleitamento materno (se exclusivo ou não, se há sinais de dificuldade) ou artificial com fórmula láctea.
- Sintomas gastrintestinais: dificuldade de sucção ou deglutição, ocorrência de vômitos e/ou regurgitação, distensão abdominal, hábito intestinal.

b) Fase de lactente (1 mês a 2 anos)
- Peso e comprimento ao nascer e idade gestacional (dados utilizados para determinação de prematuridade que baseará a interpretação das medidas antropométricas).
- Desenvolvimento neuropsicomotor e cognitivo.
- Comorbidades: alergias, doenças agudas, crônicas e utilização de medicamentos que podem interferir no estado nutricional, internações hospitalares anteriores.
- Antecedentes nutricionais: informações sobre aleitamento materno e introdução alimentar, aversões e preferências alimentares, utilização de suplementos alimentares, vitamínicos e minerais.
- Sintomas gastrintestinais: dificuldade de sucção, mastigação e/ou deglutição, ocorrência de vômitos e/ou regurgitação, distensão abdominal, hábito intestinal.

c) Fase pré-escolar, escolar e adolescência
- Desenvolvimento neuropsicomotor e cognitivo.
- Comorbidades: alergias, doenças agudas, crônicas e utilização de medicamentos que podem interferir no estado nutricional, internações hospitalares anteriores.
- Antecedentes nutricionais: aversões e preferências alimentares, utilização de suplementos alimentares, vitamínicos e minerais.

- Sintomas gastrintestinais: dificuldade de sucção, mastigação e/ou deglutição, ocorrência de vômitos e/ou regurgitação, distensão abdominal, hábito intestinal.

Passo 3: Exame físico

Baseia-se na verificação de sinais nos tecidos epiteliais externos, como pele, olhos, cabelo e mucosa oral, que estão relacionados com distúrbios nutricionais, além de observação de edema, face emagrecida e perda de massa muscular e gordura subcutânea.

As diferentes formas de desnutrição podem ser identificadas ao exame físico por meio da observação de algumas condições clínicas:

- **Desnutrição grave:**
  - o **Marasmo:** acomete lactentes jovens. Criança apática, com membros delgados devido à atrofia muscular e subcutânea, com desaparecimento da bola de Bichat (último depósito de gordura a ser consumido, localizado na região malar), face emagrecida (senil ou simiesca), costelas visíveis, nádegas atróficas, abdômen globoso e cabelos são finos e escassos.
  - o **Kwashiorkor:** acomete crianças maiores de 2 anos. Criança apática e/ou com irritabilidade, apresenta lesões de pele com descamação, cabelos finos e escassos com alteração de cor e textura, ascite, face de lua (edema de face), edema de membros inferiores e/ou anasarca.

Passo 4: Antropometria

As medidas antropométricas devem ser aplicadas cuidadosamente, seguindo-se padronização, e os instrumentos utilizados para sua aferição devem ser calibrados com frequência. As medidas antropométricas mais utilizadas na faixa etária pediátrica são peso e estatura ou comprimento.

A) Peso:

O peso de crianças menores de 23 meses deve ser aferido com a criança despida, em balança do tipo "pesa-bebê", mecânica ou eletrônica, que possui grande precisão, com divisões de 10g e capacidade de até 16kg. Para crianças com idade superior a 24 meses utilizam-se balanças do tipo "plataforma para adultos", com divisões de no mínimo 100g. A criança deve ser posicionada de costas para o medidor da balança, descalça, com o mínimo possível de roupas, no centro do equipamento, ereta, com os pés juntos e os braços estendidos ao longo do corpo.

Vale ressaltar que o peso atual aferido na internação das crianças cardiopatas pode não representar o peso real pela presença frequente de edema ou desidratação em decorrência de complicações da doença, ou cirurgia, podendo-se optar pelo peso usual ou peso mais recente anterior a estas alterações, referido pelos familiares.

Em lactentes a avaliação do incremento de peso (gramas/dia) e crescimento (**Tabela 19.1.**) são importantes, não apenas para a avaliação nutricional, mas também para estabelecer condutas em relação à terapia nutricional.

Tabela 19.1. Ganho de peso, comprimento/estatura e perímetro cefálico por faixa etária.

Idade	Ganho de peso diário (g)	Ganho de peso mensal (g)	Ganho estatura mensal (cm)	Aumento mensal de perímetro cefálico (cm)
0-3 meses	25-30	700	3,5	2
4-6 meses	20	600	2	1
7-9 meses	15	500	1,5	0,5
10-12 meses	10	300	1	0,25
1-3 anos	8	240	1	0,25
4-9 anos	6	180	4cm/ano	1cm/ano

Fonte: Manual de avaliação nutricional. SBP[9]

B) Estatura ou comprimento:

Crianças menores de 23 meses: o comprimento deve ser aferido com a criança despida, descalça e deitada e com o auxílio de régua antropométrica sobre uma superfície plana.

Criança maior de 2 anos: a aferição da estatura deve ser feita, preferencialmente, com estadiômetro de parede, com a criança em pé, descalça, com a cabeça livre de adereços, ereta, com os braços estendidos ao longo do corpo, a cabeça erguida, olhando para um ponto fixo na altura dos olhos.

Para crianças na faixa etária de 2 a 12 anos com limitações físicas ou impossibilidade de medida adequada (pacientes críticos, acamados, em pós-operatório imediato), as medidas segmentares dos membros superiores e inferiores permitem estimar a estatura com a utilização de equações propostas por Stevenson (1995) que estão na **Tabela 19.2**.

Tabela 19.2. Fórmulas para estimativa de estatura em crianças de 2 a 12 anos

Medida do segmento	Estatura estimada (cm)	Desvio-padrão (cm)
Comprimento superior do braço (CSB)	E = (4,35 x CSB) + 21,8	± 1,7
Comprimento tibial (CT)	E = (3,26 x CT) + 30,8	± 1,4
Comprimento a partir do joelho (CJ)	E = (2,69 x CJ) + 24,2	± 1,1

Fonte: Manual de avaliação nutricional. SBP.

Onde: • *CSB – Comprimento superior do braço: distância do acrômio até a cabeça do rádio, medida com o membro superior fletido a 90 graus;* • *CT – Comprimento tibial: distância da borda superomedial da tíbia até a borda do maléolo medial inferior, feita com fita inextensível;* • *CJ – comprimento do membro inferior a partir do joelho: distância do joelho ao tornozelo.*

A padronização da avaliação a ser utilizada nas crianças hospitalizadas para cada faixa etária é de fundamental importância para uniformizar os critérios empregados pelos profissionais de saúde e permitir o planejamento adequado da terapia nutricional.

- **Crianças menores de 2 anos:** recomenda-se a primeira avaliação ao ingresso e o seu monitoramento por meio da aferição do peso diário, estatura e perímetro cefálico semanais.
- **Crianças maiores de 2 anos:** recomenda-se a avaliação nutricional ao ingresso e o seu monitoramento por meio da aferição do peso semanal e estatura mensal.

Este monitoramento pode ser em intervalos menores na dependência do comprometimento do estado nutricional ao ingresso ou da gravidade da doença de base, ou protocolos já instituídos no serviço de saúde.

C) Circunferência craniana:

Reflete de forma indireta o crescimento cerebral nos dois primeiros anos de vida e sofre influência da condição nutricional, utilizado para avaliar o crescimento e desenvolvimento. A forma adequada de obtenção da medida é o posicionamento da fita métrica na porção posterior mais proeminente do crânio (occipício) e na parte frontal da cabeça (glabela). Os indicadores que avaliam o crescimento da circunferência craniana podem ser acessados no link http://www.who.int/childgrowth/standards/en.

D) Circunferência do Braço (CB):

Avalia as reservas corpóreas de tecido adiposo e estima a massa magra do indivíduo por meio de fita métrica inelástica posicionada no ponto médio entre acrômio e olecrano com o braço relaxado. A avaliação da CB pode ser realizada por meio dos indicadores propostos pela OMS para crianças até 5 anos, que podem ser acessados no link: http://www.who.int/childgrowth/standards/en.

E) Dobras cutânea tricipital (DCT):

Estima a quantidade de gordura na região do tríceps. A avaliação da DCT pode ser realizada por meio dos indicadores propostos pela OMS para crianças até 5 anos, que podem ser acessados no link: http://www.who.int/childgrowth/standards/en.

Vale ressaltar que, na criança hospitalizada e acamada, a obtenção dessa medida pode ser falseada por dificuldade de seguir a técnica adequada. Nesses casos, pode-se utilizar apenas as circunferências para monitoramento de evolução nutricional. Uma medida interessante para avaliar a massa muscular é a **circunferência de panturrilha (CP)**, obtida por meio de fita métrica inelástica na parte mais protuberante da perna. As medidas podem ser comparadas evolutivamente já que não há referência para essa população na literatura.

Índices e Referenciais antropométricos

Consistem em tabelas e gráficos (estes mais utilizados) que reproduzem, para cada idade e sexo, os diferentes valores de cada medida corpórea (estatura, comprimento, peso, circunferência craniana, pregas cutâneas) baseados nos observados em amostras de crianças e adolescentes avaliados como normais e sadios. Para estabelecer a comparação de um conjunto de medidas antropométricas com um padrão de referência, várias escalas podem ser utilizadas, sendo as mais comuns o Percentil e o Z-Score.

O Mistério da Saúde (MS) e a SBP adotam as recomendações da Organização Mundial de Saúde (OMS) e indicam o referencial atualmente disponível para crianças de 0 a 5 anos proposto em 2006, já para crianças maiores de 5 anos e adolescentes, recomenda-se o uso do referencial lançado em 2007. As tabelas e gráficos de acordo com faixa etária e índice antropométrico podem ser baixadas livremente no seguinte endereço eletrônico: http://www.who.int/growthref/en/.

Quadro 19.2. Indicadores Antropométricos por Faixa Etária

Faixa etária	Crianças de 0 a 5 anos incompletos	Crianças de 0 a 10 anos incompletos	Adolescentes (10 a 19 anos)
Índice antropométrico	Peso para idade	Peso para idade	-
	Peso para estatura	-	-
	IMC para idade	IMC para idade	IMC para idade
	Estatura para idade	Estatura para idade	Estatura para idade

   a) **Índice peso para idade:** Adequado para o acompanhamento do ganho de peso e reflete a situação global da criança, mas não diferencia o comprometimento nutricional atual (ou agudo) dos pregressos (ou crônicos), podendo fornecer um falso diagnóstico de comprometimento nutricional em crianças com baixo peso ao nascer. Por isso, é importante complementar essa avaliação com outro índice antropométrico.

b) **Índice de peso para estatura:** Expressa a harmonia entre as dimensões de massa corporal e estatura, sendo utilizado tanto para identificar o emagrecimento quanto o excesso de peso da criança.

c) **Índice de massa corporal (IMC) para idade:** Utilizado, principalmente, para identificar o excesso de peso entre crianças e adolescentes, tem a vantagem de ser um índice empregado em outras fases da vida. O IMC para idade é recomendado internacionalmente no diagnóstico individual e coletivo dos distúrbios nutricionais, sendo validado como indicador de gordura corporal total nos percentis superiores, além de proporcionar continuidade em relação ao indicador utilizado entre adultos.

d) **Índice estatura para idade:** expressa o crescimento linear da criança e indica se há comprometimento nutricional crônico por processo de longa duração.

Os cálculos desses índices antropométricos para a obtenção da classificação do estado nutricional podem ser facilitados e acompanhados pelos programas *WHO Anthro* (para avaliação de crianças menores de 5 anos) e *WHO Anthro Plus* (para crianças de cinco anos ou mais e adolescentes) que também podem ser baixados no site da OMS.

Convém lembrar que, para crianças nascidas prematuramente, a interpretação das medidas antropométricas deve ser realizada colocando-se os valores na idade corrigida para 40 semanas e não apenas na idade cronológica nas curvas. Este ajuste deve ser feito para peso, estatura e perímetro cefálico até 24 meses.

Passo 5: Avaliação Bioquímica

- Os exames bioquímicos (biomarcadores) podem auxiliar na avaliação de risco, no diagnóstico e no acompanhamento nutricional de crianças e adolescentes, entretanto a condição clínica e nutricional prévia, a presença de resposta inflamatória e estado de hidratação podem interferir na interpretação dos resultados.
- A avaliação do estoque de proteínas plasmáticas pode ser realizada por meio da dosagem sérica de algumas proteínas viscerais (**Quadro 19.3.**), porém alguns cuidados devem ser considerados para interpretação dos resultados:
- Conhecer a meia-vida da proteína, que deve ser curta e seu nível sérico deve sofrer impacto imediato após o consumo e nos estados de restrição proteica.
- Identificar se a criança está em fase aguda da resposta inflamatória, na qual eleva os níveis de proteína C reativa, enquanto diminui os níveis de outras proteínas.

Quadro 19.3. Proteínas séricas que podem ser utilizadas na avaliação da condição nutricional

Exame	Meia-vida	Considerações
Albumina	18 a 20 dias	↓ Resposta de fase aguda, disfunção hepática e renal, enteropatia perdedora de proteína. Alterada pela hidratação.
Pré-albumina	2 a 3 dias	↓ Disfunção hepática, fibrose cística, hipertiroidismo, infecção e trauma.
Transferrina	8 a 9 dias	↓Inflamação, disfunção hepática / ↑Deficiência de ferro. Alterada pela hidratação.
Proteína transportadora de retinol	12 horas	↓ Disfunção hepática, deficiência de zinco e vitamina A, infecção /↑ Doença renal.

Fonte: Adaptado de Manual de avaliação nutricional. SBP.

Passo 6: Fatores de risco nutricionais e diagnóstico nutricional

Antes da determinação do diagnóstico nutricional da criança hospitalizada, deve-se avaliar os fatores de risco nutricionais que podem estar presentes na internação, além daqueles identificados pelas ferramentas de triagem, como: baixa aceitação ou consumo alimentar, presença de lesão por pressão, tempo de jejum superior a 24 horas, uso de drogas vasoativas, presença em unidade de terapia intensiva (UTI), ventilação mecânica, dificuldade de sucção, mastigação e/ou deglutição, índice antropométrico fora do recomendado, fissura labial e/ou fenda palatina.

O diagnóstico nutricional, por sua vez, é baseado nas informações fornecidas pela classificação do estado nutricional pelos índices antropométricos, marcadores bioquímicos, anamnese nutricional, história clínica, exame físico e antropometria, além da avaliação dos fatores de risco nutricionais supracitados e pode utilizar algumas metodologias para sua definição segundo os índices antropométricos (**Quadro 19.4.**).

19 · Triagem e Avaliação Nutricional do Paciente Cardiopediátrico Hospitalizado

Quadro 19.4. Classificações de Estado Nutricional

Metodologia	Faixa etária	Índice utilizado	Classificação
Gomez	Menores de 2 anos	Peso/idade P/I = $\dfrac{\text{peso observado}}{\text{peso esperado (p50)}}$ x 100	• Eutrofia. • Desnutrição leve. • Desnutrição moderada. • Desnutrição grave.
OMS	Todas	Estatura/idade Peso/estatura	• Desnutrição Moderada (Z-Score -2 a -3). • Desnutrição grave (z score abaixo -3).
Waterlow	2 a 10 anos	Estatura/idade Peso/estatura	• Eutrofia (E/I e P/E > 90%). • Desnutrição aguda (E/I > 90% e P/E < 90%). • Desnutrição crônica (E/I e P/E < 90%). • Desnutrição pregressa (E/I < 90% e P/E > 90%).

Fonte: Adaptado de Sigulem, Devincenzi, Lessa, 2000.

CONCLUSÃO

A avaliação nutricional é ferramenta importante para o acompanhamento do crescimento e desenvolvimento da criança, diagnóstico dos distúrbios nutricionais e monitoramento da resposta ao tratamento e terapia nutricional, devendo fazer parte da rotina de atendimento de todas as crianças hospitalizadas.

PONTOS-CHAVE

- Anamnese nutricional e história clínica da criança hospitalizada.
- Exame físico, antropometria e avaliação bioquímica.
- Fatores de risco nutricionais e diagnóstico nutricional.

REFERÊNCIAS BIBLIOGRÁFICAS

1. Mills KI, Kim JH, Fogg K, Goldshtrom N, Graham EM, Kataria-Hale J et al. Nutritional Considerations for the Neonate With Congenital Heart Disease. Pediatrics 2022; 150
2. Monteiro FPM, Araujo TL, Lopes MVO et al. Estado nutricional de crianças com cardiopatias congênitas. Rev. Latino-Am. Enfermagem 2012; 20(6)
3. Blasquez, A., Clouzeau, H., Fayon, M., Mouton, J.-B., Thambo, J.-B., Enaud, R., & Lamireau, T. Evaluation of nutritional status and support in children with congenital heart disease. Eur J Nutr 2015;70(4), 528-531.

4. Lim CYS, Lim JKB, Moorakonda RB, Ong C, Mok YH, Allen J C, et al. The Impact of Pre-operative Nutritional Status on Outcomes Following Congenital Heart Surgery. Frontiers in Pediatrics 2019
5. Zhang M, Wang L, Huang R, Sun C, Bao N, Xu Z. Risk factors of malnutrition in Chinese children with congenital heart defect. BMC Pediatrics 2020; 20
6. Carvalho FC, Lopes CR, Vilela LC, et al. Tradução e adaptação cultural da ferramenta STRONG kids para triagem do risco de desnutrição em crianças hospitalizadas. Rev Paul Pediatr. 2013;31(2):159-65
7. Ferberbaum R, Silva LR, Solé D. Manual de suporte nutricional da Sociedade Brasileira de Pediatria. Rio de Janeiro: Departamento científico de suporte nutricional da Sociedade Brasileira de Pediatria. 2020. 243p
8. Hulst JM, Zwart H, Hop WC, Joosten KF. Dutch national survey to test the STRONG kids nutritional risk screening tool in hospitalized children. Clin Nutr 2010;29(1):106-11.
9. Manual de avaliação nutricional. Departamento Científico de Nutrologia da Sociedade Brasileira de Pediatria. São Paulo: SBP. 2021. 120 p.
10. Oliveira FC, Leite HP, Sarni RO, Palma D. Manual de terapia nutricional pediátrica. Barueri,SP: Manole, 2014. 338p.
11. Sigulem DM, Devincenzi MU, Lessa AC. Diagnóstico do estado nutricional da criança e do adolescente. Jornal de Pediatria 2000; 76 (supl 3): 275-83.

20

TERAPIA NUTRICIONAL EM CARDIOPEDIATRIA

Daniela França Gomes
Cláudia Bezerra de Almeida
Marise Yago Rodrigues Sahade Moretti

INTRODUÇÃO

Na faixa etária pediátrica as doenças cardíacas mais frequentes são as congênitas. As **Cardiopatias Congênitas** (CC) são anormalidades do coração e/ou grandes vasos que podem estar associadas a síndromes ou a outras malformações isoladas com etiologia multifatorial. Sua incidência chega a 10% dos nascidos vivos no mundo.

As CC podem ser classificadas em acianogênicas, ou cianogênicas, quando a hipóxia leva à insaturação arterial. A presença de shunts e/ou hipertensão pulmonar, assim como as lesões hipoxemiantes têm repercussões negativas no crescimento e no estado nutricional dos pacientes.

Os avanços no diagnóstico e tratamento aumentaram a expectativa de vida e, atualmente, 75% dos cardiopatas congênitos sobrevivem ao primeiro ano de vida e chegam à fase adulta. Apesar disso, a estabilização destas crianças até o momento da correção cardíaca final pode ser longa e complexa, com impacto no crescimento e no desenvolvimento.

A maioria dos lactentes com CC tem peso adequado ao nascer, porém, durante os primeiros meses de vida podem evoluir com declínio nas curvas de crescimento. Nesta população, a prevalência de desnutrição (Z-Score de peso/estatura <-2) fica em torno de 21 a 29%.

A desnutrição tem múltiplas causas (**Figura 20.1.** e **Tabela 20.1.**) e pode impactar no sistema imunológico, favorecer o surgimento de infecções, retardar a cicatrização de lesões e aumentar o tempo de internação hospitalar, consequentemente levando a maior morbimortalidade.

Na criança, as doenças cardíacas frequentemente aumentam a demanda metabólica e o consumo de oxigênio em decorrência do alto esforço miocárdico, dos músculos respiratórios e do sistema hematopoiético, associados à reduzida ingestão alimentar por fadiga, anorexia e saciedade precoce. Esses fatores contribuem para reduzir a disponibilidade energética, que se torna insuficiente para manter o ganho ponderal e o crescimento adequados.

Nos países em desenvolvimento, observa-se uma normalização do crescimento somático quando a correção da cardiopatia ocorre em idade mais precoce. Entretanto, a nutrição adequada no pré-operatório auxilia na manutenção do estado nutricional e melhora o prognóstico.

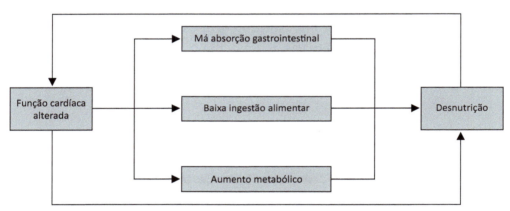

Figura 20.1. Fatores que levam à desnutrição na cardiopatia congênita.

Fonte: GOMES, DF. Manual Prático Terapia Nutricional em Pediatria. 1. ed. São Paulo: Ed. Metha, 2013.

Tabela 20.1. Fatores relacionados à desnutrição energético-proteica (ASPEN, 2010)

Efeito	Causa
Má absorção gastrointestinal	Insuficiência cardíaca congestiva, hipoperfusão intestinal, edema de alças intestinais, distúrbio hidroeletrolítico, enteropatia perdedora de proteína.
Baixa ingestão alimentar	Desconforto respiratório, acidose, hiporexia e restrição hídrica.
Aumento metabólico	Taquipneia e taquicardia.

SUPORTE NUTRICIONAL PRÉ-OPERATÓRIO

A nutrição adequada no pré-operatório aumenta as reservas metabólicas do paciente, influenciando no prognóstico pós-operatório. Neste período, a utilização do trato gastrointestinal (TGI) é preferencial, sendo a via oral a primeira opção.

O leite materno é a primeira escolha de dieta para lactentes menores de 6 meses, devido à sua qualidade e aos seus efeitos benéficos, como a redução e prevenção de doenças infecciosas (gastrointestinais e pulmonares) e crônicas (obesidade e diabetes melitus tipo 2). Embora o movimento de sucção estimule a musculatura orofarígea e a produção do leite materno, em algumas situações, a amamentação em seio materno deve ser reconsiderada. Quando há ganho insuficiente de peso, associado a mamadas curtas, longos períodos de sonolência, desconforto respiratório ou crise de hipóxia após mamadas está indicada ordenha de leite materno e oferta via mamadeira. Se esta condição clínica persistir em uso de mamadeira, há indicação de via alternativa de alimentação: sonda nasogástrica (SNG), sonda nasoenteral (SNE) ou gastrostomia.

Na ausência do leite materno, o uso de fórmula infantil está indicado. Quando o volume ingerido é insuficiente para o ganho adequado de peso ou há necessidade de restrição hídrica, é recomendada a fórmula infantil hipercalórica. A oferta de fórmula ou papas fracionadas de 2 em 2 horas pode ser necessária em crianças com descompensação cardíaca progressiva que aguardam o procedimento cirúrgico.

Nas crianças maiores, o aumento da densidade calórica dos alimentos é um recurso utilizado para promover o ganho de peso com menor volume de dieta. No ajuste da densidade energética, pode-se utilizar módulos de proteína, polímeros de glicose e lipídeos, como os triglicerídeos de cadeia média (TCM) ou gorduras vegetais, com preferência para a gordura monoinsaturada. O uso de suplementos orais hipercalóricos (1,2 a 1,5kcal/mL) também está indicado. Suplementos mais calóricos do que 1,5kcal/ml devem ser usados de forma criteriosa devido à alta osmolaridade e, portanto, o seu uso deve ser avaliado individualmente.

Quando a ingestão oral for insuficiente (<80% da necessidade energética total, por período de 5 dias), deve-se indicar via alternativa: SNG, SNE ou gastrostomia.

A terapia nutricional parenteral suplementar à nutrição enteral (NE) está indicada quando o paciente não consegue tolerar a progressão de NE e não atinge as metas necessárias ao ganho de peso. A nutrição parenteral total (NPT) exclusiva deve ser reservada às situações de contraindicação de uso do TGI.

A meta calórica a ser estabelecida dependerá do gasto energético individual. O ideal seria a realização de calorimetria indireta, raramente disponível. Para crianças saudáveis, utiliza-se as equações da *Dietary Reference Intake* (DRI) para o cálculo da necessidade energética total (NET). Para portadores de cardiopatia congênita, não existe equação específica, podendo-se utilizar as equações da DRI acrescidas de 1,2 a 2 vezes a NET, de acordo com ganho de peso.

Ambulatorialmente espera-se o ganho de peso de 2 a 5g/kg/dia e, em ambiente hospitalar, 5 a 10g/kg/dia. Deve-se atentar ao excesso de oferta energética na tentativa de recuperar rapidamente o estado nutricional, pois isto pode desencadear insuficiência cardíaca devido à síndrome de realimentação. A insuficiência cardíaca ocorre em decorrência do alto débito cardíaco e consumo de oxigênio miocárdico (pelo aumento excessivo da volemia e da taxa metabólica, e pela retenção de sódio, também contribuindo para hipervolemia), além da deficiência de vitaminas (tiamina) e minerais (potássio, fósforo e magnésio) que reduzem a contratilidade miocárdica.

Nas crianças desnutridas, segue-se a recomendação da Organização Mundial de Saúde (OMS) quanto à suplementação de micronutrientes (**Tabela 20.2.**). A suplementação também deve ocorrer quando a oferta de micronutrientes é insuficiente devido à restrição hídrica, baixa ingestão e/ou ao uso de diuréticos, que espoliam vitaminas do complexo B, vitamina C e zinco.

Tabela 20.2. Suplementação de micronutrientes em crianças com desnutrição

Nutriente	Dosagem
Polivitamínicos	1,5 a 2 vezes a DRI de crianças saudáveis.
Zinco	2mg/kg/dia, máximo de 20mg/dia.
Cobre	0,2mg/kg/dia, máximo de 3mg/dia.
Ácido fólico	5mg no primeiro dia e após 1mg/dia.
Ferro	3mg/kg/dia (quando começar a ganhar peso).
Vitamina A (megadoses em regiões endêmicas)	50.000UI em menores de 6 meses. 100.000UI de 6 meses a 12 meses. 200.000UI de 12 a 72 meses.

Fonte: Adaptado de Gomes DF, et al., Diga não à desnutrição Kids. Braspen J. 2019;34(1):3–23.

SUPORTE NUTRICIONAL PÓS-OPERATÓRIO

O pós-operatório (PO) de CC, especialmente após circulação extracorpórea (CEC), é caracterizado por uma resposta metabólica intensa ao estresse com ativação do eixo do neuroendócrino, sistema imunológico e cascata inflamatória, e está associado a redirecionamento dos substratos energéticos com hipermetabolismo e hipercatabolismo.

O fornecimento de macro e micronutrientes de forma adequada neste período é um desafio devido à restrição de fluidos, intolerâncias de trato gastrointestinal e complicações pós-operatórias, porém seu início só está indicado após estabilidade hemodinâmica, mesmo que haja necessidade do uso de drogas vasoativas.

Estudos com calorimetria indireta em PO de CC sugerem que a necessidade energética das crianças neste período se aproxima de taxa metabólica basal (TMB), podendo-se utilizar as equações preditivas de cálculo de TMB, sem fator de estresse, para estabelecer a meta calórica neste período (Tabela 20.3), sendo maior a necessidade energética nos pacientes com quadro de desnutrição energético proteica.

Tabela 20.3. Estimativa da taxa metabólica basal para crianças criticamente doentes

Cálculo Taxa Metabólica Basal segundo Schofield

Faixa etária	Meninos (Kcal/dia)	Meninas (Kcal/dia)
> 3 anos	0,1673 x Peso + 1517 x Estatura − 618	16,25 x Peso + 1023 x Estatura − 413
3 a 10 anos	19,60 x Peso + 130,26 x Estatura + 414,90	16,97 x Peso + 161,80 x Estatura + 371,17
10 a 18 anos	16,25 x Peso + 137,19 x Estatura + 515,52	8,365 x peso + 465,57 x Estatura + 200,04

Peso- Kg   Estatura - metro   Fonte: Schofield et al., 1985

Cálculo da taxa metabólica basal segundo OMS

Idade	Meninos	Meninas
< 3 anos	60,9 x Peso - 54	61x Peso − 51
3 a 10 anos	22,7 x Peso +495	22,5 x Peso + 499
10 a 18 anos	(16,6 x Peso) + (77 x Estatura) + 572 17,5 x Peso +651	(7,4 x Peso) + (482 x Estatura) + 217 12,2 x Peso + 496

Fonte: OMS, 1985.

Fonte: Adaptado de Gomes DF, et al. Diga não à desnutrição Kids. Braspen J. 2019;34(1):3–23.

A necessidade proteica mínima nas crianças em condição de criticidade é de 1,5g/kg/dia, podendo variar na criticidade de acordo com a faixa etária (de 2,5 a 3g/kg em lactentes e >3g/kg em neonatos). Esta necessidade pode ser maior em situações que pioram o catabolismo, como ocorre na diálise peritoneal, hemodiálise e assistência ventricular ou em condições de alta perda proteica, como na presença de drenos torácicos e abdominais.

A via de administração da TN irá depender do funcionamento do TGI. A primeira escolha é a TNE com sonda posicionada em porção gástrica. Em caso de gastroparesia e dificuldade de progressão de dieta, a sonda pode ser posicionada em porção pós-pilórica.

As contraindicações da TNE são:

- Instabilidade hemodinâmica.
- Íleo paralítico intestinal.
- Obstrução intestinal ou colônica.

- Vômitos incoercíveis.
- Fístulas enterocutâneas de alto débito.
- Sangramento intestinal.
- Enterocolite necrosante.

A dieta de escolha dependerá da faixa etária, estado nutricional, tempo de CEC, perfusão tecidual, uso de sedativos e exame físico abdominal. A primeira escolha é o leite materno (quando em aleitamento) ou dieta/fórmula polimérica. No caso de intolerância à fórmula polimérica, as fórmulas extensamente hidrolisadas estão indicadas. Seu uso também deve ser avaliado nas situações em que há necessidade de drogas alfa adrenérgicas, jejum acima de 48h e/ou pacientes desnutridos.

As infusões de NE podem ser intermitentes ou contínuas, dependendo da experiência do serviço e condição clínica do doente, porém nos PO de CC, a preferência é pela administração de forma lenta (bomba de infusão em 1 ou 2 horas) ou contínua, o que possibilita menor oscilação do fluxo sanguíneo esplâncnico, melhor aproveitamento dos nutrientes, menor alteração na curva pressão-volume e na complacência pulmonar, além de menor distensão gástrica ou intestinal.

O controle de distúrbio hidroeletrolítico é fundamental para manutenção da motilidade intestinal e progressão de dieta enteral. Vitaminas e oligoelementos devem ser introduzidos logo após estabilização hemodinâmica, devendo-se atingir precocemente as recomendações para faixa etária (DRI), quando TGI viável, ou as recomendações para via parenteral. É necessário ter uma atenção especial à oferta adequada de potássio, cálcio, fósforo, magnésio, tiamina (vitamina B1), pois suas deficiências podem afetar a função e o ritmo cardíaco.

Na impossibilidade de uso do TGI, deve-se iniciar NPT o quanto antes, devido ao alto catabolismo: em 48h, nas crianças com diagnóstico de DEP, e de 5 a 7 dias nas crianças eutróficas. Nos casos em que a oferta por via enteral for insuficiente, deve-se iniciar a nutrição parenteral (NP) suplementar.

A oferta hídrica (OH) da NPT deve respeitar a condição clínica e balanço hídrico, visto que a sobrecarga volêmica pode resultar em sobrecarga cardíaca, maior extravasamento de líquido para o interstício, pior congestão hepática e edema de alça intestinal.

Atingir a oferta proteica mínima de 1,5g/kg é prioridade, assim como garantir um mínimo de 0,5g/kg/dia de lipídeo para fornecimento de ácido graxo essencial. A velocidade de infusão de glicose (VIG), deve ser ajustada de acordo com glicemias capilares e séricas. Dentro deste cenário é esperado relação nitrogênio/ caloria não proteica mais baixa (1:100 a 1:150).

Os eletrólitos devem ser ajustados diariamente na NPT para evitar correções rápidas em paralelo e sobrecarga volêmica. Os micronutrientes (vitaminas e oligoelementos) sempre devem ser prescritos (adicionando o zinco em paralelo às soluções de oligoelementos, e o selênio), todos dentro da recomendação usual.

COMPLICAÇÕES RELACIONADAS A TN FREQUENTES NO CARDIOPATA

Quilotórax

A efusão de lipídio em líquido pleural é uma possível complicação em cirurgia cardíaca, com incidência de 2,4 a 5,4% dos procedimentos, sendo mais frequente em pacientes pediátricos. Sua origem pode ser traumática pela lesão do ducto torácico ou pelo aumento das pressões da veia cava superior, obstrução e/ou agenesia dos vasos que drenam o ducto torácico.

O diagnóstico de quilotórax pode ser realizado a partir de pelo menos um dos achados no líquido pleural: triglicérides >110mg/dL, linfócitos >70-80%, leucócitos >1000 células/µL, e/ou triglicérides no líquido pleural maior do que triglicérides sérico.

O tratamento conservador visa reduzir a produção do quilo, o que ocorre com a retirada de triglicérides de cadeia longa (TCL) da dieta. O TCL leva à formação de quilomícron que é transportado via linfática, aumentando o volume de fluido no ducto torácico. A fim de reduzir a formação de quilomícron e o volume de fluido linfático, prioriza-se o uso de triglicérides de cadeia média (TCM), transportado diretamente pela circulação portal.

Em nossa instituição é prática deixar paciente em jejum enteral e iniciar NPT por período de pelo menos 7 dias, associado ou não, ao octreotide. Importante destacar que a solução da NPT deve conter todos os macronutrientes, inclusive lipídios, e micronutrientes. O retorno da NE, assim como a escolha da dieta, depende do débito do dreno.

Em lactentes pode-se iniciar fórmula com teor reduzido de TCL (15%) e alto teor de TCM (85%), com progressão de acordo com débito. Nas crianças maiores, segue-se protocolo institucional de dieta com teor reduzido de gordura, utilizando-se como fonte proteica a clara do ovo e a proteína do leite de vaca desnatado.

Doença hepática gordurosa não alcoólica

A lesão hepática associada à cardiopatia congênita pode ter início no período neonatal, devido à hipóxia e aos quadros de choque. O tecido hepático também sofre insultos perioperatórios pelas lesões de reperfusão isquêmica e uso de drogas vasoativas. Além disso, o uso de drogas hepatotóxicas pode ocasionar lesão medicamentosa.

Outro fator de injúria hepática é a NPT prolongada, especialmente quando prescrita com excesso de nutrientes como TCL, cobre, manganês e/ou excesso de oferta calórica (*overfeeding*), e quando associada a jejum prolongado, por falta de estímulo ao fluxo entero-hepático.

As complicações hepáticas após a cirurgia de Fontan são ainda mais frequentes, pois nestes casos o aumento na saturação arterial de oxigênio resulta em elevação da pressão venosa central (PVC), baixo débito cardíaco, e consequente aumento da pressão da veia hepática com diminuição do fluxo pela veia porta. A diminuição do fluxo portal associada a uma circulação portal reduzida pelo baixo débito cardíaco, resulta em redução maciça do fluxo sanguíneo hepático e consequente injúria. Além disso, a congestão e o acúmulo de sangue desoxigenado no fígado contribuem para o desenvolvimento de doenças hepáticas e fibrose.

CONCLUSÃO

A desnutrição na cardiopatia congênita é multifatorial, pode acontecer já nos primeiros meses de vida e deve ser detectada e tratada precocemente. O déficit nutricional nesses pacientes pode acarretar comprometimento do crescimento e desenvolvimento no período que antecede a correção cirúrgica, além de ter repercussões negativas no pós-operatório, levando a pior prognóstico. A terapia nutricional adequada faz parte do cuidado integral do paciente pediátrico com cardiopatia e contribui para um desfecho favorável a curto e a longo prazo, devendo, portanto, ser considerada desde o início do acompanhamento.

PONTOS-CHAVE

- Desnutrição nas cardiopatias congênitas.
- Suporte nutricional pré-operatório e pós-operatório.
- Complicações relacionadas a TN frequentes no cardiopata: quilotórax e doença hepática gordurosa não alcoólica.

REFERÊNCIAS BIBLIOGRÁFICAS

1. Marino L V., Johnson MJ, Davies NJ, Kidd CS, Fienberg J, Richens T, et al. Improving growth of infants with congenital heart disease using a consensus-based nutritional pathway. Clin Nutr [Internet]. 2020;39(8):2455-62. Available from: https://doi.org/10.1016/j.clnu.2019.10.031
2. Jatene MB. Tratamento cirúrgico das cardiopatias congênitas acianogênicas e cianogênicas. Rev da Soc Cardiol do Estado São Paulo [Internet]. 2002;12(5):763-75. Available from: https://docs.bvsalud.org/biblioref/2021/08/428753/tratamento-cirurgico-das-cardiopatias-congenitas-aciano-genicas-_Lpjsbmj.pdf
3. Ross FJ, Radman M, Jacobs ML, Sassano-Miguel C, Joffe DC, Hill KD, et al. Associations between anthropometric indices and outcomes of congenital heart operations in infants and young children: An analysis of data from the Society of Thoracic Surgeons Database. Am Heart J [Internet]. 2020;224:85-97. Available from: https://doi.org/10.1016/j.ahj.2020.03.012
4. Bregman S, Frishman WH. Impact of Improved Survival in Congenital Heart Disease on Incidence of Disease. Cardiol Rev [Internet]. 2018;26(2):82-5. Available from: https://journals.lww.com/cardiologyinreview/abstract/2018/03000/impact_of_improved_survival_in_congenital_heart.4.aspx
5. Talassi BC, Konstantyner T, Miranda S de A, Leite HP. Risk factors for insufficient weight and height gain in children with congenital heart disease followed up at a nutrition outpatient clinic. Rev Paul Pediatr [Internet]. 2022;40:e2020512. Available from: https://doi.org/10.1590/1984-0462/2022/40/2020512IN
6. Mehta NM, Corkins MR, Lyman B, Malone A, Goday PS, Carney L, et al. Defining pediatric malnutrition: A paradigm shift toward etiology-related definitions. J Parenter Enter Nutr [Internet]. 2013;37(4):460-81. Available from: https://doi.org/10.1177/0148607113479972

7. Victora CG, Bahl R, Barros AJD, França GVA, Horton S, Krasevec J, et al. Breastfeeding in the 21st century: epidemiology, mechanisms, and lifelong effect. Lancet [Internet]. 2016;387(10017):475-90. Available from: http://linkinghub.elsevier.com/retrieve/pii/S0140673615010247
8. National Academies of Sciences, Engineering and M. Dietary Reference Intakes for Energy [Internet]. Dietary Reference Intakes for Energy. Washington DC: National Academies Press; 2023. 1-526 p. Available from: https://doi.org/10.17226/26818
9. Gomes DF, Gandolfo AS, Potenza AL, Micelli Orellana CL, Almeida CB, Matsuba CS, et al. Diga não à desnutrição Kids. Braspen J. 2019;34(1):3-23.
10. Leite HP, Benzecry S. Suporte Nutricional na criança cardiopata. In: Sociedade Brasileira de Pediatria, editor. Tratado de Pediatria. 5th ed. São Paulo: Manole; 2021.
11. Tume LN, Valla F V., Joosten K, Jotterand Chaparro C, Latten L, Marino L V., et al. Nutritional support for children during critical illness: European Society of Pediatric and Neonatal Intensive Care (ESPNIC) metabolism, endocrine and nutrition section position statement and clinical recommendations. Intensive Care Med [Internet]. 2020;46(3):411-25. Available from: https://doi.org/10.1007/s00134-019-05922-5
12. Roebuck N, Fan CPS, Floh A, Harris ZL, Mazwi ML. A Comparative Analysis of Equations to Estimate Patient Energy Requirements Following Cardiopulmonary Bypass for Correction of Congenital Heart Disease. J Parenter Enter Nutr. 2020;44(3):444-53.
13. Mehta NM, Skillman HE, Irving SY, Coss-Bu JA, Vermilyea S, Farrington EA, et al. Guidelines for the Provision and Assessment of Nutrition Support Therapy in the Pediatric Critically Ill Patient: Society of Critical Care Medicine and American Society for Parenteral and Enteral Nutrition. J Parenter Enter Nutr. 2017;41(5):706-42.
14. Worthington P, Balint J, Bechtold M, Bingham A, Chan LN, Durfee S, et al. When is parenteral nutrition appropriate? J Parenter Enter Nutr. 2017;41(3):324-77.
15. Vidigal MVM, Leite HP, Nogueira PCK. Factors associated with peptide-based formula prescription in a pediatric intensive care unit. J Pediatr Gastroenterol Nutr. 2012;54(5):620-3.
16. Ibrahim H, Mansour M, El Gendy YG. Peptide-based formula versus standard-based polymeric formula for critically ill children: Is it superior for patients' tolerance? Arch Med Sci. 2020;16(2):592-6.
17. Bauer JK, Hocama N, Traub AC, Rutes G, Fachi MM, Moraes J, et al. Chylothorax After Heart Surgery in Children. Pediatr Cardiol. 2023;44(8):1847-55.
18. Samanidis G, Kourelis G, Bounta S, Kanakis M. Postoperative Chylothorax in Neonates and Infants after Congenital Heart Disease Surgery-Current Aspects in Diagnosis and Treatment. Nutrients. 2022;14(9).
19. Komatsu H, Inui A, Kishiki K, Kawai H, Yoshio S, Osawa Y, et al. Liver disease secondary to congenital heart disease in children. Expert Rev Gastroenterol Hepatol [Internet]. 2019;13(7):651-66. Available from: https://doi.org/10.1080/17474124.2019.1621746

21

PROTOCOLOS EM TERAPIA NUTRICIONAL

Ricardo T. Prete
Mariana Leite da Silva

INTRODUÇÃO

Os protocolos são ferramentas fundamentais para conduzir ações de uma forma coordenada e dinâmica, possuindo a importante função de promover fácil acesso à equipe multiprofissional sobre as melhores condutas para o tratamento de uma variedade de situações comuns no dia a dia das instituições de saúde.

Quando se trata de protocolos voltados para a terapia nutricional, a infinita gama de condições clínicas torna hercúlea a tarefa de resumir esse vasto repertório de informações em apenas um capítulo, pois decerto os autores poderiam preencher diversos tomos sobre a temática proposta.

Destarte, destacamos neste capítulo alguns protocolos que utilizamos na prática clínica e outros que, pela sua complexidade, julgamos interessantes para o leitor.

O PAPEL DA EMTN NA PREVENÇÃO DA DESNUTRIÇÃO HOSPITALAR

A desnutrição é um "fantasma" que ronda as instituições de saúde de maneira silenciosa, como já alertava Butterworth em seu estudo clássico de 1974, mostrando que a desnutrição iatrogênica impacta em desfecho hospitalar.

Portanto, é necessário que a EMTN esteja atenta aos primeiros sinais de desnutrição, para tratá-la antes que a mesma cause consequências clínicas ao paciente, aumentando o tempo de internação e a morbimortalidade.

EMTN • Equipe Multiprofissional de Terapia Nutricional

A utilização de uma ferramenta desenvolvida no Hcor, conhecida como "Alerta Nutricional" tem auxiliado neste rastreio diário, pois possibilita uma conexão frequente entre a equipe assistencial e a EMTN (**Figura 21.1.**).

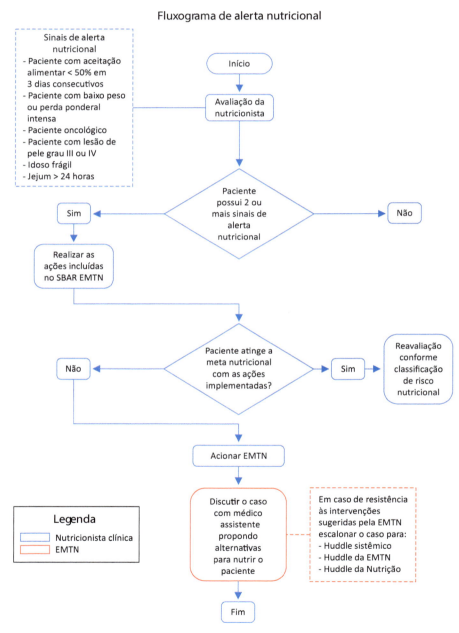

Figura 21.1. Fluxograma de alerta nutricional.

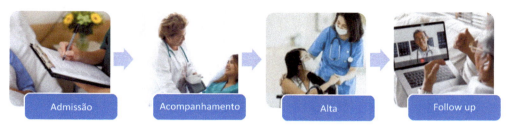

Figura 21.2. Proposta de atendimento ao paciente em uso de TNEP.

Fonte: arquivo do autor.

Para auxiliar no processo de comunicação a ferramenta SBAR, sigla em inglês para situation, background, assessment, recommendation ou em português, situação, breve histórico, avaliação e recomendação, foi adaptado em nosso protocolo para atender aos objetivos da EMTN.

ASSISTÊNCIA DA EMTN: DA ADMISSÃO AO PÓS-ALTA

A terapia nutricional requer cuidados de uma equipe especializada, cujos passos devem ser cuidadosamente planejados, almejando o sucesso do tratamento (**Figura 20.2.**).

O fluxograma a seguir detalha esses processos, envolvendo todo o time multiprofissional (**Figura 21.3A. e 3B.**).

A utilização desses fluxogramas possibilitou organizar o fluxo de atendimento do paciente sob os cuidados da nossa EMTN de forma sistematizada, envolvendo a equipe multiprofissional.

A seguir, discutiremos sobre outros protocolos de interesse para a melhoria dos processos relacionados à terapia nutricional.

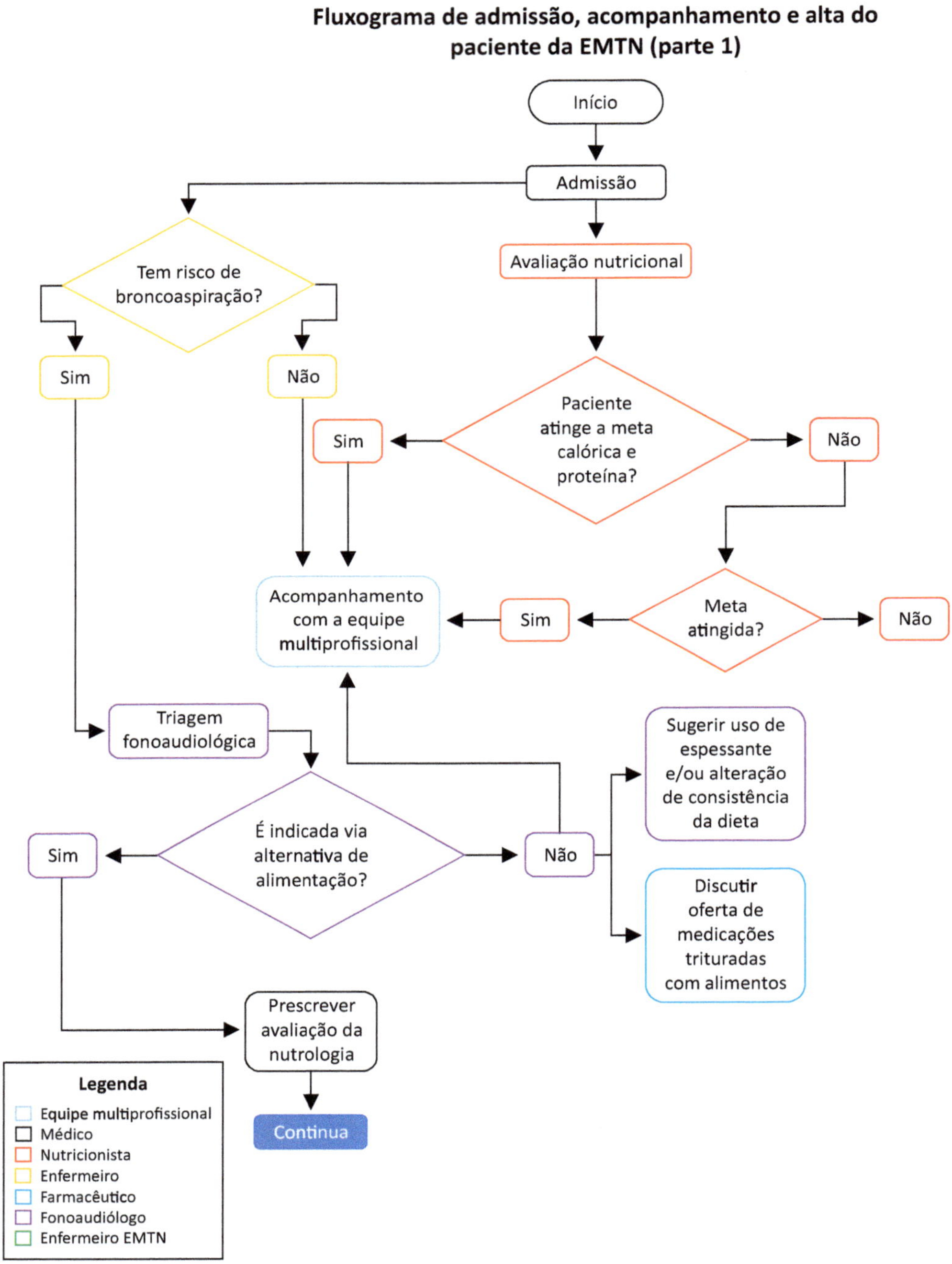

242 **EMTN** · Equipe Multiprofissional de Terapia Nutricional

Fluxograma de admissão, acompanhamento e alta do paciente da EMTN (parte 1)

Figura 21.3A. Fluxograma de admissão, acompanhamento e alta do paciente da EMTN – Parte 1.

Fluxograma de admissão, acompanhamento e alta do paciente da EMTN (parte 2)

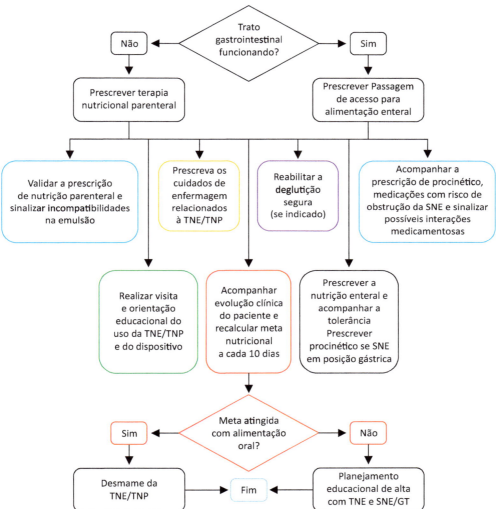

Figura 21.3B. Fluxograma de admissão, acompanhamento e alta do paciente da EMTN – Parte 2.

Fonte: arquivo do autor.

CONTROLE GLICÊMICO EM PACIENTE EM TERAPIA NUTRICIONAL

Segundo dados do Vigitel 2018, no Brasil são 15,8 milhões de pessoas com prevalência de diabetes mellitus com idade entre 20-79 anos. A hiperglicemia é ocorrência frequente em pacientes adultos hospitalizados que recebem suporte nutricional. Tanto a hiperglicemia quanto a hipoglicemia (resultantes de tentativas de corrigir a hiperglicemia) estão associadas a resultados adversos em pacientes diabéticos e não diabéticos.

A literatura recomenda uma faixa glicêmica dentro de 140-180mg/dL para pacientes hospitalizados com ou sem diabetes mellitus (DM), esse controle visa a evitar picos de hipoglicemia, hiperglicemia e promover menor taxa de variabilidade glicêmica durante a internação hospitalar. O consenso para hipoglicemia é de 70mg/dL e é tão perigosa quanto a hiperglicemia e muitas vezes pode passar desapercebida em pacientes sedados, ventilados ou com comprometimento sensorial.

Em jejum, a glicemia é mantida em 70-100mg/dL e regulada pela produção e utilização hepática de glicose. O estresse da doença aguda e da cirurgia em pacientes hospitalizados aumenta a produção de hormônios contrarreguladores (incluindo cortisol, glucagon e hormônio do crescimento) e citocinas pró-inflamatórias (como IL-6), que podem levar ao aumento da gliconeogênese hepática, catabolismo muscular e lipólise. Essas alterações podem induzir hiperglicemia aguda em pacientes hospitalizados com e sem histórico de diabetes.

A inapetência é uma realidade entre os pacientes hospitalizados, a presença de hiperglicemia pode atrapalhar o processo de início do suporte nutricional. A necessidade calórica do paciente hospitalizado com DM é entre 25-30kcal/kg/dia, já para os pacientes críticos essa recomendação pode ser de 15-25kcal/kg, a meta proteica destes pacientes pode variar de 1,0-1,5g/ptn/kg/dia. A alimentação é um dos grandes desafios do DM, sendo para muitos pacientes o maior deles. Não existe um único padrão ideal de alimentação para DM, o plano alimentar deve ser individualizado e é fundamental destacar o papel essencial da TN no gerenciamento do DM.

A terapia nutricional enteral deve ser iniciada precocemente na vigência de baixo aporte nutricional (aceitação menor de 70% por mais de 3-7 dias) ou contraindicação da via oral com trato gastrointestinal viável, por isso recomenda-se uma avaliação nutricional em 24 horas de internação.

Segundo a Diretriz Brasileira de Terapia Nutricional no Diabetes Mellitus, publicada em 2019 aponta que pacientes com DM podem receber fórmulas enterais padrão, que fornecem em torno de 50% do VET (valor energético total) na forma de carboidratos, preferencialmente poliméricas e infundidas de maneira contínua e lenta, para evitar o fornecimento excessivo de glicose.

Entretanto, aqueles com DM, ou hiperglicemia por estresse, podem se beneficiar de fórmulas especializadas para DM, por favorecer o controle glicêmico e reduzir a necessidade de insulina.

A insulina é a melhor forma de controlar a hiperglicemia no ambiente hospitalar, especialmente no paciente gravemente enfermo, sendo que a infusão intravenosa (IV) de insulina com taxa variável é o método preferido para atingir a meta glicêmica recomendada.

A curta meia-vida da insulina IV a torna ideal neste cenário devido à flexibilidade no caso de mudanças imprevistas na saúde, nos medicamentos e na nutrição de um indivíduo. Nenhum protocolo para progressão de insulina no controle hospitalar é recomendado, segundo consenso BRASPEN e ADA.

A *American Diabetes Association* (ADA) definiu, em suas diretrizes de 2019, que protocolos de insulinoterapia devem ser iniciados em pacientes que apresentem glicemia persistentemente >180mg/dL e com manutenção dos protocolos, visando à manutenção da glicemia dentro da faixa de 140-180mg/dL. Essas recomendações são válidas para pacientes críticos e não críticos.

Um estudo de revisão sobre atualização no manejo da hiperglicemia no paciente hospitalizado, propõe que para alimentação enteral contínua, recomenda-se o uso de insulina basal com bolus de insulina de ação curta ou rápida por escala móvel a cada 4-6 horas e que a insulina basal seja calculada segundo a dose diária total do paciente mais insulina adicional para alimentação enteral, calculada como 1 unidade de insulina para cada 10-15g de carboidratos na fórmula de alimentação enteral.

Caso a alimentação enteral seja interrompida, recomenda-se o uso imediato de dextrose IV (D10) a 50mL/h para evitar hipoglicemia. Para alimentação enteral em bolus, recomenda-se o uso de 1 unidade de insulina regular para cada 10-15g de carboidratos na fórmula de alimentação enteral mais insulina correcional antes de cada alimentação. Para alimentação por sonda noturna, o uso de insulina NPH administrada no início da alimentação é apropriado.

Observa-se, em estudos frequentes, que um maior controle glicêmico computadorizado, será o foco de pesquisas futuras para um melhor controle glicêmico dentro do ambiente hospitalar, favorecendo os pacientes com DM.

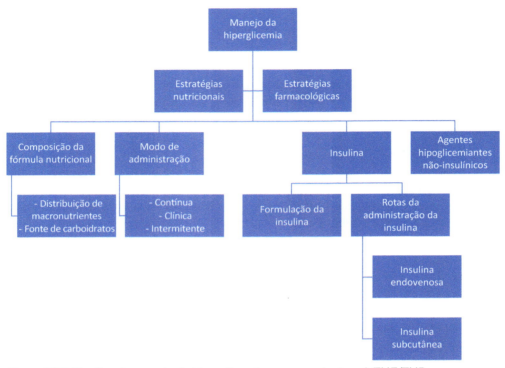

Figura 21.4. Opções de manejo da hiperglicemia para o paciente sob TNE/TNP.

Fonte: Adaptado de Laesser CI, Cumming P, Reber E, Stanga Z, Muka T, Bally L. Management of Glucose Control in Noncritically Ill, Hospitalized Patients Receiving Parenteral and/or Enteral Nutrition: A Systematic Review. J Clin Med. 28 de junho de 2019;8(7):935

TERAPIA NUTRICIONAL NA SARCOPENIA

A sarcopenia é uma doença muscular comum em idosos, mas pode acontecer em pessoas mais jovens. A nova atualização realizada, em 2018, pela *European Working Group on Sarcopenia in Older People* (EWGSOP2) define como consenso que a sarcopenia é caracterizada pela baixa força muscular, sendo identificado a baixa quantidade e qualidade da musculatura para diagnóstico e o baixo desempenho físico como um indicativo de sarcopenia grave.

A sarcopenia primária é relacionada a perda de massa muscular associado a perda de função e a sarcopenia secundária outras questões além do envelhecimento são evidentes, como estilo de vida ou até mesmo secundário a uma doença sistêmica.

O EWGSOP2 recomenda a utilização do questionário SARC-F como forma de obter autorrelatos dos pacientes sobre sinais característicos da sarcopenia. O SARC-F é um questionário de 5 itens que é autorrelatado pelos pacientes como uma triagem para risco de sarcopenia, conforme a **Tabela 21.1.**, abaixo:

Tabela 21.1. Questionário Sarc-F

Componente	Questão	Pontuação
FORÇA	Qual a dificuldade que tem para levantar e carregar 4,5kg?	Nenhuma = 0 Alguma = 1 Muita ou impossível = 2
APOIO NA MARCHA	Qual a dificuldade que tem para atravessar uma sala?	Nenhuma = 0 Alguma = 1 Muita, com apoio ou impossível = 2
LEVANTAR-SE DE UMA CADEIRA	Qual a dificuldade que tem para se levantar de uma cadeira ou de uma cama?	Nenhuma = 0 Alguma = 1 Muita ou impossível sem ajuda = 2
SUBIR ESCADAS	Qual a dificuldade que tem para subir um lance de 10 degraus?	Nenhuma = 0 Alguma = 1 Muita ou impossível = 2
QUEDAS	Quantas vezes caiu no último ano?	Nenhuma = 0 1 a 3 quedas = 1 4 quedas ou mais = 2
PONTUAÇÃO TOTAL:		
Pontuação de rastreio: ≥ 4 pontos – preditivo de sarcopenia		

Fonte: Adaptado e traduzido pelo Núcleo de Estudos de Geriatria da Sociedade Portuguesa de Medicina Interna (GERMI) de Malmstrom TK, Morley JE. SARC-F: A Simple Questionnaire to Rapidly Diagnose Sarcopenia. JAMDA. 2013;14:531-532.

Podemos citar dois métodos simples, rápidos e eficazes para avaliar a capacidade funcional: a mensuração da força de preensão palmar e a circunferência da panturrilha, que podem ser realizadas com auxílio de um dinamômetro e fita métrica respectivamente.

O teste da preensão palmar é feito nas duas mãos, alternadamente, com três repetições de cada lado.

Segundo a Sociedade Americana de Terapeutas Manuais é realizado com o paciente sentado, com o cotovelo flexionado em posição de 90 graus. Os pontos de corte estabelecidos pelo EWGSOP2 é 16kg para mulheres e 27kg para homens.

Já para a **circunferência da panturrilha** (CP) é necessário medir a CP exposta do paciente em pé (quando possível), com as pernas relaxadas e com os pés afastados 20cm um do outro, sendo considerado normal >33cm para mulheres e >34cm para os homens.

A **Ressonância Magnética** (RM) é considerada o padrão-ouro para avaliação da composição corporal e da massa muscular esquelética (MME), sendo um dos poucos métodos capazes de identificar adequadamente a presença de infiltração gordurosa entre as fibras musculares.

A **Tomografia Computadorizada** (TC) também tem uma boa acurácia sendo considerada um bom método para avaliação de MME.

A **absorciometria** de duplo feixe de Raios-X (DXA), tem boa acurácia, mas tem como limitação não ser portátil e o exame ser prejudicado por edemas e próteses.

A **bioimpedância** (BIA) é um dos métodos mais amplamente disponíveis e utilizados, o que pode ser explicado pelo seu relativo baixo custo (em comparação aos demais métodos), sua facilidade técnica de execução e portabilidade, tudo irá depender do tipo de software utilizado para avaliar a MM.

A **antropometria** apesar de ser aceita "com restrições" pela EWGSOP, pode ser a única opção disponível para avaliação da massa muscular em muitos locais. Apesar da área muscular do braço ser a medida antropométrica classicamente utilizada para avaliação de massa muscular, sabe-se que a avaliação dos membros inferiores parece mais sensível às modificações na massa muscular relacionadas à idade.

O cuidado com a pessoa com sarcopenia é essencial, pois impacta diretamente em maior risco de quedas e fraturas, prejudica a capacidade de realizar atividades diárias, está associado complicações cardíacas e respiratórias, compromete o cognitivo e a mobilidade podendo levar a redução da qualidade de vida a longo prazo.

O tratamento de reabilitação consiste em treinamento resistido (TR) que é uma estratégia altamente eficaz para o combate à sarcopenia, uma revisão de literatura realizada observou que o TR resulta em ganho de massa muscular, promove o aumento da força e melhora funcional.

Segundo o estudo PROT-AGE, para que os idosos (>65 anos) mantenham e recuperem a massa corporal magra e a funcionalidade, recomenda-se uma ingestão média de, pelo menos, 1,0 a 1,2g de proteína por quilograma de peso corporal por dia.

Os exercícios de resistência, assim como os aeróbicos, são recomendados em níveis individualizados, seguros e tolerados, e uma maior ingestão de proteínas (ou seja, ≥1,2 g/kg de peso corporal/dia) é recomendada para aqueles que estão se exercitando e são ativos.

A qualidade da proteína é muito importante devido à sua digestibilidade e biodisponibilidade. A proteína do soro do leite conhecida como whey protein tem melhor digestibilidade quando comparada com caseína/caseinato e isso se deve à concentração de Leucina na composição.

A Leucina é importante para síntese muscular, sendo que o impacto estimulador desse aminoácido de cadeia ramificada no tecido muscular está associado à capacidade de ativar a proteína mTORC1, que, subsequentemente, facilitam o início da síntese proteica.

O mTOR é uma proteína que possui papel no crescimento, na proliferação e na manutenção das células, que faz parte da originação de dois complexos, sendo eles mTORC1 e mTORC2. O primeiro complexo (mTORC1), possui efeitos protetores contra a velhice e aumenta há expectativa de vida.

Um estudo realizado com 178 participantes com ingestão proteica <1g/kg onde receberam por 3 meses ingestão proteica adequada, acréscimo de leucina e vitamina D tiveram melhora na velocidade de marcha, depressão, melhora dos fatores inflamatórios e composição corpórea.

Evidências indicam que a vitamina D também pode estimular a síntese de proteínas através do mTORC1, como constatou uma revisão de literatura onde a utilização aproximada de 20g de proteína de soro do leite, 4g de leucina e 8000UI de vitamina D, mostraram resultados promissores para estimulação da síntese proteica e prevenção de massa muscular principalmente em idosos.

A β-hidroxi-β-metilbutirato (β-HMB) é um metabólito da leucina que também tem como objetivo diminuir o catabolismo proteico e aumentar a massa magra. Estudos que combinaram exercícios físicos associados a ingestão de HMB com uma dieta hiperproteica, mostraram melhora da mobilidade, da força e da qualidade de vida.

Mais estudos são necessários para definir a população que mais se beneficiariam com o uso do HMB e suas quantidades.

A creatina provoca um maior aumento da força nos membros inferiores, ela é um ácido orgânico nitrogenado que existe naturalmente no corpo, sendo sintetizado no fígado e nos rins a partir de alguns aminoácidos sua principal função é ser reserva de energia.

A creatina é armazenada no músculo e funciona como uma reserva rápida de energia durante exercícios de alta intensidade, sendo convertida reversivelmente em fosfocreatina pela creatina quinase durante períodos de baixa atividade muscular.

No início do exercício de alta intensidade, a fosfocreatina doa um fosfato de alta energia ao (ADP, na sigla em inglês), servindo como fonte rápida de energia anaeróbica para apoiar os exercícios; no entanto, ela se esgota rapidamente.

Segundo estudos a estratégia recomendada do uso de creatina para idosos sarcopênicos consistem em consumir 5g de creatina junto com um programa progressivo de TR.

TERAPIA NUTRICIONAL NA SÍNDROME DO INTESTINO CURTO

A **síndrome do intestino curto** (SIC) é caracterizada pela má-absorção intestinal devido à perda da superfície da mucosa funcionante, em consequência de ressecção cirúrgica (por exemplo, doença de Crohn), derivações do trânsito intestinal, como no caso de fístulas e cirurgia bariátrica, ou por perda das células mucosas (enterócitos) devido à infecção, isquemia, quimio e/ou radioterapia.

A insuficiência intestinal pode ser ocasionada por causa anatômica ou funcional. Envolve o intestino ou sua fisiologia primária, levando a dificuldade absortiva, que pode ser compensada pela hiperfagia. Por definição a insuficiência intestinal prevalece quando a compensação oral não é mais viável e o suporte parenteral é necessário para manter o equilíbrio nutricional.

Segundo a ESPEN a falência intestinal pode se dar por diferentes critérios (**Figura 21.5.**):

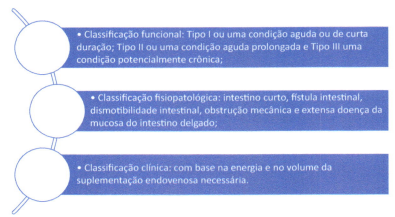

Figura 21.5. Classificação da falência intestinal.

Fonte: Cuerda C, Pironi L, Arends J, Bozzetti F, Gillanders L, Jeppesen PB, et al. ESPEN practical guideline: Clinical nutrition in chronic intestinal failure. Clinical Nutrition. setembro de 2021;40(9):5196-220.

Assim, a SIC, a insuficiência e a falência intestinais estão intimamente relacionadas devido ao resultado dos eventos fisiopatológicos, metabólicos e clínicos consequentes.

A desnutrição e perda de peso em pacientes com SIC está relacionado com a área de ressecção intestinal ou com a área intestinal acometida.

Devido à má absorção a relação entre o que é ingerido e o que é de fato absorvido pode levar a desnutrição e sua magnitude está relacionada com o grau de inflamação, necessidade metabólica basal, processo pós-operatório, é multifatorial.

Os pacientes com SIC ou com doença inflamatória intestinal estão em risco e devem ser monitorados, a desnutrição deve ser tratada adequadamente, pois piora o prognóstico, qualidade de vida, aumenta complicações e mortalidade nestes pacientes.

Em adultos, o comprimento médio do intestino delgado mede entre 275 e 850cm, onde a maioria dos nutrientes é absorvida nos primeiros 100cm do jejuno, já os cerca de 7 litros de líquido são absorvidos no intestino delgado e 2L no intestino grosso.

A SIC ocorre quando, após cirurgia ou de forma congênita, um paciente fica com <200cm de intestino delgado funcional.

Pacientes com maior risco nutricional geralmente têm uma duodenostomia ou uma anastomose jejunoileal com <35cm de intestino delgado residual, anastomose jejunocólica ou ileocólica com <60cm de intestino delgado residual, ou uma jejunostomia final com <115cm de intestino delgado residual.

Existem fases para adaptação intestinal após a ressecção, são elas (**Figura 21.6.**):

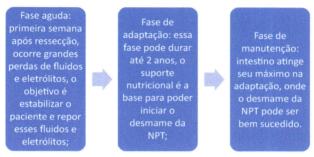

Figura 21.6. Fases da SIC.

Fonte: Adaptado de Lakkasani S, et al. Concise review on short bowel syndrome: Etiology, pathophysiology, and management. World J Clin Cases 2022 November 6; 10(31): 11273-11282.

A terapia nutricional precoce quando bem indicada está cada vez mais baseada na literatura e prática clínica com benefícios já comprovados como, por exemplo, redução de complicações e redução do tempo de permanência hospitalar como um todo.

Terapia Nutricional Parenteral (NPT): Diferentes pacientes com SIC requerem NPT por períodos variados, dependendo do comprimento intestinal restante. Nesta fase, a absorção de água, eletrólitos e de todos os demais nutrientes está intensamente comprometida. No decorrer dessa fase adaptativa precoce, a administração suficiente de líquidos e eletrólitos, principalmente, e também dos demais macro e micronutrientes, pela via venosa, a fim de equilibrar essas perdas e manter o balanço de nitrogênio, é fundamental para se obter o ótimo desfecho clínico.

A prescrição da NPT deve ser individualizada respeitando as deficiências ou possíveis deficiências segundo o local da ressecção realizada. Segundo a AMIB no início da fase de adaptação, a necessidade energética total diária, incluindo a proteína, deverá estar entre 0,85 a 1,5 vezes o gasto energético de repouso (GER).

A necessidade proteica está em 15% a 20% da usual, isto é, 1,0 a 1,5g/kg peso atual/dia, considerando-se as perdas proteicas aumentadas pelo tubo digestivo.

Na fase de adaptação, pode-se também considerar como valor energético ideal para compensar as perdas oriundas da má-absorção intestinal, 60kcal/kg de peso atual/dia. A necessidade proteica por via digestiva pode variar de 1,5 a 3,0g/kg de peso atual/dia.

Os pacientes submetidos as ressecções ileais terminais sofrem de uma deficiência na absorção do fator intrínseco da vitamina B12 e, portanto, precisariam de suplementação se tiverem ressecção >60cm.

A esteatorreia é consequência da ressecção ileal terminal devido à perda intestinal e não absorvida de sais biliares (diarreia osmótica). Ao atingir o cólon, os sais biliares estimulariam a diarreia osmótica >100cm do íleo terminal fossem removidos. Os ácidos graxos de cadeia longa não absorvidos no cólon causam diarreia secretora grave.

Os pacientes com SIC geralmente avançam da NPT para alimentação enteral ou oral, conforme tolerado.

O objetivo é proporcionar uma melhor distribuição e exposição máxima da área de superfície intestinal disponível aos nutrientes, estimulando as secreções gastrointestinais e as secreções hormonais endógenas que são importantes para o avanço da adaptação intestinal.

O período de adaptação intestinal começa após a ressecção cirúrgica para aumentar a função absortiva e continua por cerca de 2 anos.

O processo de desmame pode começar apenas após a otimização da nutrição oral ou enteral, incluindo estabilidade de peso e hidratação. O desmame adequado requer um monitoramento rigoroso.

À medida que a ingestão oral é aumentada e a adaptação intestinal do intestino residual está progredindo, a quantidade de NPT diminui e a frequência é reduzida para dias alternados na semana, depois 3 vezes na semana, seguida de 2 vezes na semana.

O paciente deve ser colocado novamente em NPT se houver anormalidades laboratoriais, se a perda de peso atingir 1kg/semana ou diarreia exceder 600g/dia.

Terapia Nutricional Oral: A primeira escolha é a via oral, a fim de tentar manter/recuperar o estado nutricional deste paciente, visando a melhora da absorção do trato gastrointestinal e qualidade de vida do paciente.

Pacientes com cólon preservado devem consumir carboidrato complexos e pobre em gorduras, dieta com alto teor de triglicerídeo de cadeia média que confere um maior benefício na absorção em energia. Não é recomendado o uso de fibras solúveis afim de aumentar a absorção intestinal.

A restrição de lactose não é recomendada, ao menos que o paciente tenha sido diagnosticado com alergia/intolerância previamente; não é recomendado a suplementação de probióticos, glutamina, entre outros nutrientes a fim de promover a reabilitação intestinal, a utilização de sal é liberada, porém, restringe-se a quantidade de líquidos junto à refeição; paciente com desidratação é aconselhado utilizar solução de reidratação oral ou isotônica com alto teor de sódio para repor as perdas (**Tabela 21.2.**).

Tabela 21.2. Recomendações Nutricionais na SIC

Nutrientes	Com Cólon	Sem Cólon
Proteínas	Sem restrições. Escolher uma proteína de alto valor biológico.	Sem restrições. Escolher uma proteína de alto valor biológico.
Carboidrato e fibra	- Consumir Carboidrato e fibra. - Considere o tipo de fibra para incluir na dieta para ajudar na diminuição de sintomas. - Altere a consistência da dieta para melhor aceitação (picado, moído, amassado).	- Consumir carboidrato e fibra. - Considere o tipo de fibra para incluir na dieta para ajudar na diminuição de sintomas. - Altere a consistência da dieta para melhor aceitação (picado, moído, amassado).
Lactose	- Incluir alimentos que contenham lactose, ao menos que tenha teste de alergia ou intolerância confirmados. - Consumir até 20g/dia.	- Incluir alimentos que contenham lactose, ao menos que tenha teste de alergia ou intolerância confirmados. - Consumir até 20g/dia.
Açúcares	- Diminua a ingestão de doces e concentrados, como, por exemplo, refrigerantes, biscoitos, bolos, sucos de frutas, etc. - Não consuma diariamente.	- Diminua a ingestão de doces e concentrados, como, por exemplo, refrigerantes, biscoitos, bolos, sucos de frutas, etc. - Não consuma diariamente. - Evite uso de suplementos alimentares orais açucarados.
Gordura	- Reduza a ingestão de gordura da dieta. - Limite o consumo de alimentos fritos e não consuma diariamente. - Use métodos de cozimento com baixo teor de gordura (assar, grelhar e cozinhar no vapor). - Se o óleo Triglicerídeo de cadeia média (TCM) for usado, aponte para 1-3 colheres de sopa/dia, distribuído entre todas as refeições.	- A gordura está liberada para consumo na dieta. - Se o óleo Triglicerídeo de cadeia média (TCM) for usado, procure 1-3 colheres de sopa/dia, distribuídas entre todas as refeições.
Sódio	Sem restrição.	Sem restrição.
Oxalato	- Limite os oxalatos se houver cálculo e débito urinário < 2.000mL/dia. - Siga uma dieta com baixo teor de gordura. - Assegura a ingestão adequada de líquidos para evitar a desidratação.	- Nenhuma restrição a menos que haja um comprometimento da função renal.

Fonte: Adaptado de Kristen R, et al. Navigating nutrition and hydration care in the adult patient with short bowel syndrome. Nutr. Clin. Pract. 2023;38:S59–S75. ASPEN, 2023.

Todos os grupos alimentares podem ser incluídos na dieta, respeitando os sintomas, acesso ao alimento, cultura, estilo de vida e a qualidade de vida do paciente, geralmente optando-se pelo fracionamento de 4-6 ou mais refeições no dia para evitar a sensação de plenitude e saciar a fome.

Terapia Nutricional Enteral (TNE): O uso de TNE em combinação com alimentação oral é sugerido em pacientes com SIC com baixo nível de dependência da NPT para melhor suporte calórico e proteico. A TNE maximiza a saturação de proteínas transportadoras, aumentando a absorção enteral e, portanto, é benéfica para estimular a adaptação intestinal por meio de três modos de ação: hiperplasia da mucosa, secreção de hormônio GH e produção da secreção pancreatobiliar trófica.

A TNE com fórmula polimérica pode melhorar a adaptação intestinal e fornecer calorias suficientes para permitir o desmame completo da NPT. É recomendado utilizar com uma bomba de infusão ao longo do tempo para permitir a entrega lenta da fórmula, para maximizar a mucosa contato com nutrientes e para utilizar os processos digestivos normais.

São poucas contraindicações/riscos associados com TNE na SIC. A única contraindicação é a obstrução intestinal mecânica, embora as contraindicações relativas para pacientes com SIC incluam dismotilidade intestinal e produção de fezes/ostomia >2L por dia. Em pacientes com abdômen hostil, a colocação de gastrostomia deve ser totalmente evitada.

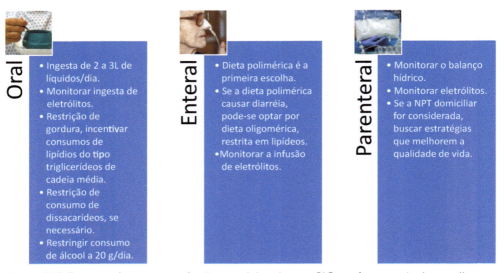

Figura 21.7. Resumo das recomendações nutricionais para SIC conforme a via de escolha.

Fonte das imagens: istockphoto.com. Fonte: Adaptado de Szczygiel B, Jonkers-Schuitema CF, Naber T. Basics in Clinical Nutrition: Nutritional support in extensive gut resections (short bowel). e-SPEN, the European e-Journal of Clinical Nutrition and Metabolism. fevereiro de 2010;5(1):e63–8.

COMPLICAÇÕES

Pacientes com cólon em continuidade podem desenvolver hiperoxalúria, por isso a restrição de alimentos fontes de oxalato (chá, cacau em pó, espinafre, aipo, beterraba, cenoura, batata-doce, grãos integrais, etc.) e de gordura, além da ingestão hídrica aumentada. Isso ocorre, pois o déficit de sais biliares causa um excesso de lipídeos não absorvidos no cólon que se ligam ao cálcio, deixando os oxalatos livres que podem se precipitar nos rins formando pedras de oxalato.

Na hidratação, paciente com cólon em continuidade são mais fáceis de hidratar, pois o cólon absorve água e sódio. Aqueles com jejunostomia final terão um maior volume de fezes e de perda de sódio por litro de fezes.

Pacientes pouco hidratados podem requerer intervenções adicionais, como soluções de reidratação oral (SRO) ou mesmo NPT periódica, ou diária ou fluidos. Estes SRO são recomendados para pacientes de SIC, principalmente na jejunostomia, pois o SRO utiliza o transporte da glicose acoplado ao Na+ que reside principalmente no jejuno. Os SRO podem ser, por exemplo: 1 ½ xícara Gatorade® + 2 ½ xícara de água + ½ colher de chá de sal.

Os fluidos ofertados via oral, podem ser hipertônicos, onde o gradiente osmótico puxa a água para o lúmen intestinal, causando uma secreção líquida para transformar o meio hipertônico em isotônico, exemplo: suco de frutas, chá adoçado, refrigerantes, café, xaropes, sorvete, gelatina sem açúcar ou adoçadas com algum tipo de adoçante, achocolatado, etc.

Em muitos casos o paciente utilizará a terapia nutricional em domicílio, onde deverá ser realizado: orientação para família e paciente, observação dos principais sinais e sintomas do paciente em uso da terapia domiciliar, cuidado no dispositivo de acesso, monitoramento do peso, temperatura, débito urinário, acompanhamento nutricional e médico e enfermagem, uso de bomba de infusão.

CONCLUSÃO

A utilização de protocolos é uma prática bem descrita e recomendada na literatura.

Nesse capítulo abordamos brevemente um assunto que seria tema para um livro inteiro, portanto recomendamos a pesquisa nos sites das sociedades nacionais e internacionais para a construção dos protocolos na sua instituição:

Sociedade Brasileira de Nutrição Parenteral e Enteral – https://www.sbnpe.org.br/

Sociedade Europeia de Nutrição Clínica e Metabolismo – https://www.espen.org/guidelines-home/espen-guidelines

Sociedade Americana de Nutrição Parenteral e Enteral – https://www.nutrition-care.org/

PONTOS-CHAVE

- Os protocolos para terapia nutricional podem melhorar a prática dos profissionais de saúde, padronizando o atendimento.
- Para serem efetivos, os protocolos devem ser construídos em equipe.
- Utilize referências robustas e atualizadas para o desenvolvimento dos protocolos.

REFERÊNCIAS BIBLIOGRÁFICAS

1. Jones ES, Rayner BL. The importance of guidelines. CARDIOVASCULAR JOURNAL OF AFRICA. Volume 25, No 6, November/December 2014
2. Butterworth JR, Charles E. The skeleton in the hospital closet. Nutrition today, v. 9, n. 2, p. 4-8, 1974.
3. Matsuba CST, Serpa LF, Pereira SRM. Diretriz BRASPEN de Enfermagem em Terapia Nutricional Oral, Enteral e Parenteral. Braspen J. 24 de setembro de 2021;Supl3:2-62.
4. NHS Improvement. SBAR communication tool: situation, background, assessment, recommendation. 2018
5. Vigitel 2018. https://portalarquivos2.saude.gov.br/images/pdf/2019/julho/25/vigitel-brasil-2018.pdf
6. ElSayed NA, Aleppo G, Aroda VR, Bannuru RR, Brown FM, Bruemmer D, et al. 6. Glycemic Targets: *Standards of Care in Diabetes – 2023*. Diabetes Care. 1º de janeiro de 2023;46(Supplement_1):S97-110.
7. Campos LF, et al. Diretriz BRASPEN de Terapia Nutricional no Diabetes Mellitus. BRASPEN J 2020; 35 (Supl 4)
8. Corsino L, Dhatariya K, Umpierrez G, Feingold KR, Anawalt B, et al. Management of diabetes and hyperglycemia in hospitalized patients. Review. 2017.
9. Pasquel FJ, Cecilia Lansang M, Dhatariya K, Umpierrez GE. Management of diabetes and hyperglycaemia in the hospital. Lancet Diabetes Endocrinol. março de 2021;9(3):174-88.
10. Cruz-Jentoft AJ, et.al.; Writing Group for the European Working Group on Sarcopenia in Older People 2 (EWGSOP2), and the Extended Group for EWGSOP2. Sarcopenia: revised European consensus on definition and diagnosis. Age Ageing. 2018 Oct 12.
11. Gonçalves TJM, Horie LM, Bailer MC, Barbosa-Silva TG, Barrére APN, Barreto PA, et al. DIRETRIZ BRASPEN DE TERAPIA NUTRICIONAL NO ENVELHECIMENTO.
12. Prado CM, Landi F, Chew STH, Atherton PJ, Molinger J, Ruck T, et al. Advances in muscle health and nutrition: A toolkit for healthcare professionals. Clinical Nutrition. outubro de 2022;41(10):2244–63.
13. Souza GC. Tratamento medicamentoso da sarcopenia. Rev Bras Ortop 2021;56(4):425–431
14. Bauer J, et al. Evidence-based recommendations for optimal dietary protein intake in older people: a position paper from the PROT-AGE Study Group. J Am Med DirAssoc. 2013Aug;14(8):54259. Doi:10.1016/j.jamda.2013.05.021. Epub 2013 Jul 16
15. Crombie EM, Kim S, Adamson S, Dong H, Lu T, Wu Y, et al. Activation of EIF4E -binding-protein-1 rescues mTORC1 -induced sarcopenia by expanding lysosomal degradation capacity. J cachexia sarcopenia muscle. fevereiro de 2023;14(1):198-213.
16. Merchant RA et al. Impact of exercise and leucine-enriched protein supplementation on physical function, body composition, and inflammation in pre-frail older adults: a quasi-experimental study. Sec. Geriatric. Vol. 10, 2023.
17. Bass J.J., Nakhuda A., Deane C.S., Brook M.S., Wilkinson D.J., Phillips B.E., Philp A., Tarum J., Kadi F., Andersen D., et al. Overexpression of the vitamin D receptor (VDR) induces skeletal muscle hypertrophy. *Mol. Metab.* 2020;42:101059. doi: 10.1016/j.molmet.2020.101059

18. Li C, et al. Evidência da suplementação com proteína do soro do leite enriquecido em leucina e da vitamina d nos idosos com sarcopenia - revisão sistemática. ACTA PORTUGUESA DE NUTRIÇÃO 23 (2020) 64-68
19. Sanz-Paris A, Camprubi-Robles M, Lopez-Pedrosa JM, Pereira SL, Rueda R, Ballesteros-Pomar MD, et al. Role of Oral Nutritional Supplements Enriched with beta-Hydroxybeta-Methylbutyrate in Maintaining Muscle Function and Improving Clinical Outcomes in Various Clinical Settings. J Nutr Health Aging. 2018;22(6):664-75
20. Cuerda C, Pironi L, Arends J, Bozzetti F, Gillanders L, Jeppesen PB, et al. ESPEN practical guideline: Clinical nutrition in chronic intestinal failure. Clinical Nutrition. setembro de 2021;40(9):5196-220.
21. Lakkasani S, et al. Concise review on short bowel syndrome: Etiology, pathophysiology, and management. World J Clin Cases 2022 November 6; 10(31): 11273-11282.
22. American Gastroenterological Association Medical Position Statement: Short Bowel Syndrome and Intestinal Transplantation. GASTROENTEROLOGY Vol. 124, No. 4. 2002.
23. Kristen R, et al. Navigating nutrition and hydration care in the adult patient with short bowel syndrome. Nutr. Clin. Pract. 2023;38:S59–S75. ASPEN,2023.
24. Billiauws L, et al. Enteral feeding in short bowel syndrome. In: DiBaise JK, Parrish CR Thompson JS, eds. Short Bowel Syndrome: Practical Approach to Management. CRC Press; 2016:183-193.
25. Le Beyec J, Billiauws L, Bado A, Joly F, Le Gall M. Short Bowel Syndrome: A Paradigm for Intestinal Adaptation to Nutrition? Annu Rev Nutr. 23 de setembro de 2020;40(1):299-321.

22

INDICADORES DE QUALIDADE EM TERAPIA NUTRICIONAL

Lilian de Carla Sant'Anna
Mayara dos Santos
Thaís Rodrigues da Cruz

"Todo sistema é perfeitamente desenhado para obter os resultados que obtém"
Paul Batalden

"O que você não pode medir, você não pode gerenciar"
Peter Drucker

INTRODUÇÃO

Nos serviços de saúde, a busca pela qualidade constitui-se preocupação incessante dos profissionais que nele atuam, frente à necessidade contínua de mudanças nos padrões de assistência, decorrentes dos avanços no conhecimento técnico científico impulsionado pelas novas tecnologias. Assim, prestar assistência à saúde que garanta o máximo de qualidade e o mínimo de riscos para o paciente e equipe sob um baixo custo tem sido o desafio das últimas décadas.

Para os profissionais de saúde, a qualidade da assistência é uma rotina que deve fazer parte do cotidiano. Em contrapartida, para fundamentar as possíveis soluções dos eventos adversos, os indicadores de qualidade oferecem suporte e atuam como instrumentos para evitá-los. Por conta disso, os problemas serão solucionados de modo eficaz e seguro, com indicadores de qualidade atuando como ferramentas de avaliação em saúde, prevenção e minimização de erros e eventos adversos.

Segundo a Organização Nacional de Acreditação (ONA), os indicadores, também nomeados como "indicadores de desempenho", são características numéricas utilizadas para acompanhar o desempenho segundo o tempo. A Fundação Nacional de Qualidade (FNQ) afirma que os indicadores de desempenho compreendem os dados que quantificam: entradas (válido para recursos e insumos); processos; saídas; desempenho de fornecedores e a satisfação das partes interessadas.

Os indicadores servem como um norte ao processo de melhoria. Um guia que nos mostra quais caminhos estão bem estruturados e quais ainda se encontram pedregosos, necessitando de reformas. Quando começamos a coletar dados e analisá-los, percebemos que nossas percepções sobre segurança apresentam um desvio considerável em relação à realidade.

Ao analisar as pesquisas apresentadas pelo economista italiano Vilfredo Pareto (1848-1923), onde foi estabelecido o princípio "80/20", é mostrado que:

- 80% dos resultados são devidos a 20% dos esforços;
- 80% das consequências são decorrentes de 20% das causas; e
- 80% das "saídas" são decorrentes de 20% das "entradas".

Podemos, então, dizer que "existem muitas coisas triviais e pouco vitais". A implantação de indicadores deve, portanto, focar nos 20% dos pontos de medição que fornecerão à organização os 80% das informações de maior relevância sobre os objetivos estratégicos, processos e produtos. É preciso considerar as necessidades de todas as partes interessadas.

O Brasil se alinha entre os poucos países do mundo a dispor de uma legislação normativa sobre Terapia Nutricional Enteral e Parenteral, que inclui a necessidade de cada hospital contar oficialmente com uma **Equipe Multiprofissional de Terapia Nutricional** (EMTN). Desse modo, a utilização de indicadores de qualidade está se tornando cada vez mais difundida pela necessidade da avaliação de desempenho da Terapia Nutricional e da eficiência do tratamento realizado.

No Brasil, dois eventos importantes contribuíram para favorecer a prática da Terapia Nutricional:

1. A criação das Equipes Multiprofissionais de Terapia Nutricional (EMTN), no final da década de 1990, para normatizar as condutas, seguir protocolos, melhorar a adequação nutricional, com vantagens nítidas para a assistência e para o paciente.

2. A implementação de indicadores de qualidade em Terapia Nutricional, ferramentas simples, geralmente guiadas por diretrizes específicas, permitem controlar e garantir as boas práticas da Terapia Nutricional.

Portanto, torna-se necessário, ao lado do esforço de desenvolver diretrizes nutricionais, o uso contínuo e permanente de indicadores de qualidade que estimem a maneira em que a Terapia Nutricional está sendo realizada e permitam o controle da aplicação de seus protocolos.

CRITÉRIOS PARA ESCOLHA DOS INDICADORES

Seleção

Implementar um sistema de medição em uma organização não é uma tarefa fácil. Uma metodologia eficaz e consistente requer a inclusão de diversos aspectos, como demonstra a **Tabela 22.1.**:

Tabela 22.1. Armadilhas que devem ser evitadas no estabelecimento e implantação dos indicadores

Armadilha	Como evitar
Acúmulo de informações irrelevantes: excesso de dados, textos ou sistemas.	Considerar poucos vitais e evitar muitos triviais.
Importância somente para o controle de processos de produção: foco nos processos internos, sem correlacionar as necessidades das partes interessadas.	Organizar uma "árvore de indicadores", considerando os processos que agregam valor.
Todos os indicadores relevantes devem avaliar o desempenho: Alguns indicadores relevantes não estão devidamente relacionados com o sistema de consequências da organização.	Cada indivíduo age segundo a maneira como seu desempenho é avaliado. Verificar se o indicador, mesmo sendo adequado para um processo específico, não leva as pessoas a adotarem um comportamento que não está alinhado com as estratégias da organização. Não desconsiderando a visão sistêmica, focando exclusivamente no processo.

Fundação Nacional da Qualidade, 2008.

Uma lista de verificação é apresentada para orientar e sistematizar a análise, conforme a **Tabela 22.2.**:

Tabela 22.2. Pontos de verificação para seleção de indicadores

1. Reflete valor para uma ou mais partes interessadas?
2. Tem relação direta ou indireta com pelo menos uma das estratégias?
3. Apresenta alinhamento ou inter-relação com outro(s) indicador(es) usado(s) na organização?
4. Apresenta possibilidade de medição periódica?
5. Tem relação direta ou indireta com pelo menos um dos processos identificados no Critério Processos?
6. Está claramente definido e é facilmente entendido nos diversos níveis em que será utilizado?
7. Tem características que possibilitam sua coleta com acuracidade?
8. Pode ser objetivamente mensurado?
9. Tem características que possibilitam sua apresentação em diferentes mídias e é de fácil interpretação?
10. É representado por uma relação ou taxa (% índice) ao invés de uma grandeza absoluta?
11. Pode ser comparado com referenciais?

Fundação Nacional da Qualidade, 2008.

Medição

Para a adequada utilização dos indicadores, é imprescindível que a coleta de dados seja realizada de modo estruturado, com padronização de condutas e procedimentos utilizados para obter dados de casuística para estabelecer o padrão de evolução dos pacientes e de funcionamento fazendo comparações periódicas ao longo do tempo.

É importante ressaltar que, na escolha dos indicadores, deve-se considerar os objetivos para escolha deles, a existência de um sistema de armazenamento que permita um banco de dados simples, confiável, ágil e de baixo custo, além da montagem de séries históricas que permitam a comparação com outras instituições ou consigo mesma, quando analisadas no tempo.

Na prática clínica, a construção de um banco de dados é fundamental para a coleta dos indicadores de qualidade em Terapia Nutricional. A **Figura 22.1.** apresenta uma proposta de banco de dados multidisciplinar que serve de subsídios para análise em equipe:

22 · Indicadores de qualidade em Terapia Nutricional

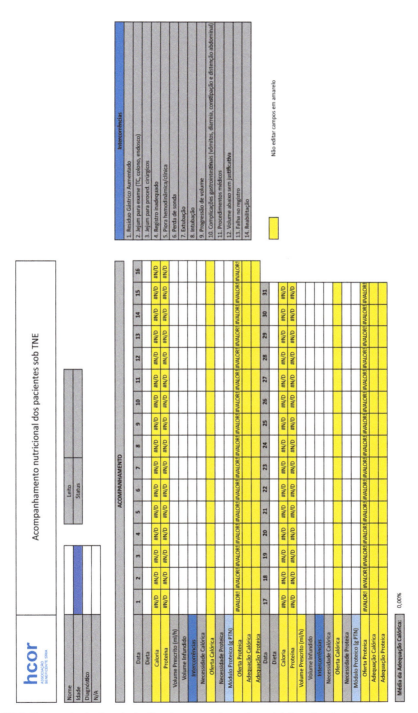

Figura 22.1. Banco de dados de indicadores em terapia nutricional enteral.

Determinar metas inatingíveis pode resultar em desmotivação da equipe de saúde, pois significa que os esforços implantados não conseguem alcançar o valor pré-determinado. Contudo, implantar metas abaixo da realidade da instituição também será um fator de desmotivação para a equipe, já que não requer esforços de melhoria para chegarem ao seu alcance.

A prescrição adequada de energia e macronutrientes é essencial para o sucesso da Terapia Nutricional. O início da oferta de nutrientes deve ser precoce e as estimativas das necessidades precisam seguir critérios previamente estabelecidos em protocolos da instituição.

Em 2019, a Sociedade Brasileira de Nutrição Enteral e Parenteral recomendou uso de indicadores de qualidade relacionados com a **prescrição nutricional**, como:

- Porcentagem de pacientes com tempo de jejum inadequado antes do início da Terapia Nutricional.
- Número de pacientes em jejum por período maior que 48h x 100/número total de pacientes em Terapia Nutricional.
- Número de pacientes em Terapia Nutricional com medida do gasto energético x 100/número total de pacientes em Terapia Nutricional.
- Porcentagem de pacientes em Terapia em catabolismo proteico.

Por outro lado, não basta prescrever, é preciso monitorar. O **monitoramento da Terapia Nutricional** exige o controle de quanto e como está sendo ofertada a fórmula nutricional e os motivos das interrupções da nutrição. O déficit de energia e de nutrientes pode comprometer o estado nutricional e trazer como consequência maior tempo de hospitalização.

Os fatores que interferem na diferença entre o volume prescrito versus volume infundido de dieta são principalmente o tempo de pausa da dieta para realização de procedimentos, banho, mudança de decúbito, pausa por medicamentos que tenham interação droga nutriente ou intercorrências clínicas.

Em um estudo cujo objetivo era identificar as barreiras para infundir a fórmula nutricional enteral em pacientes críticos na perspectiva da enfermagem, Cahill *et al.* (2012) encontraram que outros aspectos do cuidado ao paciente foram considerados prioritários em detrimento à Terapia Nutricional. Tal inadequação reforça a preocupação quanto ao déficit energético e proteico, quando não há justificativa para a infusão incompleta. Isso sugere a necessidade de treinamento da equipe quanto a importância de se observar este aspecto e também quanto aos prejuízos às instituições de saúde.

Com relação à perda de sonda enteral, há uma interrupção no tratamento, o que impacta diretamente no resultado de outros indicadores da Terapia Nutricional. Pode-se considerar a saída inadvertida da sonda quando esta foi retirada pelo próprio paciente por agitação psicomotora, uso de medicamentos para sedação, confusão mental, distúrbio neurológico, obstrução, dentre outros aspectos.

22 · Indicadores de qualidade em Terapia Nutricional

O número excessivo de indicadores de qualidade em Terapia Nutricional deve ser evitado, pela dificuldade de aplicação em sua prática clínica. Verotti CCG em 2012, selecionou 10 indicadores que visam colaborar com o sucesso do controle de qualidade em Terapia Nutricional:

Tabela 22.3. Seleção de 10 indicadores em terapia nutricional – *Verotti, 2012*

1. Frequência de realização de triagem nutricional em pacientes hospitalizados.
2. Frequência de diarreia em pacientes sob Terapia Nutricional Enteral.
3. Frequência de saída inadvertida de sonda em pacientes com Terapia Nutricional Enteral.
4. Frequência de obstrução de sonda em pacientes com Terapia Nutricional Enteral.
5. Frequência de jejum por mais de 24h em pacientes com Terapia Nutricional Enteral ou Terapia Nutricional Oral.
6. Frequência de pacientes com disfunção da glicemia em pacientes com Terapia Nutricional Enteral ou Terapia Nutricional Parenteral.
7. Frequência de medida ou estimativa do gasto energético e necessidades proteicas em pacientes em Terapia Nutricional.
8. Frequência de infecção de cateter venoso central em pacientes com Terapia Nutricional Parenteral.
9. Frequência de conformidade de indicação da Terapia Nutricional Enteral.
10. Frequência de aplicação de Avaliação Subjetiva Global em pacientes com Terapia Nutricional.

Na **Tabela 22.4.**, abaixo está apresentado um modelo de ficha técnica de um indicador de qualidade em Terapia Nutricional. O modelo serve como um guia para elaboração de outros indicadores específicos que permitam o controle e a melhoria de prática assistencial em Terapia Nutricional. Além disso, o valor de meta sugerida deve ser adaptado as necessidades de cada instituição.

Tabela 22.4. Ficha Técnica Indicador de qualidade em Terapia Nutricional

Nome do Indicador	Meta calórica
Objetivo estratégico	Avaliação da oferta calórica oferecida aos pacientes com TN durante o tempo de internação.
Propósito/Justificativa	Monitorar a oferta calórica adequada em pacientes sob TN enteral, evitando os riscos de hiper ou hipoalimentação.

Nome do Indicador	Meta calórica
Fórmula para cálculo	$\dfrac{NCI}{NCP} \times 100$ Necessidades calóricas infundidas (NCI): Volume infundido x densidade calórica da dieta enteral prescrita. Necessidades calóricas prescritas (NCP).
Método de coleta	Calcular as necessidades calóricas dos pacientes, acompanhar diariamente o volume infundido e a dieta enteral prescrita.
Frequência de levantamento	Diária.
Meta	>70%.

Fonte: Sant'Anna, LC. **Manual prático em Terapia Nutricional**. *In: Magnoni D, Cukier C, Garita FS. Indicadores de Qualidade em Terapia Nutricional. Sarvier, 2010.*

Analisar

É importante destacar que existem diversos fatores que influenciam o resultado final para o paciente, não apenas o valor numérico do indicador mensurado.

A interpretação dos indicadores não deve ser realizada isoladamente, mas considerando outras características e parâmetros dos pacientes. A comparação com outros hospitais deve ser realizada com ressalvas, uma vez que as estruturas hospitalares e os processos internos são diferentes.

O acompanhamento dos indicadores deve seguir alguns critérios para se atingir a eficiência na gestão, destacando os aspectos mais relevantes: **Coleta e análise dos dados**. Recomenda-se ao analisar um indicador de qualidade, observar atentamente as variáveis que compõem o processo, garantindo fidedignidade dos resultados, como, por exemplo, as anotações realizadas pela equipe de enfermagem, o controle da administração da dieta enteral por meio de zeragem de bombas de infusão, o peso atual dos pacientes, entre outros aspectos.

Após análise dos dados, recomenda-se realizar Plano de Ação junto à equipe que deve participar ativamente deste processo de evolução do indicador e das melhores práticas em Terapia Nutricional.

Na comparação entre hospitais, os indicadores de qualidade podem dizer muito, caracterizando a instituição e fornecendo subsídios para avaliação da aplicação dos recursos públicos. Porém, deve-se sempre considerar as características de cada hospital, suas finalidades e as variáveis observadas na avaliação de cada uma de suas subáreas.

Outro desafio frente aos indicadores, está na medição e análise de indicadores de via oral.

Estabelecer indicadores, frente aos resultados positivos da Terapia Nutricional Oral, podem favorecer ainda mais seus resultados. Criar ferramentas para monitorar a aceitação e a eficácia dos suplementos nutricionais orais pode melhorar a qualidade da Terapia Nutricional Oral de pacientes hospitalizados.

Recomenda-se que o suplemento nutricional oral forneça pelo menos 400kcal com até 30% de calorias oriundas de fontes proteicas.

Deve-se monitorar o consumo, pois alguns pacientes podem interromper seu uso por intolerância, monotonia do tipo e/ou sabor do suplemento ou em decorrência das alterações de paladar causadas por alguns tratamentos e/ou doenças. Nessas situações as receitas moduladas e individualizadas podem estimular e melhorar a aceitação (exemplos: módulos de proteína em pó, maltodextrina, triglicerídeos de cadeia média, etc.), podendo aumentar a densidade calórica e proteica de refeições e bebidas, sem aumentar o volume.

No Brasil, uma comissão de experts em Terapia Nutricional da ILSI (*International Life Science Institute*) criou 12 indicadores, os quais foram validados por outros 40 especialistas:

Tabela 22.5. Seleção de 12 indicadores em Terapia Nutricional Oral

1. Frequência de rastreamento nutricional em pacientes hospitalizados.
2. Frequência de prescrição de suplementos nutricionais orais para desnutridos com dieta oral.
3. Frequência de prescrição de suplementos nutricionais orais para pacientes em risco nutricional com dieta oral.
4. Frequência de avaliação nutricional em pacientes hospitalizados.
5. Frequência de adesão ao suplemento nutricional oral (>60%).
6. Frequência de pacientes hospitalizados com ingestão oral insuficiente (<60%) e prescrição de suplemento nutricional oral.
7. Frequência de pacientes em Unidade de Terapia Intensiva com ingestão oral insuficiente e prescrição de suplemento nutricional oral.
8. Frequência de avaliação da ingestão oral em pacientes de Unidade de Terapia Intensiva.
9. Frequência de avaliação da ingestão oral em pacientes de Enfermaria.
10. Frequência de intolerância ao suplemento nutricional oral devido tempo insuficiente.
11. Frequência de intolerância ao sabor do suplemento nutricional oral.
12. Frequência de intolerância ao volume do suplemento nutricional oral.

ILSI (International Life Science Institute), 2018.

Na prática clínica, é fundamental que o nutricionista realize o acompanhamento da aceitação da dieta hospitalar, incluindo a Terapia Nutricional Oral. A **Figura 22.2.**

apresenta uma proposta de monitoramento da aceitação da dieta/suplemento nutricional oral bem como as estimativas nutricionais *versus* aporte nutricional recebido.

Estas estimativas são consideradas desde a avaliação nutricional no momento de admissão até a alta hospitalar do paciente. Com isso, os valores de indicadores de % de Meta calórica e proteica são calculados no sistema e ficam disponíveis no prontuário eletrônico do paciente. Estes indicadores devem ser compartilhados ao paciente e família e equipe multi com objetivo de integrar paciente e família no cuidado nutricional.

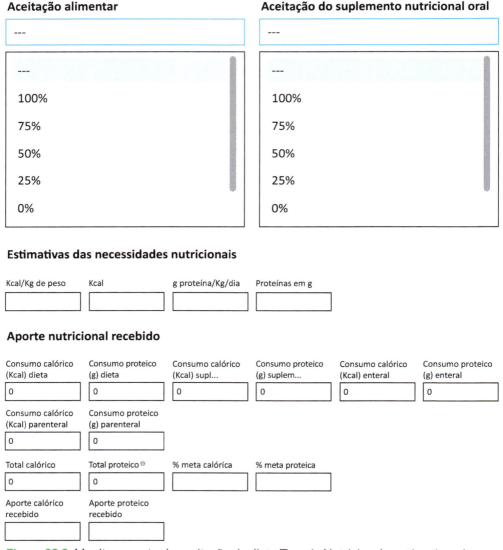

Figura 22.2. Monitoramento da aceitação da dieta/Terapia Nutricional e estimativas das necessidades nutricionais *versus* aporte nutricional recebido.

CONCLUSÃO

A utilização dos indicadores de qualidade em Terapia Nutricional e sua observação evolutiva têm aplicação importante na gestão da qualidade. Construir indicadores específicos e monitorar seus comportamentos têm importância vital na gestão da qualidade.

A equipe multidisciplinar deve desenvolver estratégias de acompanhamento na busca da melhoria contínua e melhores desfechos em Terapia Nutricional.

PONTOS-CHAVE

- Os indicadores servem como um norte ao processo de melhoria contínua.
- Na prática clínica, a construção de um banco de dados é fundamental para a coleta dos indicadores de qualidade em Terapia Nutricional.

REFERÊNCIAS BIBLIOGRÁFICAS

1. Silva ED, Simões CM. Risco e Segurança do paciente: reflexões para a sociedade avançar nesse debate. São Paulo: Polén Editorial. 1ª edição, 2016.
2. Viana RAPP, Whitaker IY. Enfermagem em Terapia Intensiva: práticas e vivências. Porto Alegre: Artmed, 2011.
3. Kern AE, Jerônimo RAS. Enfermagem em Terapia Nutricional. Gestão de Segurança: O Papel dos Indicadores de Qualidade. 1ª ed. São Paulo: Sarvier; 2009.
4. Sant´ Anna, LC. **Manual prático em Terapia Nutricional**. In: Magnoni D, Cukier C, Garita FS. Indicadores de Qualidade em Terapia Nutricional. Sarvier, 2010.
5. Waitzberg DL. Indicadores de qualidade em Terapia Nutricional: 10 anos de IQTN no Brasil: resultados, desafios e propostas. 3 edição. São Paulo: ILSI Brasil, 2018.
6. Verotti CCG. Contribuição para seleção de dez indicadores de qualidade em Terapia Nutricional. Dissertação (mestrado). Faculdade de Medicina da Universidade de São Paulo. São Paulo, 2012.
7. Fundação Nacional de Qualidade. Cadernos Rumo à Excelência: Resultados/Fundação Nacional da Qualidade. São Paulo: Fundação Nacional da Qualidade; 2008.
8. Verotti CCG, Waitzberg DL. Braspen recomenda: indicadores de qualidade em terapia nutricional. Braspen J. 2019; 34(1):33-8.
9. Oliveira AM, Silva FM. Dietoterapia nas doenças do adulto, Rio de Janeiro, 2021.
10. Cahill NE, Murch L, Cook D et al. Barriers to feeding crititically ill patients. A multicenter survey of critical care nurses. J Crit Care.2012; 27:727-34.
11. Prandini CM. **Terapia Nutricional: aspectos de qualidade e gerenciamento de riscos**. In: Matsuba CST, Sant´Anna LC, Magnoni D, Cukier C. A utilização de Indicadores de Qualidade em Terapia Nutricional. Série Hospital do Coração, Atheneu, 2015.
12. Gonçalves TJM, Horie LM, Gonçalves SEAB et al. Diretriz BRASPEN de Terapia Nutricional no Envelhecimento. BRASPEN J.2019; 34 (3):2-58.

23

PLANEJAMENTO EDUCACIONAL PARA ALTA DO PACIENTE COM TERAPIA NUTRICIONAL – PROCESSOS DE QUALIDADE EM ORIENTAÇÕES A FAMÍLIA E PACIENTES

Daiane Santos de Oliveira
Viviane Fernanda Angelini Duarte

INTRODUÇÃO

O momento da alta hospitalar pode ser de muita ansiedade para o paciente e a família, isso talvez possa dificultar a compreensão das orientações. Desse modo, a orientação nutricional não precisa ser restrita a esse momento, mas sim realizada durante todo o período de internação. É um processo que deve iniciar a partir do primeiro dia do paciente no hospital e a equipe deve reconhecer se há alguma barreira no aprendizado e determinar qual melhor método de ensino e com isso avaliar o entendimento da orientação realizada. Para obter um bom desempenho no processo de alta hospitalar é necessário definir as recomendações, as responsabilidades de cada membro da equipe e acompanhar a adesão e etapas desse processo.

Segundo o Ministério da Saúde (2006), a educação em saúde é um processo educativo de construção de conhecimentos, é um conjunto de práticas que contribui para aumentar a autonomia, das pessoas no seu cuidado e no debate com os profissionais, a fim de alcançar uma atenção de saúde segundo as necessidades individuais.

A Nutrição Enteral poderá ser indicada no âmbito hospitalar e ter sua continuidade em domicílio devido à dependência funcional da maioria dos pacientes, é primordial a necessidade de um cuidador para auxiliar nos cuidados relacionados a administração, monitoramento entre outras demandas que esses pacientes apresentam.

PLANEJAMENTO EDUCACIONAL

A **Terapia Nutricional Domiciliar** torna-se então uma possibilidade de cuidado de saúde de forma contínua, que apresenta como vantagens a manutenção da recuperação do estado nutricional, além de ofertar comodidade, redução de custos assistenciais devido à desospitalização e humanização do cuidado, assim, o processo de educação em saúde é de suma importância para melhor orientar pacientes e familiares envolvidos no cuidado.

Apesar dos benefícios, complicações podem ocorrer se não houver uma orientação adequada. Estas desordens são comumente classificadas de acordo com sua natureza, disponíveis no quadro abaixo:

Quadro 23.1. Classificação das complicações do uso de terapia nutricional enteral

Classificação	Complexidade da complicação
Mecânica	Deslocamento, retirada acidental ou obstrução de sonda nasoenteral, ou ostomia; fístulas; erosões nasais; sinusite aguda; rouquidão, dentre outros.
Metabólicas e Gastrointestinais	Sub ou superestimação das necessidades nutricionais e/ou infusão da dieta; disglicemia; desidratação; desequilíbrios eletrolíticos; sintomas gastrointestinais (êmese, náusea, diarreia, constipação); pneumonia aspirativa; e infecções devido a contaminação da NE, dentre outras.
Psicológicas	Depressão e ansiedade causadas devido ao desconforto do uso de uma via alternativa de alimentação, mudança na rotina alimentar, além da percepção de autoimagem prejudicada.

Neste contexto, para o favorecimento da continuidade de uma assistência nutricional adequada e segura em domicílio, é essencial a capacitação dos cuidadores, que podem ser desde leigos à profissionais da área de saúde. Considerando este aspecto, os profissionais da equipe multidisciplinar devem buscar por novas estratégias de ensino e atualizações constantes, para fins de fortalecer as orientações educativas, por meio de diálogo e mediação entre o conhecimento e a prática.

A literatura mostra que quando o cuidador participa ativamente dos cuidados durante a internação hospitalar, e é oportunamente treinado pela equipe multiprofissional, está associado a um menor risco de complicações pós-alta hospitalar. Por isso, a capacitação destes cuidadores deve ser trilhada durante todo o período de internação e se possível continuar no domicílio, com informações claras, objetivas e adequadas à escolaridade de cada indivíduo.

No entanto, na prática, é comum experienciar que a maior parte das orientações relacionadas a terapia nutricional enteral é disponibilizada ao cuidador e paciente em um momento pontual, próximo à alta hospitalar, dificultando a compreensão e assimilação de conteúdo, além da maioria das vezes este método de transmissão de informação ser vertical.

Para a maioria dos cuidadores e pacientes, as orientações de educação nutricional de terapia enteral são complexas, torna-se evidente a necessidade de implementar um modelo de ensino horizontal para orientações, bem como, é de extrema importância o uso de ferramentas como manuais e cartilhas de orientações, e estratégias de simulação de práticas de manejo durante o processo de internação, para formar cuidadores empenhados e preparados para o processo autônomo de cuidado.

Os manuais e cartilhas contribuem para o processo de ensino-aprendizagem, pois ele sistematiza os conhecimentos obtidos, sendo apresentado de forma didática para a consulta quando necessário. Bem como, as simulações de práticas de manejo colaboram para melhor absorção de conhecimentos, uma vez que se obtém maior aproveitamento ao se realizar o processo na prática.

No Hospital do Coração o planejamento educacional é realizado em quatro momentos ou mais se necessário e a previsibilidade de alta é acompanhada diariamente pela Equipe Multidisciplinar de Terapia Nutricional (EMTN) conforme descrição abaixo:

- **Primeiro momento:** após a indicação da TNE ou NPT, o enfermeiro e a nutricionista da EMTN realizam as orientações sobre o início da terapia nutricional, com foco na indicação, posicionamento da cabeceira, fixação da sonda, curativos, cateter e possíveis intercorrências, além de acolher o paciente e família esclarecendo suas dúvidas.

- **Segundo momento:** após a previsibilidade da alta, a equipe de EMTN realiza a entrega da cartilha de orientações que deverá ser lida previamente pelos pacientes e/ou acompanhantes. Neste material consta informações sobre definição, indicação, materiais e equipamentos necessários, organização do ambiente, preparação e administração da dieta enteral e medicamentos, prevenção de complicações, prescrição dietética, volume prescrito da dieta e sugestões de horários. A nutricionista entrega um impresso contendo locais para aquisição da dieta enteral e disponibiliza três opções similares a da prescrição dietética. A assistente social é acionada quando o paciente/ou família desejam solicitar a dieta enteral via SUS para realizar as orientações acerca do formulário e preenchimento pela equipe.

- **Terceiro momento:** demonstração prática dos procedimentos pelo enfermeiro da EMTN, após a leitura da cartilha que contemplam:
  - o Cuidados gerais com o dispositivo de alimentação enteral;
  - o Técnica do gotejamento da dieta enteral;

- o Técnica de irrigação dos dispositivos;
- o Técnica de troca da fixação da sonda enteral ou de curativos da gastrostomia/jejunostomia;
- o Preparo e administração dos medicamentos pelas respectivas vias;
- o Condutas em caso de intercorrências.

- **Quarto momento:** Reforço das orientações, importância do acompanhamento nutricional domiciliar e confirmação da compreensão das informações para a alta hospitalar através da estratégia *teach-back*, que consiste em solicitar que o paciente/familiar/cuidador replique o que entendeu, isso confirma se houve entendimento correto das orientações realizadas. As orientações são registradas no prontuário do paciente.

Modelo de Cartilha de orientações ao paciente em terapia nutricional domiciliar com o passo a passo – Hospital do Coração 2024 adaptado:

Sonda Nasoenteral

O que é nutrição enteral?

É uma forma de alimentação caracterizada pela administração de uma dieta com consistência líquida por meio de uma sonda que será introduzida diretamente no estômago ou intestino segundo as recomendações médicas.

Para que serve?

- o Auxilia na recuperação do paciente que não consegue se alimentar pela boca.
- o Evita e corrige a desnutrição.
- o Fornece os mesmos nutrientes que são obtidos por meio da alimentação normal, como proteínas, carboidratos, gorduras, fibras, vitaminas e minerais.

Quem se beneficia dessa nutrição?

Pacientes nas seguintes condições:

- o Com redução de apetite e grande perda de peso.
- o Com dificuldade para se alimentar pela boca e com risco de engasgos.
- o Com doença do aparelho digestivo que impedem a alimentação pela boca.
- o Em estado de coma.

Quais são os materiais utilizados para alimentar esses pacientes?

- **Dieta enteral**

É uma dieta equilibrada e completa em nutrientes. Sua recomendação será segundo a indicação, faixa etária e a própria necessidade nutricional.

Encontra-se disponível em 2 apresentações:

Pó: deve ser diluída em água.

Líquida: pronta para o uso, podendo ser transferida para um frasco plástico e administrada mediante gotejamento (sistema aberto) ou acoplada a uma bomba de infusão (sistema fechado).

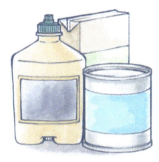

Figura 23.1. Tipos de dieta enteral.

- **Equipo**

É um tubo flexível que liga a sonda ao frasco da dieta enteral, permitindo a transferência da dieta. Na extensão do equipo há um rolete de plástico que controla o gotejamento (número de gotas) da dieta. Ao utilizar bomba de infusão é importante ressaltar que cada equipamento utiliza um equipo próprio, geralmente, não compatível com outras bombas.

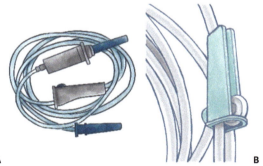

Figura 23.2. A. Equipo sensor de oximetria. B. Equipo de nutrição enteral.

- **Frasco**

É uma embalagem plástica com capacidade de 100mL, 300mL ou 500mL para o envaze da dieta enteral ou água.

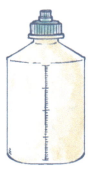

Figura 23.3. Frasco, embalagem para o envaze de dieta enteral ou água.

- **Bomba de infusão** (quando recomendado pelo médico)

Equipamento que controla o volume de dieta enteral a ser administrado no paciente.

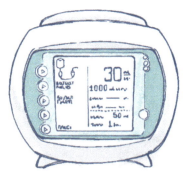

Figura 23.4. Bomba de infusão.

- **Sonda nasoenteral**

É um tubo fino e flexível, inserido pelo nariz ou boca, que permite a administração da dieta direto para o estômago ou intestino.

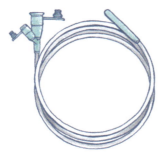

Figura 23.5. Sonda nasoenteral

Como devo realizar a fixação da sonda nasoenteral?

- o É muito importante manter o fixador da sonda para evitar sua saída acidental e risco de uma nova repassagem.
- o Higienizar a pele onde está o fixador com lencinho umedecido.
- o Ter atenção redobrada durante a troca do fixador para evitar saída acidental da sonda. Se possível realizar a troca com auxílio de outra pessoa.
- o Observar se há sinais de feridas na narina.
- o Trocar a fixação a cada 3 dias (ou conforme a recomendação do fabricante) ou sempre que estiver descolando ou com sujidade.

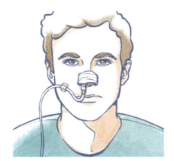

Figura 23.6. Sonda nasoenteral.

A sonda nasoenteral impede a alimentação por boca?

Não, é possível receber a dieta por sonda e pela boca também. Mas é importante ter autorização da fonoaudióloga e do médico para que o paciente não corra o risco de uma broncoaspiração.

Como fazer o controle de posicionamento da sonda nasoenteral?

- Observar a demarcação numérica na extensão da sonda que esteja mais próximo da fossa nasal. Essa posição deve ser mantida o tempo todo para garantir que não houve deslocamento da sonda.
- A demarcação atual é _____ cm.
- Se houver mudança no posicionamento comunicar o médico antes de utilizar a sonda.

O que fazer se a sonda estiver com resistência ou parecer entupida?

- Realizar tentativas de lavagem com água e seringa.
- Se não conseguir desobstruir a sonda, entre em contato com o médico ou compareça ao pronto-socorro.

O que fazer se a sonda sair totalmente?

- Entre em contato com o médico ou compareça ao pronto-socorro.
- **Passo a passo da administração da dieta enteral**

1. Organize o ambiente

É importante que o local se encontre limpo, organizado, arejado e iluminado. O preparo do ambiente é um dos fatores que auxiliam no fornecimento da dieta enteral e na aceitação da terapia.

Recomenda-se:

- Se o paciente for receber a dieta deitado no leito, deve-se manter sempre a cabeceira da cama elevada (no mínimo a 30°), deixando o tórax mais elevado do que o abdome. Para facilitar o posicionamento, utilize travesseiros.
- Usar suporte de soro ou outro acessório para pendurar o frasco durante o gotejamento da dieta e evite mudar sua posição.
- O frasco de dieta enteral deverá ser posicionado a uma altura de 60 cm a 1 metro acima da cabeça do paciente.

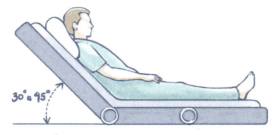

Figura 23.7. Posicionamento do paciente.

2. Prepare a dieta enteral

É necessário seguir algumas recomendações para não ocorrer contaminação, que pode ser causada pela higienização incorreta de equipamentos e utensílios e pela própria pessoa que prepara a dieta.

Siga passo a passo:

1. Retirar adornos (anéis e relógio).
2. Lavar bem as mãos com água e sabão.
3. Limpar o local do preparo, utensílios e equipamentos com álcool.
4. Agitar o frasco.
5. Instalar a dieta.
6. Infundir a dieta somente em temperatura ambiente (se estiver na geladeira, retire cerca de 60 minutos antes da administração).

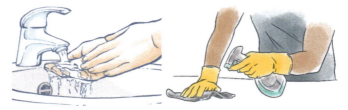

Figura 23.8. Preparo da dieta enteral.

Para utilização de uma dieta em pó, siga as recomendações abaixo:

1. Separar os utensílios necessários (colher e copo graduado).
2. Diluir o pó em água filtrada, em temperatura ambiente.
3. Misturar a dieta até ficar totalmente dissolvida.

No caso da utilização de uma dieta líquida pronta para uso (sistema aberto), transferir a dieta do frasco original para o frasco de plástico.

Se utilizar uma dieta líquida pronta para uso (sistema fechado), conectar ao equipo e administrar segundo as recomendações do fabricante.

Após o preparo, as dietas na apresentação em pó e líquida pronta para uso (sistema aberto) devem ser mantidas sob refrigeração, entre 12 e 24 horas, conforme recomendação do fabricante.

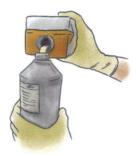

Figura 23.9. Preparo da dieta.

3. Administre a dieta enteral

Há três formas de administrar a dieta enteral: em *bolus*, a forma contínua (em 24 horas) e a forma intermitente (infusão a cada três ou quatro horas).

A infusão deve ocorrer da seguinte maneira:

1. Lavar bem as mãos com água e sabão.
2. Verificar numeração da sonda nasoenteral (não administrar a dieta se houver sinais de deslocamento da sonda).
3. Retirar a tampa do equipo e conectar ao frasco da dieta, fazendo com que a dieta percorra todo o equipo para retirar o ar.
4. Conectar a outra ponta do equipo à parte principal da sonda.
5. Controlar o gotejamento da dieta com auxílio do rolete do equipo segundo a orientação da EMTN.

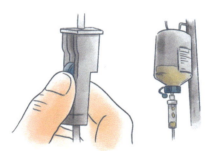

Figura 23.10. Equipo.

Em algumas situações, a administração da dieta enteral pode ocorrer por meio de bomba de infusão. Nesse caso, verificar se a bomba está ligada à tomada elétrica e se todos os dispositivos de alarme estão funcionando.

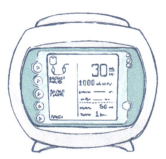

Figura 23.11. Uso da bomba de infusão.

A infusão em *bolus* é realizada com uma seringa conectada a sonda, de forma lenta, conforme a orientação dada pela equipe.

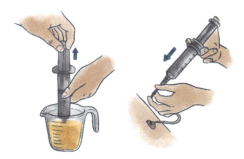

Figura 23.12. Infusão em bolus.

4. Lave a sonda

A lavagem da sonda é muito importante para evitar entupimentos.

Lembre-se sempre de:

- Utilizar a via lateral da sonda para lavagem.
- Lavar a sonda a cada 6 horas com 20mL de água filtrada (caso esteja utilizando bomba de infusão).
- Lavar a sonda com 20mL de água antes e após a administração de cada frasco de dieta (se não estiver utilizando bomba de infusão).
- Lavar a sonda com 20mL de água antes e após a administração de cada medicamento.

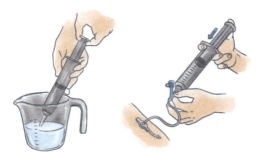

Figura 23.13. Passo a passo para lavar a sonda.

Medicamentos pela sonda

Para maior sucesso na administração dos medicamentos, recomenda-se:

- Triturar o medicamento utilizando o macerador, até que se transforme em um pó fino.
- Diluir a medicação triturada com água. Aspirar essa solução com a seringa.
- Preparar cada medicamento separadamente.
- Injetar cada medicamento diluído com auxílio de uma seringa, não esquecendo de lavar a sonda entre um medicamento e outro com 10mL de água.
- Os comprimidos devem ser diluídos em 20mL de água.
- Os xaropes e gotas devem ser diluídos em 20mL de água.
- As medicações que já são comercializadas em forma de pó devem ser diluídas em 100mL de água.

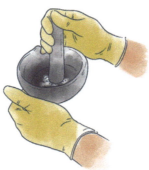

Figura 23.14. Triturando medicamentos para injetar na seringa.

Atenção!

Consulte seu médico antes de administrar cápsulas ou drágeas pela sonda devido ao risco de entupimento. Recomenda-se preferencialmente o uso de medicamentos na forma líquida.

Validade dos materiais

- O frasco plástico é descartável e deve ser utilizado somente 1 vez (uso único).
- Os equipos de dieta enteral devem ser trocados a cada 24 horas. Para reaproveitá-los deve-se preencher um frasco plástico com cerca de 150mL de água e deixar toda a água percorrer o equipo para remoção dos resíduos. O equipo deve ser armazenado em recipiente exclusivo para esse fim até a próxima dose da dieta.
- As seringas devem ser trocadas a cada 24 horas.

Materiais necessários para Terapia Nutricional Enteral por sonda nasoenteral

Administração da dieta enteral

Materiais necessários:
- Frasco de plástico para dieta de 300mL (uso único, trocar a cada dose de dieta).
- Equipo azul para dieta enteral (trocar a cada 24 horas).

Lavagem da sonda

Materiais necessários:
- Seringa dosadora de 20mL (trocar a cada 24 horas).

Preparo e diluição de medicamentos:

Materiais necessários:
- Seringa dosadora de 20mL (trocar a cada 24 horas).
- Macerador de porcelana/Pilão de porcelana (se houver medicamentos na apresentação de comprimidos) – validade segundo o fabricante.

Fixação para sonda nasoenteral

Materiais necessários
- Fixador nasal – troca a cada 72 horas ou de acordo com o fabricante.

Gastrostomia/jejunostomia

É um tubo flexível, geralmente de silicone, inserido diretamente no estômago pelo médico.

- **Tipos de gastrostomia**

Existem três tipos de gastrostomia:
- **Gastrostomia de 1º tempo e de 2º tempo.**

São sondas longas, possuem um anel externo para retenção e podem possuir 2 ou três vias. É isso que diferencia uma sonda de 1º tempo da sonda de 2º tempo.

Uma sonda de 1º tempo é geralmente a sonda escolhida quando a criança nunca utilizou gastrostomia e vai colocá-la pela primeira vez. Ela possui duas vias, uma para dieta e outra para medicação e lavagem, e na sua ponta existe um disco de silicone que segura a sonda dentro do estômago.

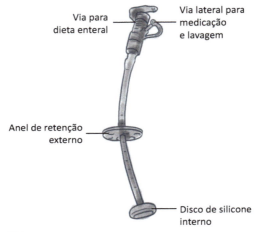

Figura 23.15. Sonda de 1º tempo.

Uma sonda de 2º tempo é geralmente colocada quando a sonda de 1º tempo já está em uso há muito tempo ou tem algum problema, como uma obstrução, e precisa ser trocada. Ela possui três vias, uma para dieta, uma para medicação e lavagem e uma via diferente, geralmente com a conexão colorida. Essa via é a do balão da gastrostomia, que fica na ponta da sonda e a mantém presa no estômago.

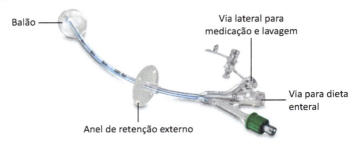

Figura 23.16. Sonda de 2º tempo.

Gastrostomia de baixo perfil

Essa gastrostomia é também chamada de *botton,* ou botão, e ele tem algumas diferenças importantes comparado às outras sondas:

- Sempre converse com o médico para saber se o paciente tem indicação para usar esse tipo de gastrostomia.
- É uma sonda de 2º tempo, ou seja, se o paciente nunca teve uma gastrostomia, o *botton* **não é** indicado.
- O *botton* vem com duas extensões destacáveis que – em casa – podem ser desconectadas após a dieta.
- A troca do *botton* pode ser mais frequente que a da gastrostomia comum. Isso acontece porque o *botton* possui duas medidas: o calibre e o comprimento. O calibre é o diâmetro da sonda, medido em french. As gastrostomia podem ter de 14 a 24 french. Isso é comum a todas as gastrostomia.

A segunda medida, que só o *botton* tem, é o comprimento do eixo da sonda. Esse eixo depende do tamanho do abdômen e pode variar conforme o paciente ganha ou perde peso.

Por isso a troca da sonda acontece com mais frequência: se o paciente ganha peso, a sonda pode ficar pequena e machucar a pele; se o paciente perde peso a sonda pode ficar folgada, levando a vazamentos.

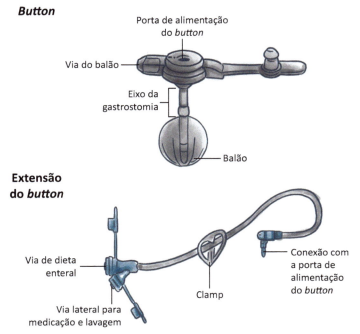

Figura 23.17. Button

A gastrostomia impede a alimentação por boca?

Não, é possível receber a dieta por gastrostomia e pela boca também. Mas é importante ter autorização da fonoaudióloga e do médico para que o paciente não corra o risco de uma broncoaspiração.

A gastrostomia é um procedimento definitivo?

Não, se o paciente voltar a se alimentar por boca de forma segura e na quantidade suficiente para atingir as recomendações da nutricionista, ela poderá ser retirada. O médico definirá qual o melhor momento para isso.

Quando devo realizar a troca da sonda de gastrostomia?

As sondas de gastrostomia possuem um tempo de duração variável, pois a sua durabilidade depende muito do cuidado prestado ao dispositivo. Em caso de dúvida converse com a equipe assistencial.

Em média, as gastrostomias devem ser trocadas conforme a **Tabela 23.1.**, abaixo:

Modelo da sonda	Tempo médio para troca
Sonda de gastrostomia de 1° tempo	10 a 12 meses
Sonda de gastrostomia de 2 ° tempo	6 a 8 meses
Sonda de baixo perfil (*Button*)	12 meses

Em quanto tempo devo trocar a extensão da sonda de baixo perfil (button)?

Embora o fabricante não mencione o tempo exato de troca da extensão, é recomendada a sua troca regular (a cada 10 dias) ou quando ela apresentar sinais de deterioração (enrijecida, escurecida ou com conectores quebrados).

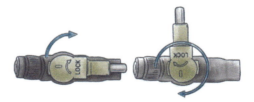

Figura 23.18. Button

Curativo do estoma da gastrostomia

Estoma é o nome da abertura que foi feita na pele para a colocação da sonda no estômago. O estoma precisa ser higienizado e o curativo realizado diariamente para evitar complicações, como as infecções. O curativo deve ser feito preferencialmente após o banho, sendo que durante o banho o estoma pode ser protegido da entrada excessiva de água com filme transparente.

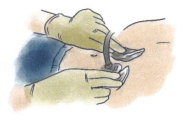

Figura 23.19. Estoma.

Como fazer o curativo do estoma?

- o Lavar as mãos.
- o Umedecer uma gaze com soro fisiológico e limpar com delicadeza embaixo do anel de retenção externo da gastrostomia, no local onde a sonda entra na pele.
- o Secar a pele com gaze estéril.
- o Colocar uma gaze (ou outro curativo indicado no momento da alta) embaixo do anel de retenção externo de cada lado do estoma para proteger a pele. Não cortar a gaze!
- o Trocar uma vez ao dia ou sempre que o curativo estiver sujo, ou úmido.

O que fazer se a sonda sair do estoma?

Se o paciente ou outra pessoa puxar a sonda de gastrostomia, ela poderá sair do lugar. Se isso acontecer, coloque a sonda de volta no local (se possível), faça um curativo com gaze e fita hipoalergênica e procure atendimento médico com urgência. A saída da sonda também poderá ocorrer se o balão estiver rompido. Se isso acontecer, procure atendimento médico com urgência.

O que fazer se houver saída de secreção pelo estoma?

Observar a presença de saída de secreção pelo estoma. A saída de secreção amarelo-claro em pequena quantidade é normal, porém se a quantidade for grande pode indicar problemas na sonda ou até uma infecção. Procure atendimento médico.

E se o estoma estiver com a pele ao redor irritada e vermelha?

Se o estoma estiver avermelhado, doloroso, endurecido ao toque ou saindo pus, procure atendimento médico com urgência. Pode ser uma infecção no estoma da gastrostomia.

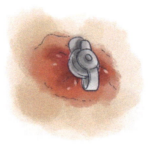

Figura 23.20. Posicionamento do estoma.

Surgiu um tecido avermelhado ao redor da sonda. É grave?

Não, esse tecido é chamado de granuloma. Geralmente ele aparece quando existe muita umidade no estoma ou muito atrito do estoma com a sonda. O maior problema do granuloma é que ele é muito sensível e pode sangrar. Se ele aparecer procure realizar a troca do curativo com mais frequência e evitar movimentação excessiva da sonda. Se não houver melhora, procure um médico.

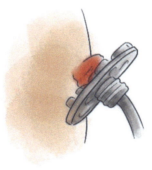

Figura 23.21. Granuloma.

Lista de materiais necessários para Terapia Nutricional Enteral por sonda de gastrostomia

Administração da dieta enteral

Materiais necessários:
- Frasco de plástico para dieta de 300mL (uso único, trocar a cada dose de dieta).
- Equipo azul para dieta enteral (trocar a cada 24 horas).

Lavagem da sonda

Materiais necessários:

- Seringa dosadora de 20mL (trocar a cada 24 horas).

Preparo e diluição de medicamentos:

Materiais necessários:

- Seringa dosadora de 20mL (trocar a cada 24 horas).
- Macerador de porcelana/pilão de porcelana (se houver medicamentos na apresentação de comprimidos) – validade segundo o fabricante.

Curativo peri-sonda de gastrostomia:

Materiais necessários

- Pacote de gaze estéril (1 envelope por troca de curativo).
- Luvas (1 par por troca de curativo).
- Soro fisiológico a 0,9% (cerca de 20 a 50mL por troca de curativo).
- Opcional: curativo Excilon 5x5cm, embalagem com 2 unidades (1 unidade por troca de curativo).

Minha Dieta/ fórmula prescrita é:

_____

_____

_____

_____

Volume a ser administrado: _____mL _____ _____vezes ao dia.

Cada frasco deve ser administrado em: _____

Sugestão de horários: _____

Gotejamento da dieta: _____ gotas/ minuto

Se estiver utilizando bomba de infusão:

Velocidade de administração: _____ mL/ _____

Minha sonda é uma:

( ) Sonda nasoenteral   ( ) Gastrostomia   ( ) outras _____

Marca/Modelo: _____

Calibre: _____

Data em que foi colocada: _____/ _____/ _____

Data sugerida para substituição da sonda: _____ /_____

(mês)   (ano)

Tabela de gotejamento – Nutrição enteral

Em 1 hora

Volume	Gotas/minuto	Em 30 segundos seriam.	Em 10 segundos seriam.
350mL	116	58 gotas	19 gotas
300mL	100	50 gotas	16 gotas
280mL	93	46 gotas	15 gotas
260mL	86	43 gotas	14 gotas
250mL	83	41 gotas	14 gotas
240mL	80	40 gotas	13 gotas
200mL	66	33 gotas	11 gotas
180mL	60	30 gotas	10 gotas
150mL	50	25 gotas	8 gotas
130mL	44	22 gotas	7 gotas
120mL	43	21 gotas	6 gotas
100mL	33	16 gotas	5 gotas
80mL	26	13 gotas	4 gotas
50mL	16	8 gotas	2 gotas
30mLl	10	5 gotas	1 gota

Fórmulas para o cálculo de gotejamento

1mL = 20 gotas

Cálculo de gotas em horas

$$\text{Gotas/minuto} = \frac{\text{volume}}{\text{tempo (horas)} \times 3}$$

Cálculo de gotas em minutos

$$\text{Gotas/minuto} = \frac{\text{volume} \times 20}{\text{tempo (minutos)}}$$

Tabela de gotejamento – Nutrição enteral

Em 30 minutos

Volume	Gotas/minuto	Em 30 segundos seriam.	Em 10 segundos seriam.
350mL	232	116 gotas	38 gotas
300mL	200	100 gotas	33 gotas
280mL	186	93 gotas	31 gotas
250mL	166	83 gotas	27 gotas

Tabela de gotejamento – Nutrição enteral

Em 2 horas

Volume	Gotas/minuto	Em 30 segundos seriam.	Em 10 segundos seriam.
350mL	58	29 gotas	10 gotas
300mL	50	25 gotas	9 gotas
280mL	46	23 gotas	8 gotas
250mL	41	20 gotas	7 gotas

23 · Planejamento Educacional para Alta do Paciente com Terapia Nutricional

Tabela de gotejamento - Nutrição enteral			
200mL	132	66 gotas	22 gotas
180mL	120	60 gotas	20 gotas
150mL	100	50 gotas	16 gotas
130mL	87	43 gotas	14 gotas
100mL	66	33 gotas	11 gotas
80mL	52	26 gotas	8 gotas
50mL	32	16 gotas	5 gotas

Tabela de gotejamento - Nutrição enteral			
200mL	33	16 gotas	6 gotas
180mL	30	15 gotas	5 gotas
150mL	25	12 gotas	4 gotas
130mL	22	11 gotas	4 gotas
100mL	16	8 gotas	3 gotas
80mL	13	6 gotas	2 gotas
50mL	8	4 gotas	1 gota

O planejamento educacional deve iniciar logo na admissão hospitalar permite uma intervenção precoce para fornecer informações essenciais sobre o tratamento, procedimentos médicos e cuidados necessários. Isso ajuda a garantir que o paciente e seus familiares estejam bem informados desde o início e eles se sentem mais capacitados para participar ativamente no controle da sua própria saúde. Educar o paciente e família sobre sua condição clínica, procedimentos e expectativas durante a internação pode reduzir a ansiedade e melhorar a adesão ao plano de cuidados.

A compreensão clara das orientações e dos cuidados pós-alta pode ajudar a reduzir erros de medicação, complicações e readmissões hospitalares desnecessárias. Portanto, iniciar o planejamento educacional do paciente na admissão hospitalar é fundamental para garantir uma experiência de cuidado abrangente, segura e centrada no paciente.

Planejamento Educacional

Barreiras do Aprendizado/Comunicação

☐ Não apresenta barreira de 'Aprendizado/Comunicação'

Barreira Visual

☐ Uso de óculos ☐ Lentes de contato

Diminuição da Visão	Amaurose (cegueira)	Prótese

☐ Outros

Especifique

Barreira Auditiva

☐ Aparelho auditivo

Diminuição da Audição	Acusia (surdez)

Barreira na Fala

☐ Afásico ☐ Disfásico

☐ Outros

Especifique

Outras Barreira

☐ Religiosa

Especifique

☐ Psicomotora

Especifique

☐ Emocional

Especifique

☐ Outros

Especifique

Objetivo Educacional

- [ ] Atividade Física
- [ ] Dieta
- [ ] Equipamanto(s)
- [ ] Protocolos
- [ ] Recursos na comunidade
- [ ] Outros

- [ ] Conhecimento do Diagnóstico
- [ ] Entendimento dos sinais e sintomas
- [ ] Medicamentos
- [ ] Procedimento/tratamento/cuidados
- [ ] Terapia Nutricional

Especifique

Assuntos abordados

Orientação e Reforço

Cliente

- [ ] Paciente
- [ ] Filho(a)
- [ ] Outros

- [ ] Pai
- [ ] Cuidador

- [ ] Mãe
- [ ] Cônjuge

Especifique

Método de Ensino

- [ ] Demonstração
- [ ] Outros

- [ ] Áudio Visual

- [ ] Verbal

- [ ] Folhetos

Especifique

Indicação de Entretenimento

- [ ] Verbaliza
- [ ] Reforço
- [ ] Recusa

- [ ] Capaz de demonstrar
- [ ] Verbaliza não entendendo
- [ ] Retorno com próprias oalavras

Figura 23.22. Modelo de planejamento educacional utilizado no Hospital do Coração (adaptado, 2024).

CONCLUSÃO

O planejamento educacional do paciente/familiar/cuidadores deve ser iniciado desde a admissão, sendo a equipe multidisciplinar de cuidado intra-hospitalar a responsável por contribuir com o ensino de todo o processo de cuidado do paciente. Assim, esta deve estar preparada e atualizada para desempenhar o processo de educação em saúde, reconhecendo as responsabilidades de cada membro da equipe e realizando as recomendações necessárias, que contribuam para o cuidado centralizado ao paciente.

A necessidade de um cuidador para auxiliar nos cuidados é primordial, ele participa ativamente dos cuidados durante a internação hospitalar e dará continuidade após a alta. Por isso, um modelo de ensino horizontal é necessário, e para isto, o uso de ferramentas como manuais, cartilhas e estratégias de simulação de práticas de manejo, são métodos efetivos que qualificam o processo de ensino-aprendizagem.

PONTOS-CHAVE

- Quando o cuidador participa ativamente dos cuidados durante a internação e é treinado pela equipe multiprofissional, está associado a um menor risco de complicações pós-alta hospitalar.
- Os manuais e cartinhas contribuem para o processo de ensino-aprendizagem.

REFERÊNCIAS BIBLIOGRÁFICAS

1. Piovacari, S.M. F; Toledo, D, O; Figueiredo, E.J.A. Equipe multiprofissional de terapia nutricional - EMTN em prática. Rio de Janeiro, 2017
2. Matsuba, C.S.T. et al. Diretriz BRASPEN de Enfermagem em Terapia Nutricional Oral, Enteral e Parenteral. Sociedade Brasileira de Nutrição Parenteral e Enteral. V. 36, N.3 2021.
3. Brasil. Ministério da Saúde (MS). Secretaria de Gestão do Trabalho e da Educação na Saúde. Departamento de Gestão e da Regulação do Trabalho em Saúde. Câmara de Regulação do Trabalho em Saúde. Brasília: MS, 2006.
4. Afonso MG, Silva EG, Degiovanni PVC, Dressler CVG, Almeida JR, Miranda FBG. Construção e validação de cartilha educativa multiprofissional para cuidadores de pacientes em terapia nutricional enteral domiciliar. Texto Contexto Enferm [Internet]. 2021 [acesso 2023 Set 23]; 30:e20200158. Disponível em: https://doi.org/10.1590/1980-265X-TCE-2020-0158.
5. Boto EG, Silva ASR, Mascarenhas LB, Ferreira FV, et al. Manual de Terapia Nutricional Enteral de Alta Hospitalar - Elaboração e Validação de um Instrumento. Rev Contexto & Saúde vol. 19, n. 36, jan./jun. 2019 [Internet]. [acesso 2023 Set 24]. Disponível em: http://dx.doi.org/10.21527/2176-7114.2019.36.33-38)

24

EQUIPAMENTOS PARA TERAPIA NUTRICIONAL DOMICILIAR

Ricardo T. Prete

Para garantir o sucesso da TNE domiciliar, alguns materiais são essenciais na sua administração.

Elencamos aqui os itens que consideramos fundamentais:

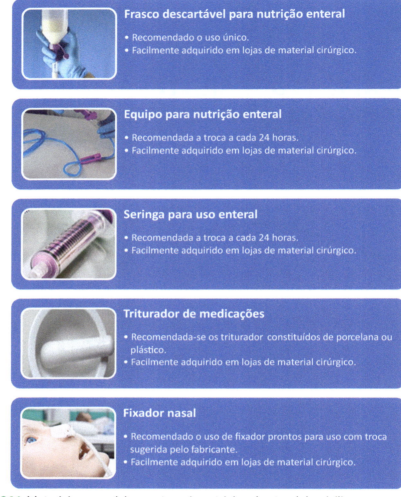

Figura 24.1. Materiais essenciais para terapia nutricional enteral domiciliar.

Fonte das imagens: istockphoto.com.

Outros materiais que devem ser considerados segundo a necessidade do paciente são:

- Bomba de infusão.
- Suporte para o frasco (geralmente um suporte de soro).
- Material de curativo para gastrostomia/jejunostomia (geralmente gaze, soro fisiológico).
- Gaze impregnada com poliexanida (phmb).
- Entre outros.

25

CONTRIBUIÇÕES DA PSICOLOGIA PARA PACIENTES COM DISPOSITIVOS ALIMENTARES

Vitoria da Silva Marinho

"Não temos corpos, somos corpos, somos o nosso corpo".
Stanley Keleman, 1996

INTRODUÇÃO

O adoecer e a hospitalização não são parte dos projetos existenciais da maior parte das pessoas. Este é o primeiro dado importante para refletir sobre as repercussões emocionais envolvidas no adoecer e nas propostas de tratamentos, incluindo aquelas que dizem respeito ao campo nutricional.

Este, no entanto, é um tema que envolve reflexões do ponto de vista clínico, psicológico, social e ético, considerando as repercussões deste tipo de terapia quando introduzidas ao plano de cuidado do paciente.

Ao abordar acerca das repercussões emocionais do uso de dispositivos alimentares e do papel do psicólogo hospitalar neste contexto, se faz importante evidenciar as vivências pelas quais passam os pacientes submetidos a terapias nutricionais artificiais, a fim de favorecer reflexões sobre possíveis estratégias de cuidado e manejos que possibilitem a oferta de um cuidado alinhado à autonomia do paciente, e que favoreça sua melhor qualidade de vida.

AS FACES DO NUTRIR AO LONGO DA VIDA

A relação estabelecida entre o ser humano e a alimentação se inicia ainda nos primórdios da vida e se modifica ao longo do tempo. Desde o útero, o Homem é nutrido por meio do cordão umbilical que estabelece a conexão com a mãe, aspecto esse que é carregado de afetos e sentimentos ainda antes do nascimento.

O nutrir da criança não é representado apenas pela substância do leite materno, mas se relaciona às conexões primárias entre mãe e bebê. É a partir da amamentação que a criança se torna capaz de estabelecer sua relação com o alimento e com o mundo, sendo este um momento permeado de sentimentos e sensações.

A alimentação é um fator protagonista na construção do elo mãe-bebê, já que além de suprir suas necessidades nutricionais, traz consigo outros elementos que vão influenciar a relação que a criança começa a estabelecer consigo e com o mundo externo mais tardiamente.

Essa relação inicial com o alimento, uma vez aprendida, será levada por toda a vida do sujeito, sendo, no entanto, a todo tempo transformada a partir das influências ambientais e culturais do seu meio.

Muitas abordagens da psicologia nos apresentam sobre as transmissões da alimentação, como no ato de amamentar, ou mais tardiamente na troca de receitas entre gerações, e todos esses momentos fazem parte do ritual de socialização da criança.

Mais tarde, na adolescência e na vida adulta, a via social da alimentação é fortalecida. As reuniões acontecem muito comumente junto ao consumo de alimentos e bebidas, que demarcam um momento prazeroso, de união e partilha.

Na adolescência, mais especificadamente, fazer parte de um grupo, se identificar com alguém e consumir o que está na moda, são movimentos essenciais no processo de socialização, já que a partir disso, o adolescente se abrirá para o ambiente externo, desenvolvendo suas próprias conexões com o mundo.

Portanto, a comida sempre esteve, de algum modo, ligada às relações presentes nos contextos sociais da humanidade, há um significado pertencente ao comportamento alimentar que é resultado de interações com o ambiente qual se vive, e que produzem emoções, sentimentos e memórias, que se relacionam a autoimagem, a sensações de prazer e satisfação, e que representam um valor simbólico do alimento nas diferentes fases da vida.

VIVÊNCIAS EMOCIONAIS IMPLICADAS NO USO DE DISPOSITIVOS ALIMENTARES: CORPO E SUBJETIVIDADE NO HOSPITAL

No contexto hospitalar, a reduzida aceitação alimentar está relacionada com a ocorrência de fatores como a alta e diversa ingestão de medicações, mudanças ambientais e prolongamento da internação, restrições alimentares e agudização de quadros prévios.

É necessário, no entanto, esclarecer que anterior a isso, o comportamento alimentar se encontra estabelecido previamente no funcionamento do paciente, é parte da constituição de sua identidade e das representações simbólicas construídas a partir de aspectos do seu mundo cultural, social e psicológico.

Entende-se, portanto, que o comportamento alimentar é um conceito amplo, que se altera drasticamente diante do adoecimento. No cenário hospitalar, não é incomum a ocorrência de pacientes com complexibilidade clínica elevada, que apresentem quadros de subnutrição ou desnutrição, e que caminham para a indicação de suporte nutricional para substituir ou complementar a alimentação oral.

Neste contexto, há dispositivos que podem favorecer a estabilização e recuperação do paciente por meio de mecanismos enterais ou parenterais, podendo ser administradas por sondas ou ostomias, mas apesar de serem apresentados como alternativa para pacientes que necessitam desse tipo de suporte, a nutrição artificial não está incluída no componente social normativo que a comida e a bebida têm.

Quando a necessidade do uso de dispositivos para alimentação passa a ser real e concreta, uma série de vivências passam a fazer parte da vida do paciente e de sua família. Vivencias essas que muitas vezes os levam a experimentar sentimentos ambíguos, porque apesar de serem apresentados como recursos que buscam manter, restaurar ou melhorar a saúde, esses dispositivos soam como invasivos, estranhos e limitantes.

O momento da alimentação deixa de significar integração e troca de afeto, e passa, a princípio, a representar tensão e angustia. Algumas implicações são esperadas diante do uso desses dispositivos, como manifestações de ansiedade, tristeza, desânimo, falta de estímulo ao paladar, monotonia alimentar, insociabilidade e inatividade, além disso, a presença de um dispositivo invasivo, qual adentra o corpo, causam desconforto e alteram a imagem corporal.

Reações de recusa ou resistência em aceitar a indicação de dispositivos alternativos para alimentação não são incomuns. Compreender que, na maioria das vezes esses dispositivos não são desejados, mas impostos aos pacientes, pode ajudar a equipe de saúde a ofertar um cuidado mais humanizado e integrado, que conte com uma comunicação efetiva entre a tríade paciente, família e equipe, que possa favorecer a adequada compreensão da indicação de suporte alimentar.

Assim, a oferta ou não de uma nutrição artificial envolve uma avaliação multidimensional do indivíduo, que considere sua condição biológica, mas que também respeite sua autonomia.

Garantir que a equipe, o paciente e a família tenham bom conhecimento dos benefícios e malefícios do uso da via alternativa de alimentação é primordial para evitar os conflitos éticos e entender como estas vias podem influenciar as esferas física, psicológica e espiritual e, portanto, a qualidade de vida dos pacientes.

Esses aspectos denunciam a importância da comunicação em saúde, indicando a necessidade de discussões abertas e honestas com pacientes e familiares. Se seus anseios são contrários à expectativa e convicção da equipe de saúde em relação à recuperação, a procedimentos e tratamentos, complicações podem ser vividas, por isso, a comunicação efetiva em relação ao prognóstico do paciente, deve incluir a discussão sobre a progressão esperada da doença, auxiliando no planejamento do cuidado.

Neste sentido, a tomada de decisão depende do entendimento do indivíduo sobre a sua condição de saúde, de suas crenças globais, de sua identidade, desejos, valores, e das manifestações decorrentes do nível de sofrimento relacionado à doença.

Uma vez que o paciente compreenda e possa refletir adequadamente, elaborando suas vivências quanto ao uso de dispositivos para manter-se, os benefícios do tratamento podem ser melhor percebidos, o que favorece o processo de aceitação dos cuidados e de ressignificação do tratamento, mesmo diante dos sofrimentos paralelos.

REPERCUSSÕES EMOCIONAIS DA DESOSPITALIZAÇÃO COM USO DE DISPOSITIVOS ALIMENTARES

A alta hospitalar é tida, na maior parte das vezes, como o encerramento do período de fragilidade, são observadas expectativas de retorno para a vida pessoal, para o trabalho, para a ciclo social, sendo sinal de conforto e estabilidade para o paciente e sua família.

Quando essa realidade é rompida pela necessidade de manutenção de cuidados complexos ainda após a hospitalização, a alta fica condicionada a sentimentos negativos, como frustração, tristeza e falta de motivação, e para a família, é fonte de insegurança.

Situações de ruptura no convívio social e familiar, e sentimentos relacionados a incompatibilidade, inadequação ao contexto social podem intensificar movimentos de isolamento e retração. Desta forma, a hora da refeição deixa de ser um momento de partilha e de prazer e pode se tornar, para o paciente e família, um momento de tensão e obrigação.

O principal, para atenuar o sofrimento de pacientes e famílias neste cenário, é respeitar a autonomia do paciente e favorecer a participação do cuidador na elaboração do plano de cuidado nutricional.

É importar reafirmar, que o processo de compreensão e adaptação da indicação de alta com dispositivos alimentares ocorre desde o início da internação, e deve ser retomado e trabalhado pela equipe multiprofissional ao longo da hospitalização, por meio de medidas educativas quanto as necessidades do paciente.

Educar não significa somente orientar, mas identificar dificuldades e possibilidades para uma melhor comunicação sobre o quadro, tratamento e prognóstico, e que este conhecimento seja compreendido, assimilado e transformado em assistência ao paciente, favorecendo adesão as terapias a longo prazo e segurança no cuidado.

O psicólogo, neste cenário, pode contribuir para auxiliar na otimização da comunicação entre equipe, paciente e família, favorecendo a abertura de espaços para expressão de angústias e dúvidas, buscando, junto a equipe, favorecer o enfrentamento dessas vivências.

SUPORTE PSICOLÓGICO E OS MANEJOS MULTIPROFISSIONAIS

Para os pacientes, o fato de precisar alimentar-se por um dispositivo alternativo impõe uma nova etapa em suas vidas. Essa etapa se inicia no primeiro momento em

25 · Contribuições da Psicologia para Pacientes com Dispositivos Alimentares

que se deparam com a proposta da equipe médica, e se prolonga por toda a internação, ou em vezes, até após a sua desospitalização.

Fazem parte deste percurso, a existência de representação positivas e negativas quanto ao uso desses dispositivos, que em vezes, são definidoras de adesão e adaptação ao tratamento. Algumas implicações podem ser observadas, é possível que em representações negativas, o paciente vivencie desconforto e sofrimento, já em representações positivas, este recurso pode ser tido como facilitador e atenuante de sintomas.

Fato é, que essas representações emocionais não se apresentam de modo rígido na vivência do paciente, mas sim, indicam vivências ambíguas, constantes e oscilantes, onde o enfrentamento dessas vivências podem ser menos ou mais favoráveis à adaptação do paciente ao seu tratamento. Assim, a forma qual o paciente percebe a sua condição se relaciona diretamente a forma como se constroem e realizam os enfrentamentos individuais.

Inicialmente, o paciente e sua família vivenciam a indicação do uso de dispositivos de modo a serem lançados em sentimentos e pensamentos desorganizadores. Neste contexto, o psicólogo busca avaliar a compreensão do quadro apresentado, bem como os recursos e modelos de enfrentamento do paciente e família neste cenário, favorecendo a reorganização emocional e podendo mediar e auxiliar na tomada de decisão.

O suporte psicológico acontece no sentido e cuidar das manifestações emocionais apresentadas ao longo da vivência do paciente, favorecendo reflexões e a elaboração das mudanças e situações experienciadas, geradoras de angústia, medos e frustrações, buscando caminhos para o enfrentamento e ressignificação do seu tratamento.

É possível que as vivências elaboradas e ressignificadas, possam trazer ao paciente a percepção do uso de dispositivos alimentares, como fonte de manutenção da vida, que percebam mais positivamente os ganhos relacionados a este tipo de intervenção.

No entanto, para que novos sentidos e significados sejam criados pelo paciente e família diante do uso de dispositivos alimentares, é necessário que a equipe multiprofissional possa oferecer um cuidado integrado, acolhedor, alinhado em suas perceptivas, e compartilhados com paciente e família de modo honesto e seguro.

CONCLUSÃO

Diante de um adoecimento onde se torna concreta a necessidade de uso de dispositivos alimentares para a manutenção, reestabelecimento ou preservação da saúde, se torna evidente a importância de que as práticas clínicas possam ser continuamente revisadas para visarem melhor qualidade de vida, minimizem o desconforto, se alinhem às convicções do paciente, e às suas perspectivas culturais e espirituais, respeitando sua autonomia.

Se incluem como práticas que podem garantir ao paciente um cuidado alinhado às suas perspectivas de vida, abordagens antecipadas sobre desejos e vontades, bem como a preservação de espaços que favoreçam a compreensão adequada do prognóstico e propostas de cuidado.

Se destaca a importância da comunicação efetiva entre a tríade família, equipe e paciente, que inclua de forma honesta as vantagens e desvantagens da alimentação artificial, a partir de trocas empáticas e seguras. Deste modo, a familiar e o paciente podem ter espaço para expressar sofrimentos, dificuldades e dúvidas com maior segurança para a tomada de decisão e enfrentamento deste cenário.

É, portanto, a partir de um cuidado centrado no paciente e família, que a assistência ofertada pode favorecer a construção de sentidos e significados de qualidade de vida, conforto, vida e esperança, que servem de suporte para o enfrentamento da doença e do tratamento de forma digna.

PONTOS-CHAVE

- O psicólogo pode contribuir na otimização da comunicação entre equipe, paciente e família, atenuando o sofrimento e as angústias relacionadas com a utilização de dispositivos para alimentação durante a internação.
- Ressignificar a alimentação através de um dispositivo como a oportunidade de conviver com a família e amigos por mais tempo e com alguma qualidade de vida, pode ser um argumento válido em algumas situações em que é necessário o uso de uma sonda ou gastrostomia em casa.

REFERÊNCIAS BIBLIOGRÁFICAS

1. Winnicott, D. Da Pediatria à Psicanálise: Obras Escolhidas. (Tradução Davy Bogomoletz). Rio de Janeiro: Imago 2000.
2. Maturana, V. Reflexões acerca da relação entre a alimentação e o homem. Revista IGT, v. 7, nº 12, p. 176 de 219, 2010.
3. Sartori T, Rosanelli CDL, Stumm E, Kolankiewicz A, Loro M. EXPERIENCE OF PATIENTS IN USE OF PROBE FOR ENTERAL NUTRITION. R pesq: cuid fundam Online. 1º de janeiro de 2013;3276–84.
4. Nascimento SBD, Santos RDS, Costa MF. Alimentação por sonda e gastrostomia no câncer avançado: indicação, vivências, sentidos e significados. DEMETRA. 28 de fevereiro de 2023;18:e66420.
5. Oliveira SG, Kruse MHL. BETTER OFF AT HOME: SAFETY DEVICE. Texto contexto - enferm [Internet]. 2017 [citado 21 de maio de 2024];26(1). Disponível em: http://www.scielo.br/scielo.php?script=sci_arttext&pid=S0104-07072017000100318&lng=en&tlng=en
6. Ismael, S.M.C. Psicologia Hospitalar. Sobre o Adoecimento. Articulando Conceitos com a Prática Clínica. Atheneu, 2013.

26

CUIDADO INTEGRADO: A EVOLUÇÃO DA ASSISTÊNCIA AO PACIENTE

Siomara Tavares Fernandes Yamaguti
Ana Lúcia Capucho Lorena Abrahão

INTRODUÇÃO

A OMS (Organização Mundial de Saúde) define cuidado integrado (ou prestação integrada de serviços de saúde) como "uma abordagem para fortalecer o cuidado planejado centrados nas pessoas através da promoção da prestação abrangente de serviços de qualidade ao longo da vida, concebidos segundo as necessidades multidimensionais do indivíduo".

Envolve um esforço conjunto para aprimorar a qualidade do atendimento aos pacientes de forma individual, assegurando a coordenação eficaz do planejamento do cuidado em torno de suas necessidades variadas nos diversos contextos. Para alcançar essa integração, é necessário que os profissionais de saúde colaborem harmoniosamente, cada uma contribuindo com sua expertise e para a prestação de cuidados de saúde. Essa união de diferentes profissionais de saúde, com suas respectivas motivações, éticas e pontos de vista, não só define o cuidado integrado, mas também exerce uma influência significativa em seu desenvolvimento contínuo.

O CUIDADO INTEGRADO NA PRÁTICA

O **Cuidado Integrado** (CI) centrado no paciente tem o propósito de estabelecer o cuidado com ação multiprofissional e interdisciplinar, com foco no paciente/família, em um único fluxo, suprindo as suas necessidades biopsicossociais, para acolher e engajar o paciente na sua individualidade, respeitando seus valores, hábitos, culturas e crenças em um ambiente resolutivo e seguro, além de unificar ações preventivas, curativas e de reabilitação, realizadas por toda a equipe multiprofissional, com o paciente como foco do cuidado, considerando a compaixão, preocupação, tomada de decisão compartilhada e comunicação efetiva com paciente e família.

O conceito de cuidado centrado no paciente foi introduzido pelo *Institute of Medicine* (IOM) dos Estados Unidos em 2001, sendo reconhecido como um componente essencial da qualidade em saúde. Segundo o IOM, cuidado centrado significa tratar os pacientes com respeito e sensibilidade às suas preferências, necessidades e valores individuais, garantindo que esses valores guiem as decisões clínicas, que direcionam os profissionais de saúde a colaborarem com o paciente, criando um plano de tratamento adaptado às suas necessidades específicas, em vez de focar apenas na doença. Esse conceito transforma o paciente em um participante ativo, capacitando-o a tomar decisões informadas sobre sua saúde e a compreender os eventos que afetam seu corpo.

Englobam-se diversas práticas essenciais, incluindo abordagens multiprofissionais, formação de parcerias, respeito aos desejos do paciente em relação às suas necessidades sociais, emocionais e físicas, fornecimento de apoio e informação, comunicação efetiva, envolvimento ativo do paciente e de sua família, estímulo ao seu bem-estar, respeito à dignidade e à privacidade, além da busca pelo conforto físico e emocional. Dessa forma, é essencial que o paciente seja integrado, ouvido e informado durante o tratamento. Os profissionais de saúde devem considerar tanto as necessidades físicas quanto emocionais do paciente, estabelecendo uma relação de parceria que reduza as disparidades e assegure a participação ativa do paciente nas decisões terapêuticas.

O planejamento do cuidado é realizado por uma equipe interdisciplinar integrada dentre eles, médicos, enfermeiros, fisioterapeutas, nutricionistas, farmacêuticos, psicólogos, assistentes sociais dentre outros profissionais conforme necessidade, a fim de alinhar e a colaborar entre si para reduzir a fragmentação do cuidado, especialmente para pacientes com necessidades de cuidados complexos.

Os profissionais de saúde possuem um papel muito importante no cuidado integrado, com a responsabilidade de proporcionar um ambiente positivo e de apoio para o paciente e família, elaborando um planejamento que deve ter o início pela escuta ativa do paciente e família, acolhendo e respeitando suas necessidades, considerando seu conhecimento sobre si e sua doença, valores, crenças e culturas, na qual irão compor o planejamento do cuidado de forma integral.

A responsabilidade, tomada de decisão compartilhada e comunicação, também são considerados elementos básicos para o CI, onde o paciente é sujeito ativo de seu tratamento, e a essência está relacionada à experiência que ele e seus familiares experimentam durante sua hospitalização.

A implementação do cuidado centrado no paciente apresenta benefícios significativos, incluindo: maior satisfação tanto dos pacientes quanto dos profissionais de saúde, aumento na adesão aos tratamentos, redução de sintomas e de ansiedade, diminuição da utilização de serviços de saúde, menor incidência de queixas por má prática, além de melhorias na saúde mental, fisiológica e na recuperação de condições recorrentes.

Para que a implementação eficaz do cuidado integrado ocorra na prática, é importante estabelecer uma comunicação fluida entre as equipes de saúde, pacientes e suas famílias. A interação entre os profissionais de saúde é essencial, abrangendo a interface de informações pertinentes, o estabelecimento de metas de tratamento e a coordenação das atividades, sempre compartilhadas com o paciente e seus familiares. Enfatizar a comunicação eficaz como uma meta alcançável pela equipe interdisciplinar é essencial para enfrentar os desafios relacionados à segurança do paciente no ambiente hospitalar. Assim, a comunicação não apenas facilita o desenvolvimento eficaz do trabalho, mas também fortalece os vínculos entre a equipe interdisciplinar e os pacientes.

Diversos fatores são destacados para promover o aprimoramento da comunicação efetiva entre os profissionais da equipe de saúde, como o estabelecimento de contato visual, prática da escuta ativa, confirmação mútua da compreensão das mensagens, liderança transparente, participação ativa de todos os membros da equipe, discussões construtivas sobre informações relevantes, e a capacidade de manter uma consciência situacional que envolve compreender o ambiente atual e antecipar proativamente possíveis desafios futuros. É um componente estratégico para garantir cuidados de saúde de qualidade, promovendo o compartilhamento de decisões e a cocriação dos serviços de saúde. Isso fortalece os vínculos e a confiança entre profissionais e pacientes, além de aumentar a segurança do paciente, impactando positivamente nos resultados clínicos. É essencial praticar a escuta ativa para estabelecer uma relação de confiança.

Além da comunicação, outro aspecto importante é a abordagem holística, que visa não apenas tratar as condições médicas, mas também promover o bem-estar geral do paciente, considerando aspectos emocionais, sociais e psicológicos. A humanização da assistência tem ganhado destaque nas instituições, visando proporcionar um cuidado integral ao paciente, abordando-o de maneira completa dentro deste contexto. Assim, o cuidado assume uma dimensão ampliada, enfatizando não apenas as necessidades biológicas, mas também as necessidades emocionais, psicológicas, sociais e espirituais.

As informações relacionadas à saúde do paciente são fundamentais para um diagnóstico preciso e para facilitar suas decisões. Cada paciente possui identidades múltiplas e preferências diversas. Portanto, o papel do profissional de saúde é entender as necessidades, valores e desejos individuais de cada paciente dentro do contexto do tratamento, considerando o estilo de comunicação e o nível de envolvimento desejado na tomada de decisões. Tanto o paciente quanto o profissional de saúde compartilham a responsabilidade de decidir sobre o curso do tratamento. Essas informações são essenciais para cada paciente e situação específica, podendo influenciar a adesão ao tratamento ou promover escolhas alternativas.

Os princípios fundamentais que guiam a prática do cuidado centrado no paciente são:

- Respeito pela dignidade, compaixão e consideração.
- Coordenação e integração dos cuidados.
- Personalização do atendimento.

- Apoio ao autocuidado.
- Comunicação, informação e educação.
- Conforto físico.
- Suporte emocional, redução de medo e ansiedade.
- Envolvimento dos familiares e amigos.
- Transição e continuidade do cuidado.

Para a prática do modelo de cuidado integrado e centrado no paciente é fundamental que o profissional possua competências específicas, como habilidade para resolver conflitos, capacidade decisória, argumentação sólida, comunicação assertiva, negociação eficaz, e dedicação ao desenvolvimento profissional contínuo. Estas habilidades são essenciais para aprimorar a qualidade do cuidado ao paciente, sublinhando a necessidade de resgatar os princípios fundamentais da relação entre profissional de saúde e paciente para promover um cuidado centrado e eficiente.

Outro elemento essencial é que os profissionais sejam competentes para atender às demandas do cuidado prestado ao paciente. Nesse contexto, para que uma equipe de trabalho seja competente, é fundamental possuir conhecimentos e habilidades que permitam transformar teorias, protocolos e as práticas baseadas em evidências em ações efetivas, visando proporcionar cuidados adequados e com segurança aos pacientes. As habilidades requeridas para profissionais da área da saúde incluem a capacidade de agir, aplicar conhecimentos para resolver problemas práticos, continuar aprendendo e adaptar-se às demandas específicas de cada campo de atuação, para oferecer cuidados adequados às necessidades de assistência.

Os profissionais de saúde devem ser completamente capacitados em todos os seus aspectos ou habilidades necessárias para desempenhar suas funções na área da saúde., entendendo claramente seu papel e habilidades necessárias para apoiar os pacientes. Isso inclui encorajar e orientar os pacientes a cuidarem ativamente de sua própria saúde, através de medidas preventivas e da manutenção de seu bem-estar físico e mental.

Para promover o cuidado integrado centrado no paciente, é fundamental ter profissionais capacitados e comprometidos. As competências mais valorizadas são aquelas que priorizam a consideração integral do paciente, facilitando sua participação ativa no próprio cuidado. Essas competências incluem a integração das preferências, crenças e histórico do paciente no plano de cuidados, bem como a avaliação da adesão ao tratamento recomendado. Tais requisitos são essenciais para assegurar a qualidade no cuidado e no desempenho dos processos, especialmente nos dias atuais onde as informações são mais acessíveis, conhecimento e experiência do paciente, onde a busca por padrões de excelência é contínua. Esta abordagem de competência permite desenvolver profissionais de saúde reflexivos, capazes de uma ação crítica, optando por uma postura de construtores do conhecimento e demonstrando sensibilidade na prática profissional e nos relacionamentos interpessoais em diversos contextos nos serviços de saúde.

BOAS PRÁTICAS NO CUIDADO INTEGRADO CENTRADO NO PACIENTE

Implantação de processos assistenciais fomentaram a mudança da prática assistencial norteado pelo Cuidado Integrado. Dentre estas, podemos citar a parceria com pacientes e familiares através de projetos como:

1. Implantação do conselho consultivo.
2. Para aprimorar o quadro de pacientes nas unidades de internação, a equipe trouxe ao conselho consultivo de pacientes uma proposta de revisão, incluindo mudanças como: integração da biografia do paciente, gestão em tempo real da experiência do paciente, definição de metas de cuidado e identificação de riscos assistenciais. Essa iniciativa visa garantir sempre a qualidade, segurança e cuidado centrado no paciente durante a implementação do Quadro do Paciente, onde equipes médicas e assistenciais compartilham informações relevantes com o paciente e sua família.
3. Construção e validação de materiais educativos.
4. Envolvimento do paciente no planejamento do cuidado, ativando e engajando o mesmo no seu tratamento.
5. Planejamento educacional envolvendo o paciente e família preparando-o para a alta hospitalar e o autocuidado.
6. Eventos científicos na qual o paciente ou família possam participar compartilhando sua experiência, agregando em melhorias nos processos e elevando nosso padrão de qualidade e segurança.

GESTÃO DE AÇÕES NORTEADAS PARA O CUIDADO INTEGRADO

Envolve uma abordagem estruturada e colaborativa para organizar e fornecer cuidados coordenados e centrados no paciente, para promover melhores resultados clínicos e experiências positivas para os pacientes.

- Implementação do plano de cuidado integrado com todo o time multidisciplinar alinhado com paciente e família.
- Valorizar e considerar as particularidades individuais dos pacientes, respeitando suas tradições culturais, crenças, valores pessoais para elaboração, planejamento do cuidado, definição de metas do cuidado e experiência.
- Envolver e engajar o paciente no seu plano de cuidado e educá-lo para o autocuidado.

- Implementar medidas preventivas para evitar incidentes na assistência, segundo as necessidades de cada paciente associado as avaliações de riscos assistenciais.
- Ter uma comunicação clara e precisa, esclarecendo dúvidas e ser transparentes na tomada de decisão e que seja compartilhada.
- Realizar a comunicação de forma transparente de eventos adversos ou incidentes aos pacientes e seus familiares (*Disclosure*).
- Fomentar a cultura de qualidade e segurança na assistência prestada ao paciente e atenção a família.
- Fornecer cuidados assistenciais com práticas baseadas em evidência, associado a tecnologia de ponta.

CONCLUSÃO

Considerando a relação mútua entre pacientes, suas famílias e os profissionais de saúde, ressalta-se que o cuidado integrado centrado no paciente não apenas facilita uma abordagem mais holística e eficaz no tratamento, mas também fortalece os laços de confiança e colaboração essenciais para alcançar resultados de desfecho clinico significativos, destacando-se pela qualidade, segurança, humanização e individualização no cuidado.

PONTOS-CHAVE

- O cuidado integrado é uma ferramenta poderosa para estruturar o tratamento em suas diversas fases, alinhando condutas interdisciplinares e promovendo a atuação de familiares e do próprio paciente na sua recuperação.
- Ações educativas são fundamentais – para a equipe assistencial, pacientes e familiares – pois a comunicação deve ser fluida e livre de ruídos que possam interferir na cadeia de ações realizadas e seus desdobramentos.

REFERÊNCIAS BIBLIOGRÁFICAS

1. WHO. Strengthening people-centred health systems in the WHO European Region: Framework for integrated health service delivery. WHO Regional Office for Europe, 2016. Disponível em: http://www.euro.who.int/__data/assets/pdf_file/0004/315787/66wd15e_FFA_IHSD_160535.pdf?ua=1. Acesso em: 10 jul. 2024.
2. GOODWIN, N.; Stein, V.; AMELUNG, V. O que é Cuidado Integrado? In: Amelung, V.; Stein, V.; Suter, E.; Goodwin, N.; Nolte, E.; Balicer, R. (Eds.). Handbook Integrated Care. 2. ed. Cham: Springer, 2021. Capítulo 1, pp. DOI: 10.1007/978-3-030-69262-9_1.
3. GLOUBERMAN, S.; MINTZBERG, H. Gerenciando os cuidados de saúde e a cura de doenças - Parte I: Diferenciação. Gestão de Cuidados de Saúde Rev., 2001; 26(1): 56–69; discussão 87–59. DOI: 10.1097/00004010-200101000-00006.
4. INSTITUTE OF MEDICINE (US). Crossing the quality chasm: a new health system for the 21st century. Washington: National Academy Press, março de 2001. Disponível em: http://www.nationalaca-

26 · Cuidado Integrado: A Evolução da Assistência ao Paciente

demies.org/hmd/~/media/Files/Report%20Files/2001/Crossing-theQuality-Chasm/Quality%20Chasm%202001%20%20report%20brief.pdf. Acesso em: 10 jul. 2024.

5. MOREIRA, Virginia. Revisitando as fases da abordagem centrada na pessoa. Estudos de Psicologia, Campinas, v. 27, n. 4, p. 537-544,2010.

6. ALBUQUERQUE, Mariana Vercesi de; VIANA, Ana Luiza d'Ávila; LIMAS, Luciana Dias de; FERREIRA, Maria Paula; FUSARO, Edgard Rodrigues; IOZZI, Fabíola Lana. Desigualdades regionais na saúde: mudanças observadas no Brasil de 2000 a 2016. Ciência & Saúde Coletiva, Rio de Janeiro, v. 22, n. 4, p. 1055-1064,

7. KODNER, D.; SPREEUWENBERG, C. Integrated care: Meaning, logic, applications, and implications – a discussion paper. International Journal of Integrated Care, 2002; (12), 6. Disponível em: https://www.ijic.org/article/10.5334/ijic.67/. DOI: 10.5334/ijic.67.

8. STEWART, Moira et al. Medicina centrada na pessoa: transformando o método clínico. 2. ed. Porto Alegre: Artmed, 2010.

9. NOGUEIRA, J. W. S.; RODRIGUES, M. C. S. Comunicação efetiva no trabalho em equipe em saúde: desafio para a segurança do paciente. Cogitare Enfermagem, 2015, v. 20, n. 3. Disponível em: https://revistas.ufpr.br/cogitare/article/view/40016/26245. Acesso em: 10 jul. 2024.

10. JOHNSON, H. L.; KIMSEY, D. Patient safety: break the silence. AORN Journal, 2012; 95(5): 591-601.

11. BATALDEN, Maren et al. Coproduction of healthcare services. BMJ Quality & Safety, Londres, v. 25, n. 7, p. 509-517, jul./set. 2016.

12. AYRES, José Ricardo Carvalho Mesquita. Hermenêutica e humanização das práticas de saúde. Ciência & Saúde Coletiva, 2005; 10(3): 549-560.

13. PLUUT, Bettine. Differences that matter: developing critical insights into discourses of patient-centeredness. Medicine, Health Care and Philosophy, v. 19, n. 4, p. 501-515, 2016

14. MANENTI, Simone Alexandra et al. The construction process of managerial profile competencies for nurse coordinators in the hospital field. Revista da Escola de Enfermagem da USP, São Paulo, v. 46, n. 3, p. 722-728, 2012.

15. PICKER INSTITUTE. Principles of patient-centered care. Bethesda: Institute for Patient and Family--Centered Care, 2017.

16. CAPRARA, Andrea; RODRIGUES, Josiane. A relação assimétrica médico-paciente: repensando o vínculo terapêutico. Ciência & Saúde Coletiva, Rio de Janeiro, v. 9, n. 1, p. 139-146, jan. 2004.

17. IRES, M. R. G. M.; GOTTEMS, L. B. D.; VASCONCELOS FILHO, J. E.; SILVA, K. L.; GAMARSKI, R. Sistema de Informação para a Gestão do Cuidado na Rede de Atenção Domiciliar (SI GESCAD): subsídio à coordenação e à continuidade assistencial no SUS. Ciência & Saúde Coletiva, 2015. Disponível em: http://www.scielo.br/pdf/csc/v20n6/1413-8123-csc-20-06-1805.pdf. Acesso em: 10 jul. 2024.

18. GILBERT, Jhon H. V. Interprofessional Education for Collaborative Patient-Centred Practice. Canadian Journal of Nursing Leadership, Toronto, v. 18, n. 2, p. 32-36, 2005.